正常人体医学影像学图谱(中英对照版)

——中枢神经系统影像解剖图谱

主　编　薛　静　濮月华　张东坡

参编者　张雅茜　周　洋　马淑杰　王忠艳

人民卫生出版社

图书在版编目（CIP）数据

中枢神经系统影像解剖图谱:汉英对照/薛静,濮月华,
张东坡主编.—北京:人民卫生出版社,2016

（正常人体医学影像学图谱）

ISBN 978-7-117-22037-8

Ⅰ.①中… Ⅱ.①薛…②濮…③张… Ⅲ.①中枢
神经系统-人体解剖学-图谱 Ⅳ.①R322.81-64

中国版本图书馆 CIP 数据核字（2016）第 022606 号

人卫社官网 **www.pmph.com**	出版物查询，在线购书
人卫医学网 **www.ipmph.com**	医学考试辅导，医学数据库服务，医学教育资源，大众健康资讯

正常人体医学影像学图谱（中英对照版）
——中枢神经系统影像解剖图谱

主　　编：薛　静　濮月华　张东坡
出版发行：人民卫生出版社（中继线 010-59780011）
地　　址：北京市朝阳区潘家园南里 19 号
邮　　编：100021
E - mail：pmph @ pmph.com
购书热线：010-59787592　010-59787584　010-65264830
印　　刷：北京汇林印务有限公司
经　　销：新华书店
开　　本：889×1194　1/16　印张：14.5
字　　数：470 千字
版　　次：2016 年 4 月第 1 版　2016 年 4 月第 1 版第 1 次印刷
标准书号：ISBN 978-7-117-22037-8/R·22038
定　　价：68.00 元

打击盗版举报电话：010-59787491　E-mail：WQ @ pmph.com
（凡属印装质量问题请与本社市场营销中心联系退换）

序一

　　1973 年人类制造了世界第一台 CT 扫描仪,1 年后磁共振的先驱之一——科学家罗伯·洛赫尔和他的同事们在荷兰的中心实验室开始了最初的磁共振研究,并得到了著名的磁共振图像"诺丁汉的橙子"。1980年,得到了第一幅人类头部磁共振图像。后来,在优化了序列设计后,他们又获得了体部图像,放射科医生也第一次看到了可分辨的器官。随着现代医学影像技术的进步,人们已经可以通过现代化仪器精确探查人体内部器官的病变,指导临床诊断及治疗。断层影像解剖学应需而生,在应用中发展,不断提出的临床需求是学科发展的根本动力。随着分子生物学、分子影像学、功能影像学以及人体信息数字化和虚拟化技术的研究和发展,断层影像解剖学已迎来了一个快速发展的新时代。

　　随着现代化医学影像设备的普及,掌握影像解剖学知识已成为当前临床医生日常工作的基本技能。在这样的背景下,一群怀揣梦想的年轻人经过不懈的坚持与努力,历时 1 年的时间编写了这本人体医学影像学图谱,精选头部 CT/MRI、颈椎 MRI、胸椎 MRI、腰椎 MRI 近 500 张多维度影像图片,对其中常见解剖部位进行标注,并采用中英文对照注释,旨在为不同阶段、不同学科的临床医生及医学生提供人体断层影像的参考工具。

　　感谢本书编写者愿意与中国的临床医生分享他们的劳动成果,也感谢程序编译人员不辞辛苦地将其做成软件,使我们能够更加容易和舒适地在手机、电脑上进行阅读。

　　期待本书早日正式出版。

王拥军

2015 年 7 月

序二

  医学影像的检查手段繁多,从传统的 X 线到 CT、MRI、PET-CT 等,从二维到三维成像,从静态成像到动态成像,图像空间分辨率、密度(信号)分辨率及时间分辨率大大提高,图像的信息量越来越丰富,医学影像学在临床工作中发挥着越来越重要的作用。通过学习正常的影像图像,熟悉、掌握人体器官的形态结构、位置及毗邻关系是正确诊断、治疗疾病的重要基础。神经系统解剖结构复杂,准确掌握神经系统的解剖结构,在疾病的早期诊断与治疗中显得尤为重要。

  本书收集了正常中枢神经系统 CT 和 MRI 不同层面的影像图片近 500 张,内容全面,标注详细,且图片清晰度高,可作为临床影像专业和其他科室医师必备的工具用书,具有较强的临床指导意义,是一本不可多得的正常人体中枢神经系统影像图谱,故此作序予以推荐。

刘丽萍

2015 年 7 月

序三

  影像解剖学是人体断面解剖学和医学影像诊断学的桥梁学科,对临床疾病的诊断与治疗有着重要意义。作为一名刚从"象牙塔"走出的医学生,学校里获得的知识仅仅是基础中的基础,真正进入临床工作岗位后,书本里学习到的知识就显得相对不足。中枢神经系统的解剖对于广大医学生和低年资的医师来说相对复杂,不好记忆,而其影像解剖更是一块难啃的"骨头"。

  本书精选头部 CT、头部 MRI、颈椎 MRI、胸椎 MRI 和腰椎 MRI 近 500 张影像图片,对其中常见解剖部位进行标注,并采用中英文对照注释,对书本知识与临床实际应用起到很好的衔接作用。本书内容全面,图片清晰度高,标记翔实,并对特殊结构和重要解剖部位进行了解释说明,便于自学。

  本书可作为医学影像专业以及非医学影像专业医学生、影像科青年医师和临床各相关学科医师的学习参考用书。

高培毅

2015 年 7 月

前言

目前,医学影像学检查在临床诊断、治疗疾病的过程中越来越占举足轻重的地位。计算机断层扫描(CT)、磁共振成像(MRI)等医学成像手段,随着科技的迅猛发展其图像质量也得到了进一步的提升。

中枢神经系统解剖相较于其他系统更为复杂,对其主要区域和结构的理解对于临床的诊断及治疗至关重要。本书中枢神经系统影像解剖包括头部 CT、头部 MRI、颈椎 MRI、胸椎 MRI、腰椎 MRI 五部分。CT 采用轴位成像,包括软组织窗及骨窗,MRI 采用矢状位、冠状位和轴位成像,并辅以 T_1 及 T_2 加权成像对比,图像清晰度高,标示更为详细,每幅图均附有参考图像及定位线以说明图像的扫描位置,更符合临床工作习惯,使读者更直观地了解其解剖关系。同时,每个标记位置均用中英文双语标示,为广大医务人员进一步查阅英文相关文献提供了参考。

本书面向的读者主要为医学生和专业技术人员,其他相关从业人员也可从本书提供的影像学资料中得到益处。此外,在使用本书过程中可使用配套手机 APP——"轻盈医学",方便在临床工作及学习中随时查阅,为广大读者更好地掌握本书内容提供帮助。

书中不妥之处,敬请各位专家及同道批评指正。

薛静

2015 年 7 月

目录

一、头部 CT ……………………………………………………………………… 1
  （一）软组织窗轴位解剖图 ………………………………………………… 1
  （二）骨窗轴位解剖图 …………………………………………………… 11

二、头部 MRI …………………………………………………………………… 22
  （一）T_1WI 轴位解剖图 ………………………………………………… 22
  （二）T_2WI 轴位解剖图 ………………………………………………… 32
  （三）T_2WI 反转序列轴位解剖图 ……………………………………… 42
  （四）T_1WI 矢状位解剖图 ……………………………………………… 52
  （五）T_2WI 矢状位解剖图 ……………………………………………… 63
  （六）T_1WI 冠状位解剖图 ……………………………………………… 73
  （七）T_2WI 冠状位解剖图 ……………………………………………… 83
  （八）T_2WI 反转序列冠状位解剖图 …………………………………… 93

三、颈椎 MRI …………………………………………………………………… 104
  （一）T_1WI 轴位解剖图 ………………………………………………… 104
  （二）T_2WI 轴位解剖图 ………………………………………………… 111
  （三）T_1WI 矢状位解剖图 ……………………………………………… 118
  （四）T_2WI 矢状位解剖图 ……………………………………………… 124
  （五）T_1WI 冠状位解剖图 ……………………………………………… 129
  （六）T_2WI 冠状位解剖图 ……………………………………………… 135

四、胸椎 MRI …………………………………………………………………… 142
  （一）T_1WI 轴位解剖图 ………………………………………………… 142
  （二）T_2WI 轴位解剖图 ………………………………………………… 148
  （三）T_1WI 矢状位解剖图 ……………………………………………… 154
  （四）T_2WI 矢状位解剖图 ……………………………………………… 160
  （五）T_1WI 冠状位解剖图 ……………………………………………… 165
  （六）T_2WI 冠状位解剖图 ……………………………………………… 171

五、腰椎 MRI …………………………………………………………………… 178
  （一）T_1WI 轴位解剖图 ………………………………………………… 178
  （二）T_2WI 轴位解剖图 ………………………………………………… 188
  （三）T_1WI 矢状位解剖图 ……………………………………………… 197

（四）T_2WI 矢状位解剖图 …………………………………………………………… 203

（五）T_1WI 冠状位解剖图 …………………………………………………………… 208

（六）T_2WI 冠状位解剖图 …………………………………………………………… 214

一、头部 CT

概论

第一部分头部 CT,包括软组织窗轴位和骨窗轴位,20 个切面,共 40 幅影像图像,每幅图附有参考图及定位线,以及重要解剖部位的解释说明,以便广大读者学习、理解。

（一）软组织窗轴位解剖图

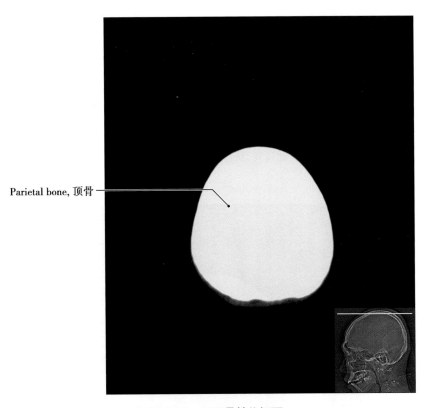

Parietal bone,顶骨

图 1-1-1　经顶骨轴位切面
顶骨　位于颅盖的中部,左右各一,呈四边形,为外凸内凹典型的扁骨

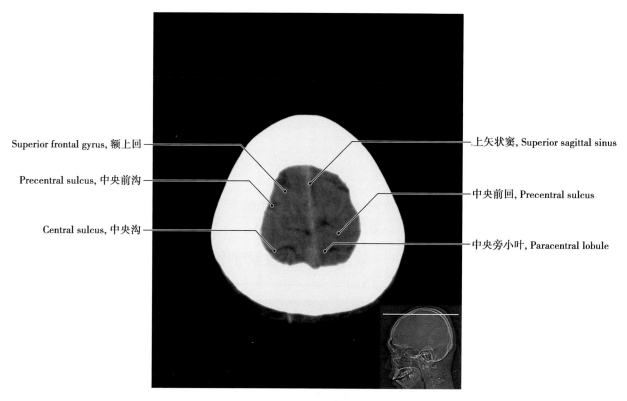

图 1-1-2 经上矢状窦轴位切面

上矢状窦 为单一的硬脑膜静脉窦,位于大脑镰上缘,前起于盲孔,后连于窦汇;收纳大脑上静脉、硬脑膜静脉和颅骨静脉的血液,注入窦汇或直接分流至左、右横窦;通过顶、枕部导血管与颅外静脉交通。此外,脑脊液经蛛网膜颗粒最后入矢状窦

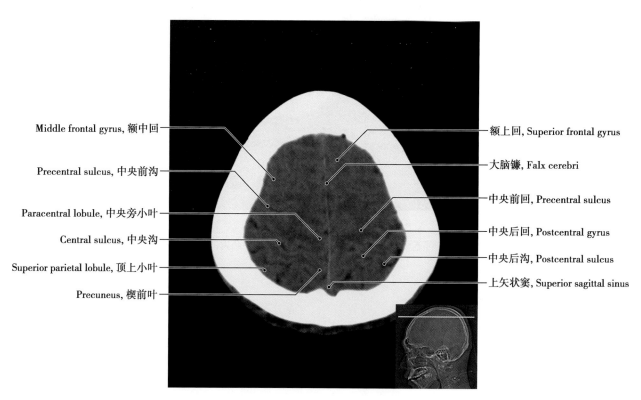

图 1-1-3 经中央旁小叶上部轴位切面

中央沟 起于半球中点稍后方,斜向前下方,下端与外侧沟隔一脑回,上端延伸至半球内侧面,是额叶与顶叶的分界线。**大脑镰** 由硬脑膜形成,呈正中矢状位,前窄后宽,似镰刀状,分隔左、右大脑半球;其上、下缘分别有上矢状窦和下矢状窦,前下缘附着于鸡冠,后下缘与小脑幕相连,连接处形成直窦

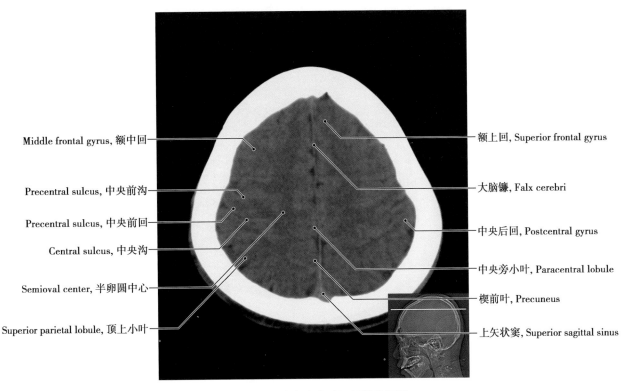

图 1-1-4 经中央旁小叶下部轴位切面

中央后回 中央沟和中央后沟之间,是躯体初级躯体感觉区,接受丘脑腹后核的纤维,精确感受对侧半身痛、温、触、压觉以及位置觉和运动觉,也发出纤维组成锥体束,受损时表现为对侧偏身感觉障碍,实体感觉丧失。**中央旁小叶** 中央前、后回移行至内侧面的部分,前部为初级躯体运动区,后部为初级躯体感觉区

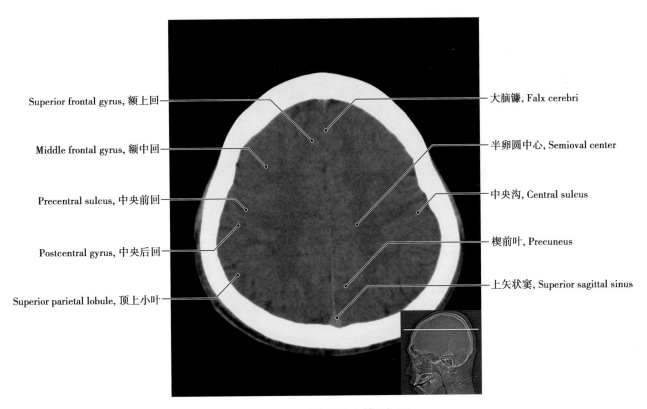

图 1-1-5 经半卵圆中心轴位切面

额上回 在中央前沟的前方有额上沟和额下沟,被两沟分隔的是额上回、额中回和额下回。**楔前叶** 位于顶叶内侧部分,与许多高水平的认知功能有关,如情景记忆,自我相关的信息处理,以及意识的各个方面,但是并不确切

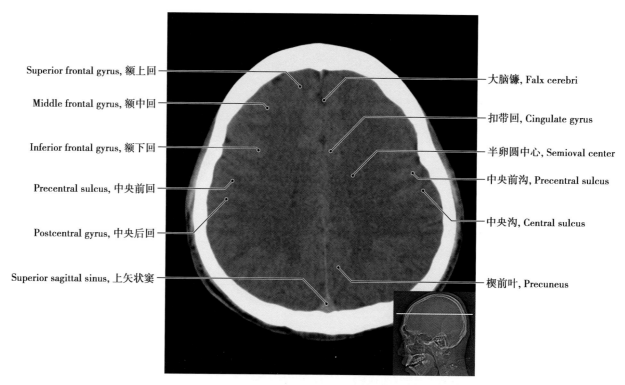

图 1-1-6　经扣带回轴位切面

半卵圆中心　为大脑半球中心呈半卵圆形的白质区,主要由胼胝体的辐射纤维以及经内囊的投射纤维等组成。其髓质有三种纤维:①投射纤维,连接大脑皮质和皮质下诸结构,呈扇形放射,称辐射冠;②联络纤维,连接一侧半球内各部皮质区的纤维,人脑联络纤维极为发达,与其他两种纤维相比数量最多;③联合纤维,连接左、右大脑半球相应皮质区

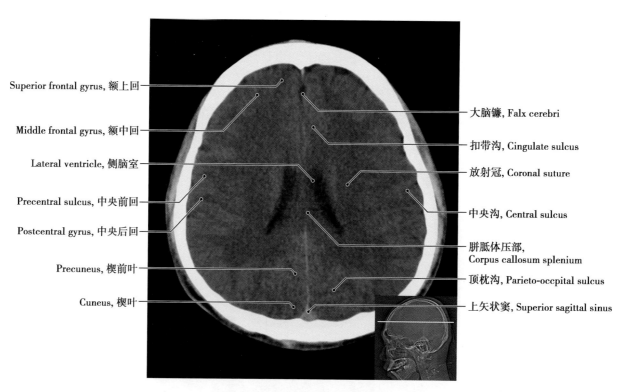

图 1-1-7　经侧脑室体部轴位切面

侧脑室　由额角、体部、颞角、枕角组成,额角和体部的内侧壁为透明隔,胼胝体和额角密切相关,胼胝体的下方和膝部形成了侧脑室前角的顶部和侧壁,室间孔为前角的后界,侧壁是尾状核头的中间区。**楔叶**　距状沟将枕叶分为上下两回,上方为楔叶,其前界为顶枕沟,楔叶视皮质接受双眼同侧半上部视网膜束的冲动

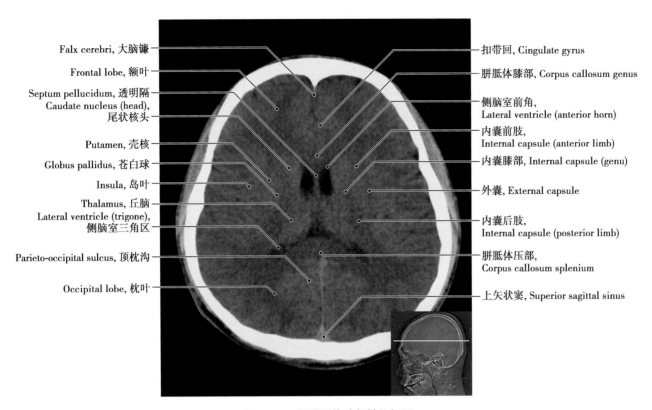

Falx cerebri, 大脑镰
Frontal lobe, 额叶
Septum pellucidum, 透明隔
Caudate nucleus (head), 尾状核头
Putamen, 壳核
Globus pallidus, 苍白球
Insula, 岛叶
Thalamus, 丘脑
Lateral ventricle (trigone), 侧脑室三角区
Parieto-occipital sulcus, 顶枕沟
Occipital lobe, 枕叶

扣带回, Cingulate gyrus
胼胝体膝部, Corpus callosum genus
侧脑室前角, Lateral ventricle (anterior horn)
内囊前肢, Internal capsule (anterior limb)
内囊膝部, Internal capsule (genu)
外囊, External capsule
内囊后肢, Internal capsule (posterior limb)
胼胝体压部, Corpus callosum splenium
上矢状窦, Superior sagittal sinus

图 1-1-8　经胼胝体膝部轴位切面

尾状核　位于丘脑背外侧,呈"C"形,全长伴随侧脑室,分头、体、尾三部分,尾状核和壳称新纹状体。尾状核与随意运动的稳定、肌紧张的调节密切相关,并有认知功能;受损可导致多种运动和认知障碍,新纹状体病变可导致舞蹈症

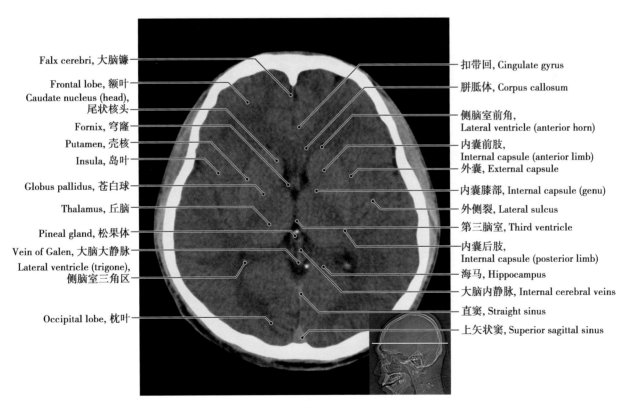

Falx cerebri, 大脑镰
Frontal lobe, 额叶
Caudate nucleus (head), 尾状核头
Fornix, 穹窿
Putamen, 壳核
Insula, 岛叶
Globus pallidus, 苍白球
Thalamus, 丘脑
Pineal gland, 松果体
Vein of Galen, 大脑大静脉
Lateral ventricle (trigone), 侧脑室三角区
Occipital lobe, 枕叶

扣带回, Cingulate gyrus
胼胝体, Corpus callosum
侧脑室前角, Lateral ventricle (anterior horn)
内囊前肢, Internal capsule (anterior limb)
外囊, External capsule
内囊膝部, Internal capsule (genu)
外侧裂, Lateral sulcus
第三脑室, Third ventricle
内囊后肢, Internal capsule (posterior limb)
海马, Hippocampus
大脑内静脉, Internal cerebral veins
直窦, Straight sinus
上矢状窦, Superior sagittal sinus

图 1-1-9　经室间孔轴位切面

松果体　位于间脑脑前丘和丘脑间,为一豆状小体,其一端借细柄与第三脑室顶相连,第三脑室凸向柄内形成松果体隐窝。松果体通过分泌褪黑激素,影响和干预人类的许多神经活动,如睡眠与觉醒、情绪、智力等,还可合成多种肽类激素

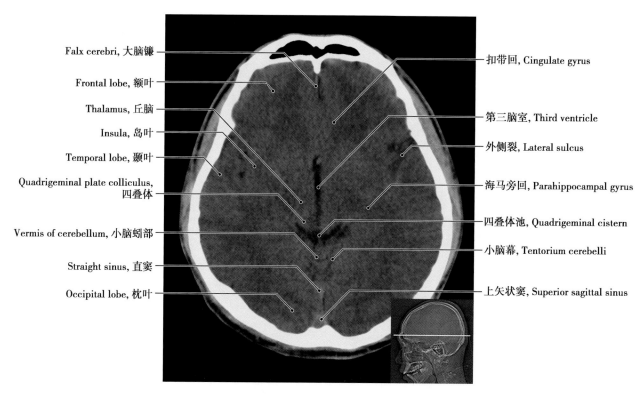

Falx cerebri, 大脑镰
Frontal lobe, 额叶
Thalamus, 丘脑
Insula, 岛叶
Temporal lobe, 颞叶
Quadrigeminal plate colliculus, 四叠体
Vermis of cerebellum, 小脑蚓部
Straight sinus, 直窦
Occipital lobe, 枕叶

扣带回, Cingulate gyrus
第三脑室, Third ventricle
外侧裂, Lateral sulcus
海马旁回, Parahippocampal gyrus
四叠体池, Quadrigeminal cistern
小脑幕, Tentorium cerebelli
上矢状窦, Superior sagittal sinus

图 1-1-10　经第三脑室轴位切面

第三脑室　位于间脑中央,为两侧丘脑和下丘脑之间的矢状窄隙,前方借室间孔与侧脑室相通,后方与第四脑室相通。
丘脑　为间脑最大的卵圆形灰质核团,位于第三脑室两侧,左、右丘脑借灰质团块相连,其被"丫"形白质板分成前、内侧和外侧三大核群。受损时,对侧偏身感觉减退,对侧动作性震颤或偏身共济失调伴舞蹈徐动症,情绪不稳等

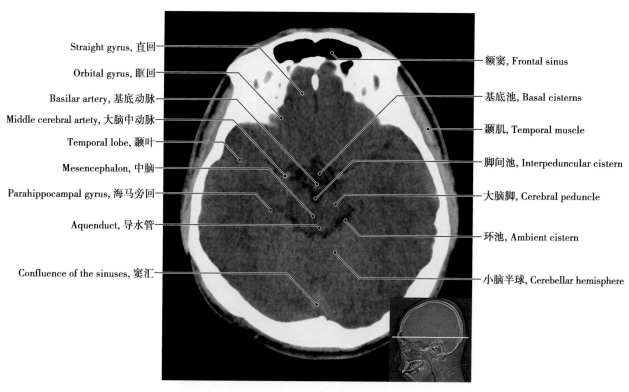

Straight gyrus, 直回
Orbital gyrus, 眶回
Basilar artery, 基底动脉
Middle cerebral artety, 大脑中动脉
Temporal lobe, 颞叶
Mesencephalon, 中脑
Parahippocampal gyrus, 海马旁回
Aquenduct, 导水管
Confluence of the sinuses, 窦汇

额窦, Frontal sinus
基底池, Basal cisterns
颞肌, Temporal muscle
脚间池, Interpeduncular cistern
大脑脚, Cerebral peduncle
环池, Ambient cistern
小脑半球, Cerebellar hemisphere

图 1-1-11　经大脑脚轴位切面

中脑　介于间脑与脑桥之间,是视觉以及听觉的反射中枢。所有大脑皮层与脊髓间的上行及下行神经通路都经过中脑,同时通过白质与其他中枢神经系统的分部相联系。**环池**　在中脑外侧连接于四叠体池和脚间池之间,其内有大脑后动脉、小脑上动脉、脉络丛前动脉、脉络丛后动脉、基底动脉和滑车神经,为脑脊液循环的必经之路

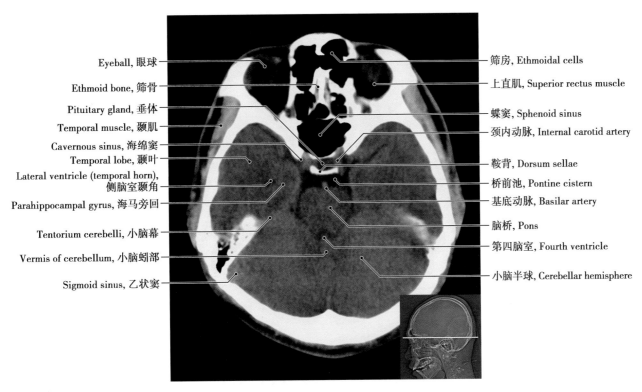

Eyeball, 眼球	筛房, Ethmoidal cells
Ethmoid bone, 筛骨	上直肌, Superior rectus muscle
Pituitary gland, 垂体	蝶窦, Sphenoid sinus
Temporal muscle, 颞肌	颈内动脉, Internal carotid artery
Cavernous sinus, 海绵窦	
Temporal lobe, 颞叶	鞍背, Dorsum sellae
Lateral ventricle (temporal horn), 侧脑室颞角	桥前池, Pontine cistern
Parahippocampal gyrus, 海马旁回	基底动脉, Basilar artery
Tentorium cerebelli, 小脑幕	脑桥, Pons
Vermis of cerebellum, 小脑蚓部	第四脑室, Fourth ventricle
Sigmoid sinus, 乙状窦	小脑半球, Cerebellar hemisphere

图 1-1-12　经脑桥轴位切面

第四脑室　位于小脑、延髓和脑桥间,上接中脑导水管,下通脊髓中央管。接受第三脑室的脑脊液,并通过中孔或侧孔流向蛛网膜下腔,进入静脉系统。底部呈菱形,脑桥与延髓的神经核团多与此相毗邻。**小脑半球**　按功能可分为:前庭小脑,调整肌紧张,维持身体平衡;脊髓小脑,控制肌肉的张力和协调;大脑小脑,影响运动的起始、计划和协调

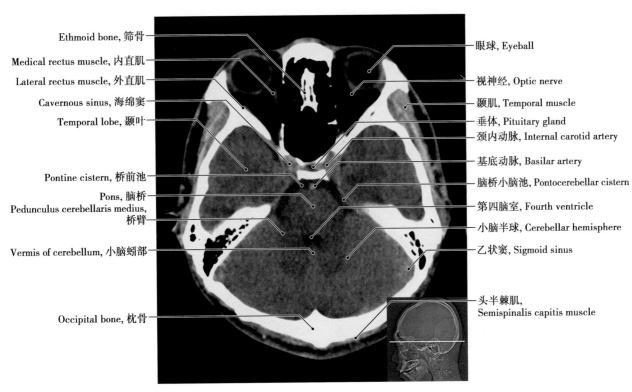

Ethmoid bone, 筛骨	眼球, Eyeball
Medical rectus muscle, 内直肌	视神经, Optic nerve
Lateral rectus muscle, 外直肌	颞肌, Temporal muscle
Cavernous sinus, 海绵窦	垂体, Pituitary gland
Temporal lobe, 颞叶	颈内动脉, Internal carotid artery
	基底动脉, Basilar artery
Pontine cistern, 桥前池	脑桥小脑池, Pontocerebellar cistern
Pons, 脑桥	第四脑室, Fourth ventricle
Pedunculus cerebellaris medius, 桥臂	小脑半球, Cerebellar hemisphere
Vermis of cerebellum, 小脑蚓部	乙状窦, Sigmoid sinus
Occipital bone, 枕骨	头半棘肌, Semispinalis capitis muscle

图 1-1-13　经海绵窦轴位切面

垂体　位于下丘脑的腹侧,为一卵圆形小体。分为腺垂体,包括远侧部、结节部和中间部;神经垂体由神经部和漏斗部组成,神经垂体较小,由第三脑室底向下突出形成。垂体分泌多种激素,如生长激素、促甲状腺激素、促肾上腺皮质激素、促性腺素、催产素、催乳素、黑色细胞刺激素等,还能够贮藏下丘脑分泌的抗利尿激素

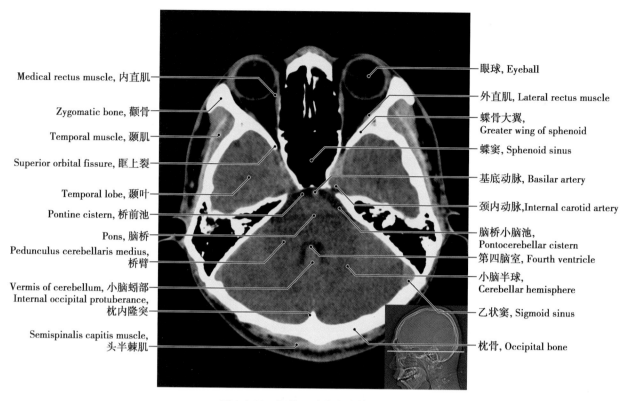

图 1-1-14 经第四脑室中央轴位切面

脑桥 位于延髓上方,腹面膨大的部分为脑桥基底部,基底部向两侧变窄,称脑桥臂,与后方小脑相联系。基底部外侧有三叉神经出脑,横沟里由内依次有展神经、面神经和位听神经,有调整呼吸、调节肌肉运动等功能

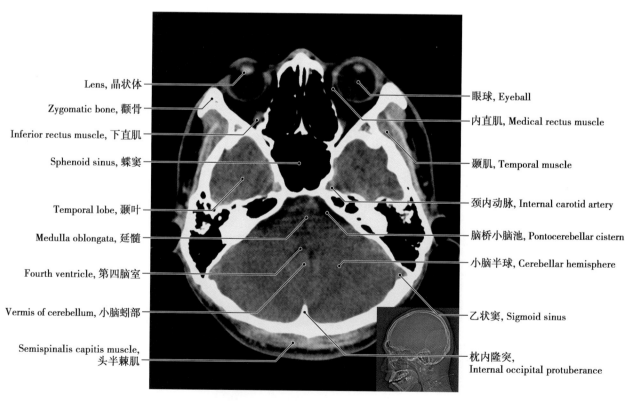

图 1-1-15 经第四脑室下部轴位切面

乙状窦 是两侧横窦前下方的延续,横窦离开小脑幕边缘以柔和的"S"形曲线形成乙状窦流入颈静脉球,乙状窦最后变成双侧颈内静脉而终止。**颈内动脉** 分为颅外段和颅内段,颅内段分为 C_1 颈段、C_2 岩段、C_3 破裂(孔)段、C_4 海绵窦段、C_5 床段、C_6 眼段和 C_7 交通段。分支分布于视器和脑

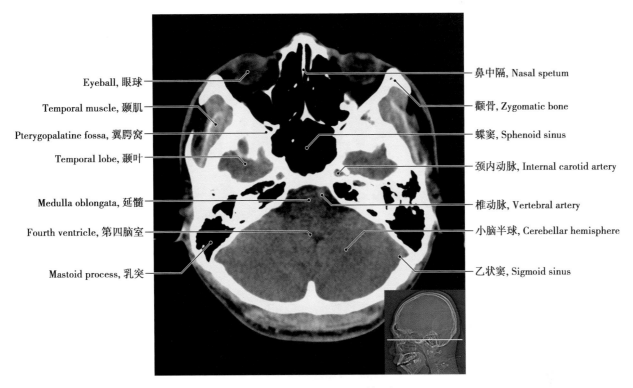

图 1-1-16 经第四脑室侧孔轴位切面

翼腭窝 位于颞下窝前内侧,上颌骨(或上颌窦后壁)与翼突之间,前界为上颌骨,后界为翼突及蝶骨大翼前界,顶为蝶骨体下面,内侧壁为腭骨的垂直部。窝内有颌内动脉、上颌神经及蝶腭神经节。翼腭窝向外经翼上颌裂通颞下窝,向内上经蝶腭孔通鼻腔,向前经眶下裂通眼眶,向后上经圆孔通颅中窝,借翼管通颅底外面,向下移行于腭大管、腭大孔通口腔

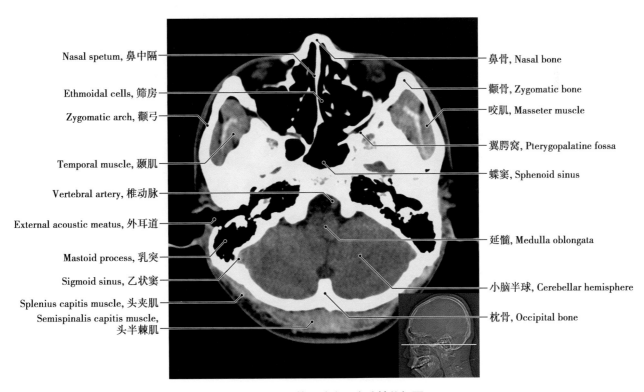

图 1-1-17 经第四脑室正中孔轴位切面

延髓 居于脑的最下部,与脊髓相连,上接脑桥,其主要功能为控制基本生命活动,如控制呼吸、心跳、消化等。延髓向下经枕骨大孔连接脊髓。**乳突** 位于鼓室的后下方,为外耳门后方的骨性突起,含有许多大小不等的气房,称乳突小房,各气房彼此相通,与鼓室之间的鼓窦相通

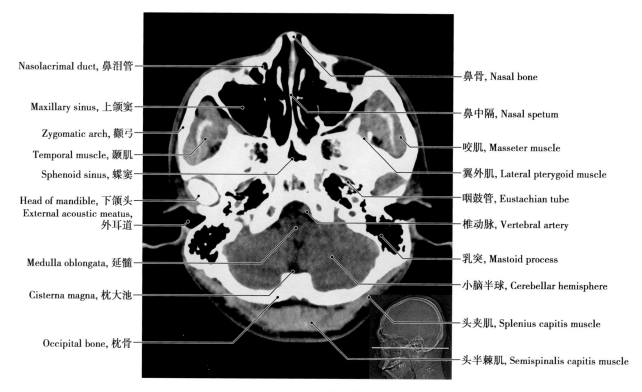

图 1-1-18　经下颌头轴位切面

枕大池　又称小脑延髓池,位于颅后窝的后下部,小脑下面、延髓背侧面与枕鳞下部三者之间。向前经小脑溪通第四脑室;向前外经延髓侧面通延髓池。**咽鼓管**　咽鼓管从鼓室口向内、向前、向下直到咽口,是沟通鼓室与鼻咽部的通道,软骨部平时闭合,仅在吞咽或呵欠时开放,以平衡中耳和外耳的气压,有利于鼓膜的正常振动

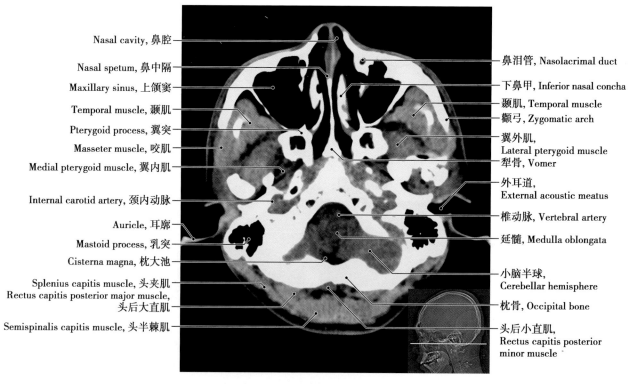

图 1-1-19　经小脑扁桃体轴位切面

上颌窦　为上颌骨体内的锥形空腔,位于上颌骨体内,窦壁为骨质,覆黏膜,向内侧开口于中鼻道,分为一底、一尖及前、后、上、下四个壁。由于窦口高于窦底部,故在直立位时若有炎性物不易自然流出。**外耳道**　为外耳门至鼓膜的管道,呈弯曲状,由外向内,先向前上,继而稍向后,弯向前下

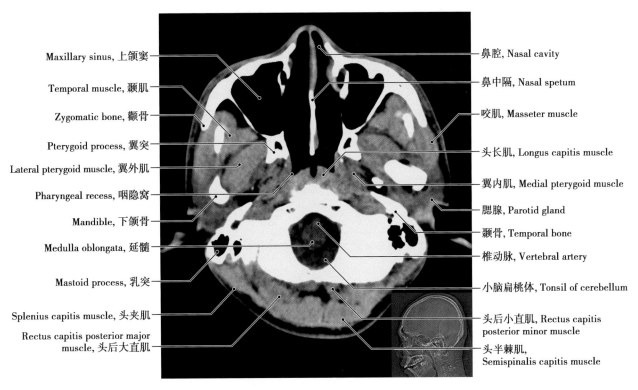

Maxillary sinus, 上颌窦
Temporal muscle, 颞肌
Zygomatic bone, 颧骨
Pterygoid process, 翼突
Lateral pterygoid muscle, 翼外肌
Pharyngeal recess, 咽隐窝
Mandible, 下颌骨
Medulla oblongata, 延髓
Mastoid process, 乳突
Splenius capitis muscle, 头夹肌
Rectus capitis posterior major muscle, 头后大直肌

鼻腔, Nasal cavity
鼻中隔, Nasal spetum
咬肌, Masseter muscle
头长肌, Longus capitis muscle
翼内肌, Medial pterygoid muscle
腮腺, Parotid gland
颞骨, Temporal bone
椎动脉, Vertebral artery
小脑扁桃体, Tonsil of cerebellum
头后小直肌, Rectus capitis posterior minor muscle
头半棘肌, Semispinalis capitis muscle

图 1-1-20 经枕骨大孔轴位切面

小脑扁桃体 小脑下面靠小脑蚓两侧小脑半球的突起称小脑扁桃体。**鼻中隔** 把鼻腔分成左右两部分的组织,由骨、软骨和黏膜构成。鼻中隔骨结构由筛骨垂直板、犁骨和鼻中隔软骨共同构成,多偏向一侧。**腮腺** 最大的一对唾液腺,位于两侧面颊近耳垂处

（二）骨窗轴位解剖图

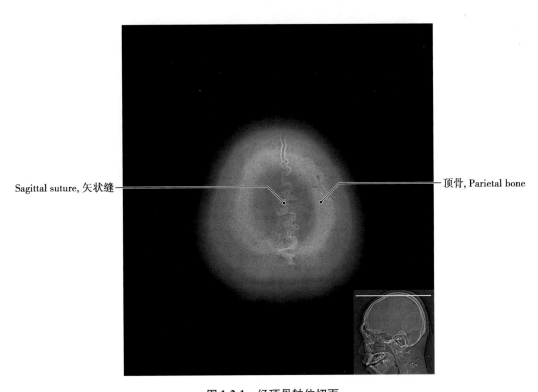

Sagittal suture, 矢状缝

顶骨, Parietal bone

图 1-2-1 经顶骨轴位切面

顶骨 位于颅盖的中部,左右各一,呈四边形,为外凸内凹典型的扁骨

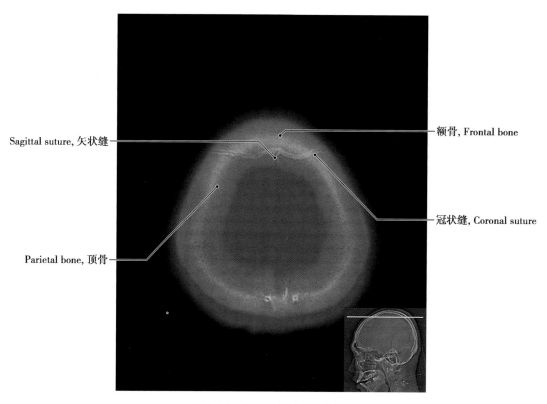

图 1-2-2　经上矢状窦轴位切面

矢状缝　两顶骨之间所成的缝隙,呈矢状位走行

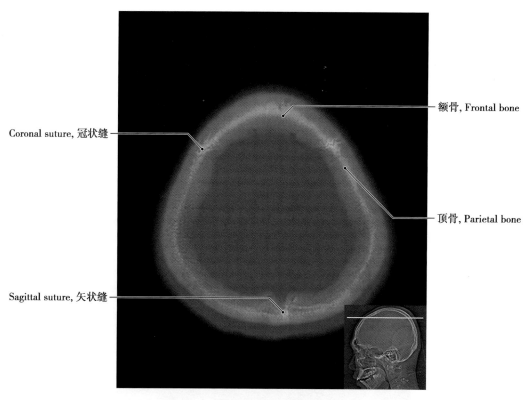

图 1-2-3　经中央旁小叶上部轴位切面

额骨　位于前额处,分为三部分,即额鳞,大而垂直,在前额;眶部,环状或水平,对眼眶顶部和鼻腔的形成至关重要;鼻部,与鼻骨和颌骨的额突在鼻根部形成关节,其前与筛骨和鼻骨相连,后通过冠状缝与顶骨相连

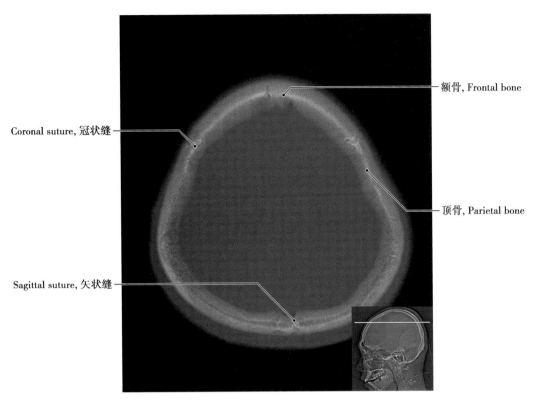

图 1-2-4　经中央旁小叶下部轴位切面
冠状缝　顶骨与额骨之间的骨缝,呈冠状位走行

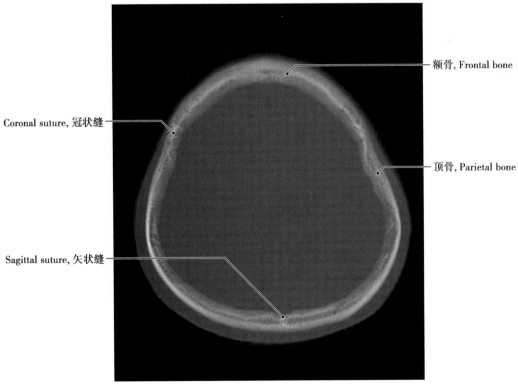

图 1-2-5　经半卵圆中心轴位切面
矢状缝　两顶骨之间所成的缝隙,呈矢状位走行

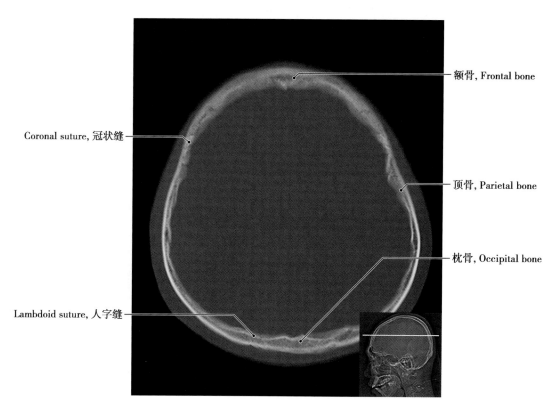

图 1-2-6 经扣带回轴位切面
人字缝 枕骨与顶骨形成的缝隙,形状似"人"字

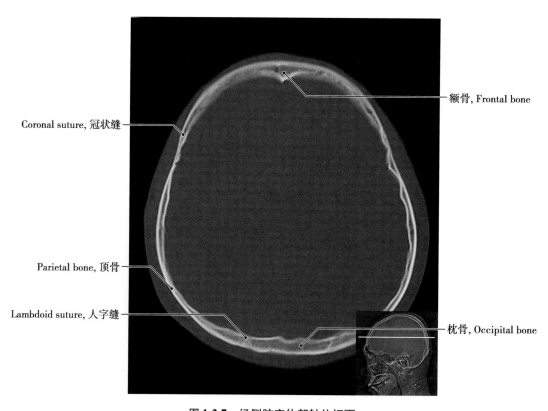

图 1-2-7 经侧脑室体部轴位切面
枕骨 位于颅骨的后下份,呈瓢状,其前下部有枕骨大孔,侧部的下方有椭圆形的关节面,称枕髁

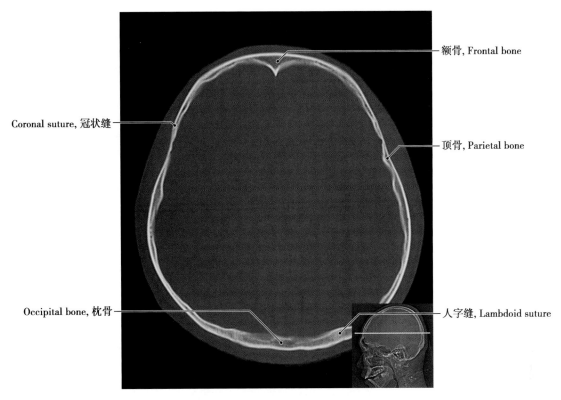

图 1-2-8　经胼胝体膝部轴位切面

额骨　位于前额处,分为三部分,即额鳞,大而垂直,在前额;眶部,环状或水平,对眼眶顶部和鼻腔的形成至关重要;鼻部,与鼻骨和颌骨的额突在鼻根部形成关节,其前与筛骨和鼻骨相连,后通过冠状缝与顶骨相连

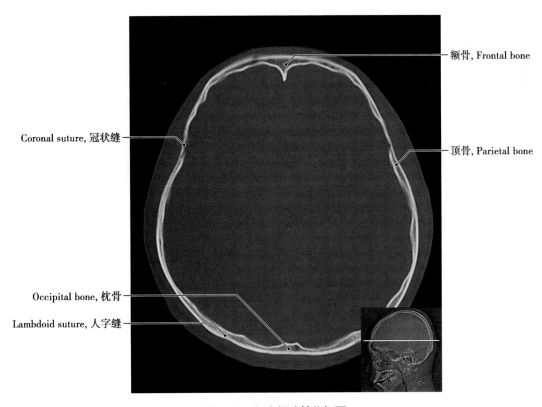

图 1-2-9　经室间孔轴位切面

枕骨　位于颅的后下份,呈瓢状,其前下部有枕骨大孔,侧部下方有椭圆形的关节面,称枕髁

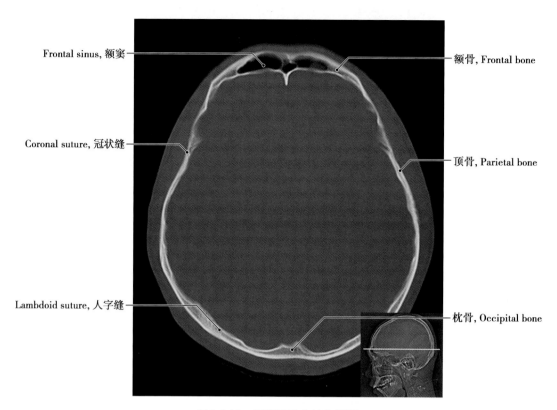

图 1-2-10　经第三脑室轴位切面

额窦　位于额骨内,眉弓的深方,以中隔分为左、右两部分。窦口朝下后下,多开口于中鼻道前部的筛漏斗。由于窦的出口低于窦底部,故患炎症时易于引流

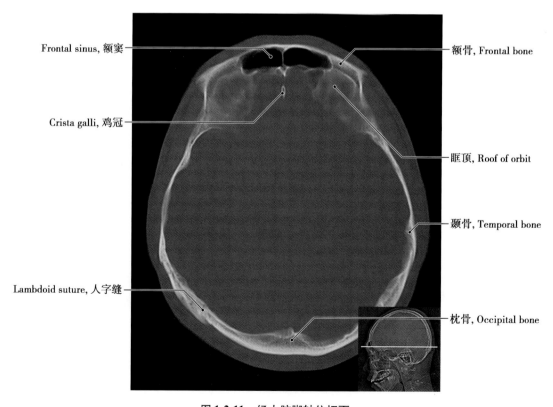

图 1-2-11　经大脑脚轴位切面

眶顶　即眶上壁,前部为额骨水平板,后部为蝶骨小翼。**鸡冠**　筛板的前份向上伸出的骨嵴

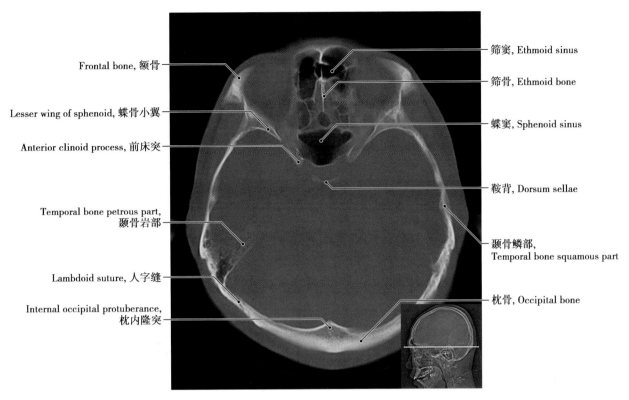

Frontal bone, 额骨

Lesser wing of sphenoid, 蝶骨小翼

Anterior clinoid process, 前床突

Temporal bone petrous part, 颞骨岩部

Lambdoid suture, 人字缝

Internal occipital protuberance, 枕内隆突

筛窦, Ethmoid sinus

筛骨, Ethmoid bone

蝶窦, Sphenoid sinus

鞍背, Dorsum sellae

颞骨鳞部, Temporal bone squamous part

枕骨, Occipital bone

图 1-2-12　经脑桥轴位切面

筛窦　筛骨迷路内蜂窝状小房的总称,前、中筛窦开口于中鼻道,后筛窦开口于上鼻道。**蝶骨小翼**　从蝶骨体部前上方向左右平伸,小翼后缘是颅前窝和颅中窝的分界线,其根部有视神经管通过,两视神经管内口之间有视交叉沟联系。**蝶窦**　位于蝶骨体内,中间以薄骨板分隔成左、右两腔,分别向前开口于蝶筛隐窝。蝶窦上壁与垂体和视交叉等相邻

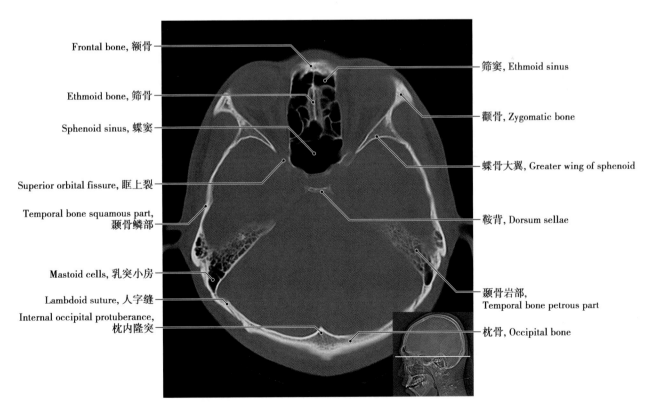

Frontal bone, 额骨

Ethmoid bone, 筛骨

Sphenoid sinus, 蝶窦

Superior orbital fissure, 眶上裂

Temporal bone squamous part, 颞骨鳞部

Mastoid cells, 乳突小房

Lambdoid suture, 人字缝

Internal occipital protuberance, 枕内隆突

筛窦, Ethmoid sinus

颧骨, Zygomatic bone

蝶骨大翼, Greater wing of sphenoid

鞍背, Dorsum sellae

颞骨岩部, Temporal bone petrous part

枕骨, Occipital bone

图 1-2-13　经海绵窦轴位切面

蝶骨大翼　由蝶骨体部平伸向两侧,继而上翘,可分三个面,脑面位于颅中窝,眶面朝向眶,颞面向外向下。在蝶骨大翼近根部处由前向后可见圆孔,卵圆孔和棘孔,从棘孔入颅的脑膜中动脉在骨面上留有动脉沟。其后缘是颅后窝和颅中窝的分界线

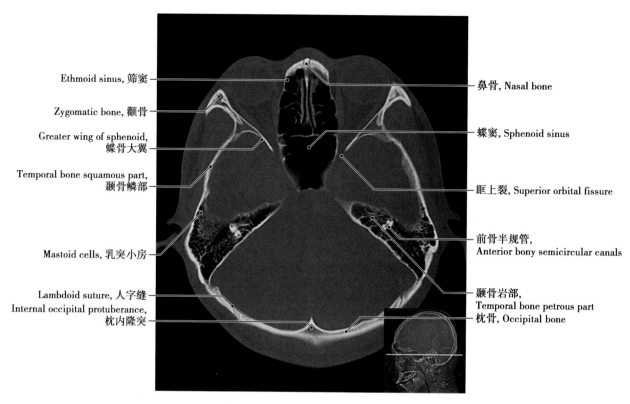

图 1-2-14　经第四脑室中央轴位切面

颞骨岩部　岩部前上面位于颅中窝,中部有一弓状隆起,外侧为鼓室盖,靠近锥体尖处,有稍凹的三叉神经压迹;其后上面位于颅后窝,近中央处有内耳门。后上面和前上面相接处为岩部上缘。岩部下面近中央部有颈动脉管外口,颈动脉管在岩部内侧半通过,在锥体尖处形成颈动脉管内口;外口的后方为颈静脉窝,它与后方枕骨上的颈静脉切迹围成颈静脉孔

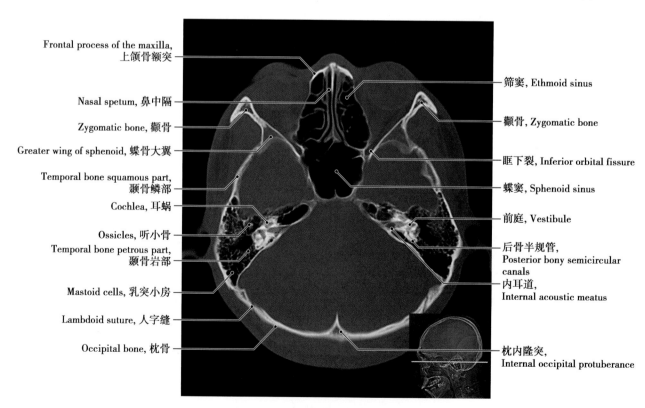

图 1-2-15　经第四脑室下部轴位切面

耳蜗　为内耳的一个解剖结构,和前庭迷路一起组成内耳骨迷路,是传导并感受声波的结构,位于骨前庭的前内侧,形似蜗牛壳,耳蜗的中轴称蜗轴,呈圆锥形,由一条骨蜗螺旋管环绕蜗轴旋转二又四分之三圈而成

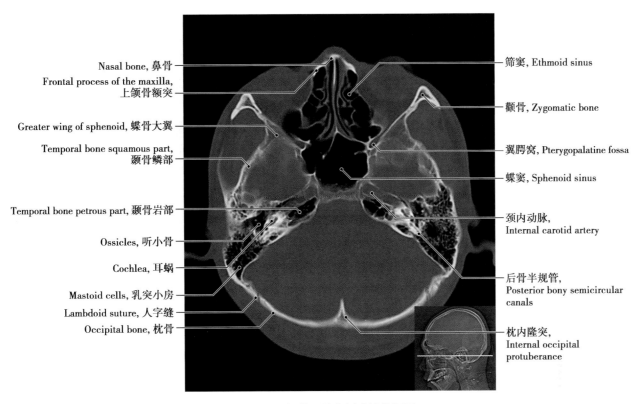

图 1-2-16　经第四脑室侧孔轴位切面

颈内动脉　分为颅外段又称颈段,自颈总动脉分叉处至颅底。颅内段分为七段:C₁颈段、C₂岩段、C₃破裂(孔)段、C₄海绵窦段、C₅床段、C₆眼段和C₇交通段。分支分布于视器和脑

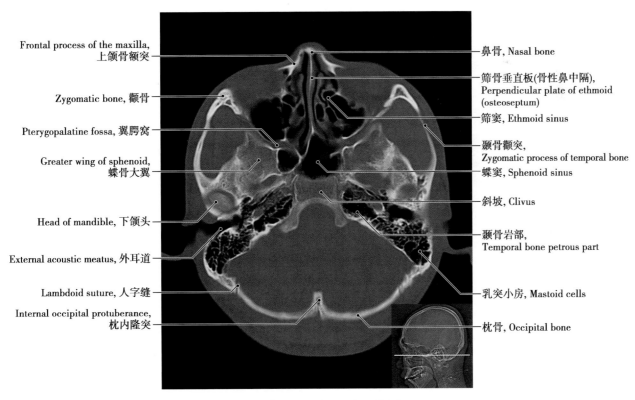

图 1-2-17　经第四脑室正中孔轴位切面

翼腭窝　位于颞下窝前内侧,上颌骨(或上颌窦后壁)与翼突之间,前界为上颌骨,后界为翼突及蝶骨大翼前界,顶为蝶骨体下面,内侧壁为腭骨的垂直部。窝内有颌内动脉、上颌神经及蝶腭神经节。翼腭窝向外经翼上颌裂通颞下窝,向内上经蝶腭孔通鼻腔,向前经眶下裂通眼眶,向后上经圆孔通颅中窝,借翼管通颅底外面,向下移行于腭大管、腭大孔通口腔

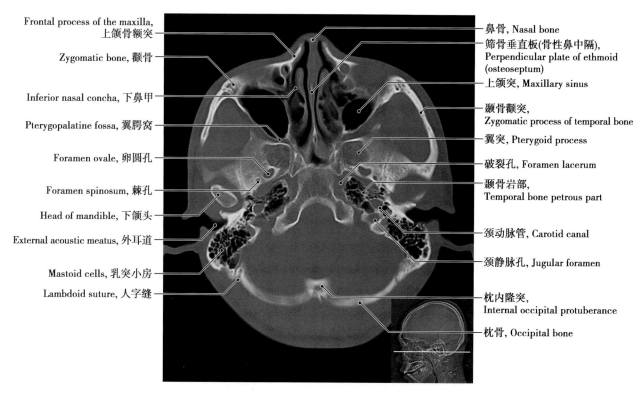

图 1-2-18 经下颌头轴位切面

卵圆孔和棘孔 在蝶骨大翼近根部处由前向后可见圆孔、卵圆孔和棘孔,圆孔内走行上颌神经,卵圆孔内走行下颌神经,棘孔内走行脑膜中动脉。**颈动脉管** 是颈内动脉进入颅腔的管道,在颞骨岩部内弯曲形成一定角度,再经颈动脉管内口于破孔处离开颈动脉管进入颅内

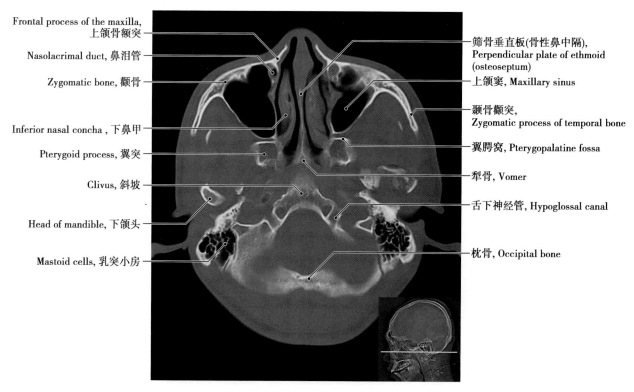

图 1-2-19 经小脑扁桃体轴位切面

上颌窦 上颌骨体内的锥形空腔,位于上颌骨体内,窦壁为骨质,窦壁覆黏膜,向内侧开口于中鼻道,分为一底、一尖及前、后、上、下四个壁。由于窦口高于窦底部,故在直立位时若有炎性物不易自然流出。**鼻泪管** 为一膜性管道,上部包埋在骨性鼻泪管中,与骨膜紧密相结合;下部在鼻腔外侧壁黏膜深面,下部开口于下鼻道外侧壁的前部

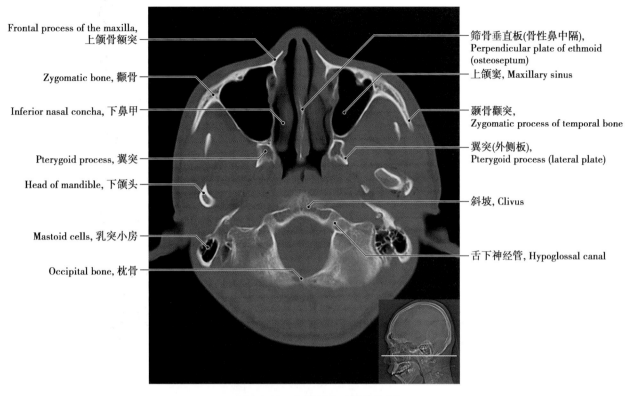

Frontal process of the maxilla, 上颌骨额突

Zygomatic bone, 颧骨

Inferior nasal concha, 下鼻甲

Pterygoid process, 翼突

Head of mandible, 下颌头

Mastoid cells, 乳突小房

Occipital bone, 枕骨

筛骨垂直板(骨性鼻中隔), Perpendicular plate of ethmoid (osteoseptum)

上颌窦, Maxillary sinus

颞骨颧突, Zygomatic process of temporal bone

翼突(外侧板), Pterygoid process (lateral plate)

斜坡, Clivus

舌下神经管, Hypoglossal canal

图 1-2-20　经枕骨大孔轴位切面

翼突　为蝶骨一部分,从蝶骨体与蝶骨大翼连接处下垂,向后敞开成为内侧板和外侧板,根部贯通一矢状方向的细管,称翼管,向前通入翼腭窝。**下鼻甲**　有两块,呈卷曲样,形成鼻腔外侧壁的一部分。起到空气进入肺以前的循环及过滤作用

二、头部 MRI

概论

第二部分头部 MRI,包括 T_1WI 轴位、T_2WI 轴位各 20 个切面,T_1WI 矢状位、T_2WI 矢状位各 21 个切面,T_1WI 冠状位、T_2WI 冠状位各 20 个切面,以及 T_2WI 反转序列轴位 20 个切面和 T_2WI 反转序列冠状位 20 个切面,共 162 幅影像图像,每幅图附有参考图及定位线,以及重要解剖部位的解释说明,以便广大读者学习、理解。

(一) T_1WI 轴位解剖图

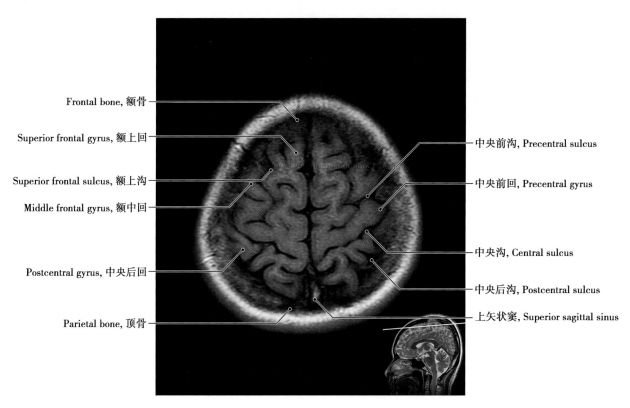

图 2-1-1　中央沟上部轴位切面

上矢状窦　为单一的硬脑膜静脉窦,位于大脑镰上缘内,前起于盲孔,后连于窦汇,收纳大脑上静脉、硬脑膜静脉和颅骨静脉的血液,注入窦汇或直接分流至左、右横窦,通过顶、枕部导血管与颅外静脉交通。脑脊液经蛛网膜颗粒最后入矢状窦

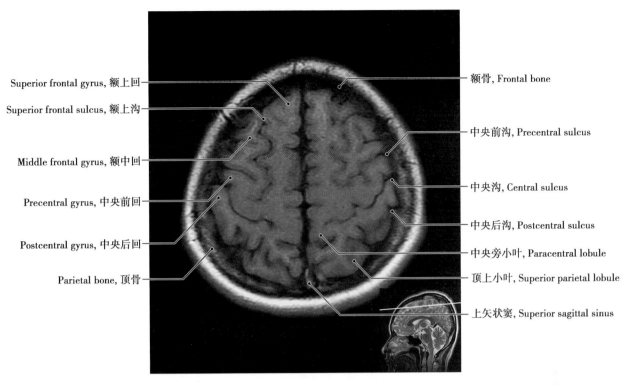

图 2-1-2　经中央旁小叶上部轴位切面

中央沟　起于半球中点稍后方,斜向前下方,下端与外侧沟隔一脑回,上端延伸至半球内侧面,是额叶与顶叶的分界线。
中央旁小叶　中央前、后回移行至内侧面的部分,即中央旁沟和边缘支之间,为中央旁小叶,前部为初级躯体运动区,后部为初级躯体感觉区。**额上回**　在中央前沟的前方有额上沟和额下沟,被两沟分隔的是额上回、额中回和额下回

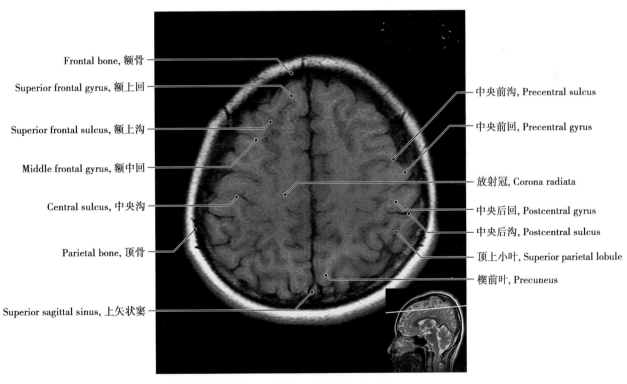

图 2-1-3　经顶上小叶上部轴位切面

放射冠　由内囊到大脑皮层间的放射状纤维白质,不同功能的各种投射纤维在其间的空间排列规律目前尚不完全清楚,由于放射冠纤维排列较分散,此处的梗死常表现为局限的神经系统症状。**楔前叶**　位于顶叶内侧部分,与许多高水平的认知功能有关,如情景记忆,自我相关的信息处理,以及意识的各个方面,但是并不确切

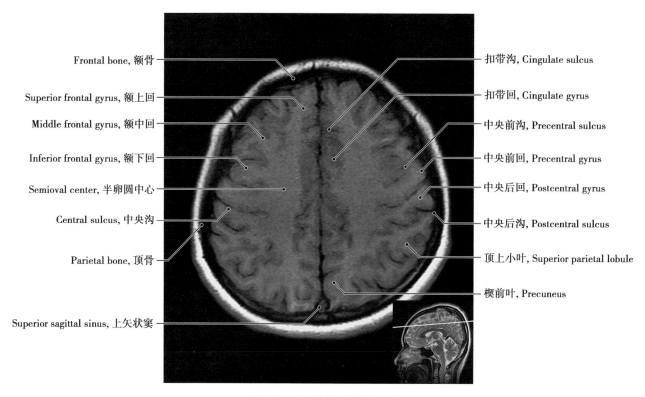

Frontal bone, 额骨
Superior frontal gyrus, 额上回
Middle frontal gyrus, 额中回
Inferior frontal gyrus, 额下回
Semioval center, 半卵圆中心
Central sulcus, 中央沟
Parietal bone, 顶骨
Superior sagittal sinus, 上矢状窦

扣带沟, Cingulate sulcus
扣带回, Cingulate gyrus
中央前沟, Precentral sulcus
中央前回, Precentral gyrus
中央后回, Postcentral gyrus
中央后沟, Postcentral sulcus
顶上小叶, Superior parietal lobule
楔前叶, Precuneus

图 2-1-4　经扣带回轴位切面

扣带回　位于大脑半球内侧面,胼胝体上面,胼胝体沟与扣带沟之间,是边缘系统的重要组成部分,其前部和后部是边缘系统功能不同的两个区域。扣带回前部参与许多复杂的躯体和内脏运动功能以及痛反应;而后部与此等功能无关,是监控感觉和立体定位及记忆作用的组织

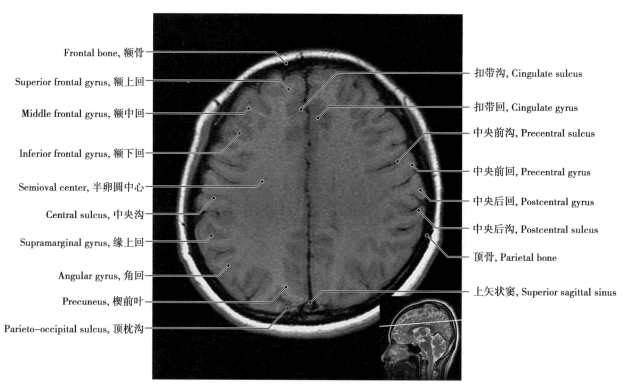

Frontal bone, 额骨
Superior frontal gyrus, 额上回
Middle frontal gyrus, 额中回
Inferior frontal gyrus, 额下回
Semioval center, 半卵圆中心
Central sulcus, 中央沟
Supramarginal gyrus, 缘上回
Angular gyrus, 角回
Precuneus, 楔前叶
Parieto-occipital sulcus, 顶枕沟

扣带沟, Cingulate sulcus
扣带回, Cingulate gyrus
中央前沟, Precentral sulcus
中央前回, Precentral gyrus
中央后回, Postcentral gyrus
中央后沟, Postcentral sulcus
顶骨, Parietal bone
上矢状窦, Superior sagittal sinus

图 2-1-5　经半卵圆中心轴位切面

缘上回和角回　顶下小叶可分为两个脑回,以及缘上回和角回。缘上回是围绕大脑外侧沟末端的部分,角回是围绕颞上沟后端的部分。**顶枕沟**　在端脑中部横断面上,为胼胝体干或后钳后方最深的一条脑沟,自大脑半球内侧面斜向外;在正中及旁正中矢状断面上,位于半球后部自后上斜向前上的一条深沟,是顶叶与枕叶的分界线

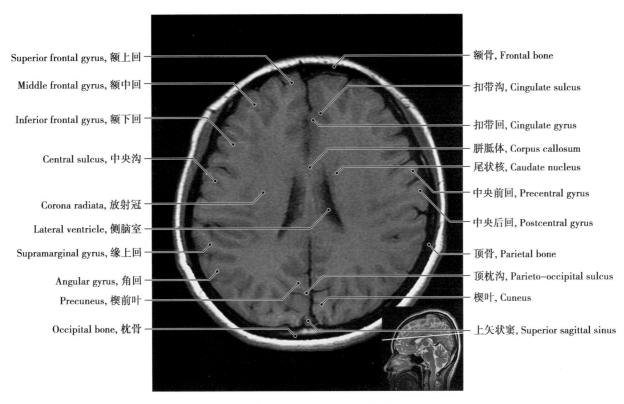

图 2-1-6　经侧脑室体部轴位切面

尾状核　为基底神经节一部分,呈半环形,围绕丘脑外侧缘,分为头、体、尾三部。**侧脑室**　由额角、体部、颞角、枕角组成。额角自室间孔向前伸入额叶,在冠状面上呈三角形,其上壁和前壁由胼胝体构成,内侧壁为透明隔,下壁为尾状核

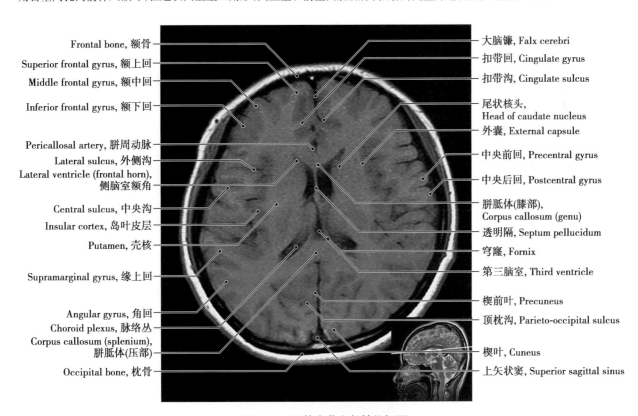

图 2-1-7　经基底节上部轴位切面

胼胝体　位于大脑半球纵裂底,由连接左、右半球新皮质的纤维构成,由前向后分为嘴、膝、体、压部四部分。在经胼胝体的水平切面上,可见胼胝体纤维在两半球内向前、后、左、右放射,连接左右额叶、顶叶、颞叶和枕叶。主要连接运动中枢、运动性语言中枢、双侧相应视听中枢及参与共济运动,是综合和汇集双侧大脑半球认知功能的联系通道

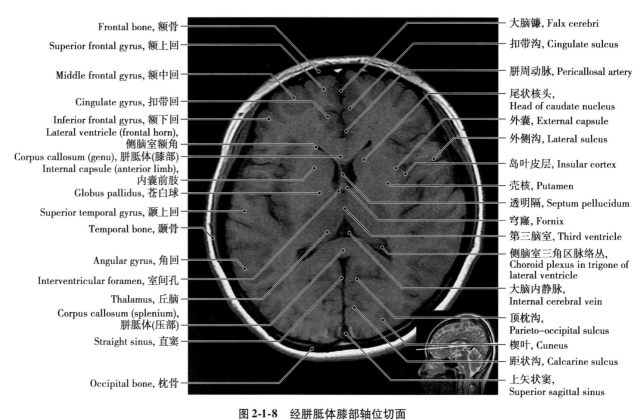

图 2-1-8 经胼胝体膝部轴位切面

内囊 位于基底神经节与丘脑之间,在脑皮层水平切面上,为一横置的"V"形,其尖端向内侧,左右各一,分为前肢、膝部和后肢三部分。内囊是大脑皮层与脑干、脊髓联系的神经纤维通过的一个部位,通往大脑皮层的运动神经纤维和感觉神经纤维,均经内囊向上呈扇形放射状分布。当内囊损伤广泛时,可出现对侧偏身感觉丧失、对侧偏瘫和对侧偏盲的"三偏"症状

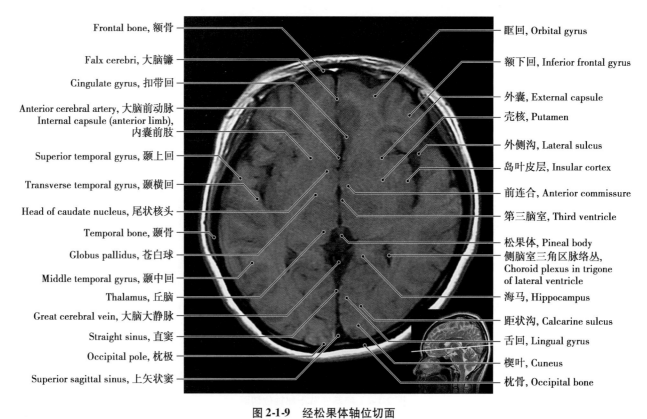

图 2-1-9 经松果体轴位切面

海马 位于左右颞叶内侧,是组成大脑边缘系统的一部分,担当着关于记忆以及空间定位的作用。**大脑大静脉** 是连接和汇入直窦的最大脑静脉,主要引流大脑深部的静脉血流。大脑内静脉与基底静脉在胼胝体压部之下联合形成大脑大静脉。大脑大静脉与下矢状窦汇合形成直窦。收集大脑深部的髓质、基底核、间脑、脑室脉络丛等处的静脉血

26

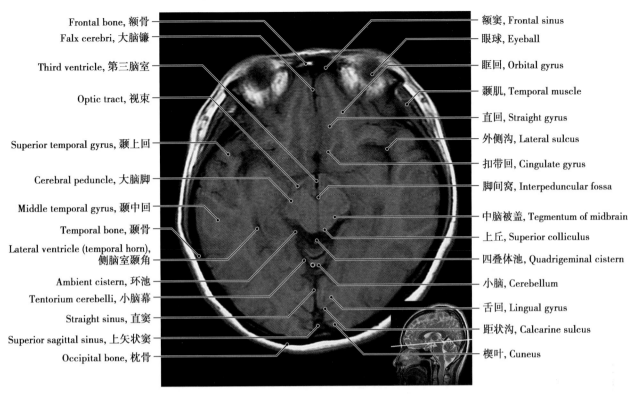

Frontal bone, 额骨
Falx cerebri, 大脑镰
Third ventricle, 第三脑室
Optic tract, 视束
Superior temporal gyrus, 颞上回
Cerebral peduncle, 大脑脚
Middle temporal gyrus, 颞中回
Temporal bone, 颞骨
Lateral ventricle (temporal horn), 侧脑室颞角
Ambient cistern, 环池
Tentorium cerebelli, 小脑幕
Straight sinus, 直窦
Superior sagittal sinus, 上矢状窦
Occipital bone, 枕骨

额窦, Frontal sinus
眼球, Eyeball
眶回, Orbital gyrus
颞肌, Temporal muscle
直回, Straight gyrus
外侧沟, Lateral sulcus
扣带回, Cingulate gyrus
脚间窝, Interpeduncular fossa
中脑被盖, Tegmentum of midbrain
上丘, Superior colliculus
四叠体池, Quadrigeminal cistern
小脑, Cerebellum
舌回, Lingual gyrus
距状沟, Calcarine sulcus
楔叶, Cuneus

图 2-1-10 经上丘轴位切面

视束　为视交叉到外侧膝状体一对扁圆形白质带,自视交叉行向后外,绕过大脑脚,至丘脑枕下面止于外侧膝状体;其含有来自同侧眼颞侧半视网膜纤维,以及对侧眼鼻侧半视网膜纤维,当一侧视束受损时,出现对侧同向性偏盲。**四叠体池**　位于四叠体后方的蛛网膜下池,为脑脊液循环的必经之路

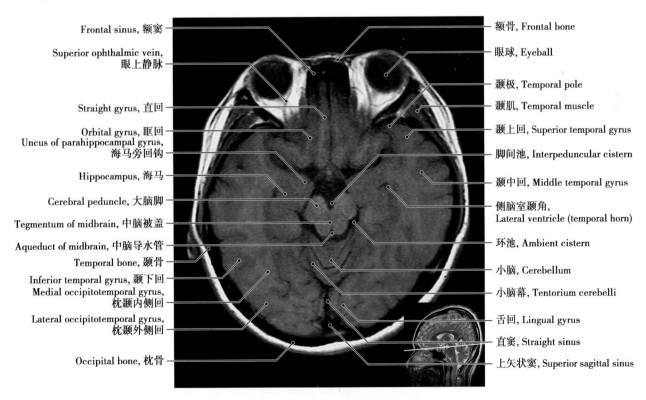

Frontal sinus, 额窦
Superior ophthalmic vein, 眼上静脉
Straight gyrus, 直回
Orbital gyrus, 眶回
Uncus of parahippocampal gyrus, 海马旁回钩
Hippocampus, 海马
Cerebral peduncle, 大脑脚
Tegmentum of midbrain, 中脑被盖
Aqueduct of midbrain, 中脑导水管
Temporal bone, 颞骨
Inferior temporal gyrus, 颞下回
Medial occipitotemporal gyrus, 枕颞内侧回
Lateral occipitotemporal gyrus, 枕颞外侧回
Occipital bone, 枕骨

额骨, Frontal bone
眼球, Eyeball
颞极, Temporal pole
颞肌, Temporal muscle
颞上回, Superior temporal gyrus
脚间池, Interpeduncular cistern
颞中回, Middle temporal gyrus
侧脑室颞角, Lateral ventricle (temporal horn)
环池, Ambient cistern
小脑, Cerebellum
小脑幕, Tentorium cerebelli
舌回, Lingual gyrus
直窦, Straight sinus
上矢状窦, Superior sagittal sinus

图 2-1-11 经大脑脚轴位切面

大脑脚　呈 V 形,两脚之间为脚间窝;内外侧分别有中脑内侧沟和外侧沟,内侧沟有第Ⅲ对脑神经与中脑相连,外侧沟背侧与小脑上脚前外侧间三角形区域为丘系三角,内有外侧丘系纤维通过。大脑脚分被盖与脚底两部,被盖位于背侧,主要成自网状结构,内含第Ⅲ对、第Ⅳ对脑神经核、副交感核、红核、黑质和上下行传导束等。脚底主要为起自大脑皮质的皮质脑干束、皮质脊髓束和皮质脑桥束等下行传导束,是大脑皮层管理随意运动以及对小脑施加影响的一个主要传出通路

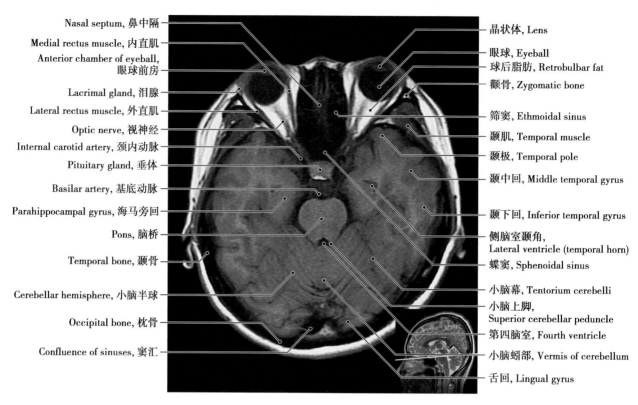

Nasal septum, 鼻中隔
Medial rectus muscle, 内直肌
Anterior chamber of eyeball, 眼球前房
Lacrimal gland, 泪腺
Lateral rectus muscle, 外直肌
Optic nerve, 视神经
Internal carotid artery, 颈内动脉
Pituitary gland, 垂体
Basilar artery, 基底动脉
Parahippocampal gyrus, 海马旁回
Pons, 脑桥
Temporal bone, 颞骨
Cerebellar hemisphere, 小脑半球
Occipital bone, 枕骨
Confluence of sinuses, 窦汇

晶状体, Lens
眼球, Eyeball
球后脂肪, Retrobulbar fat
颧骨, Zygomatic bone
筛窦, Ethmoidal sinus
颞肌, Temporal muscle
颞极, Temporal pole
颞中回, Middle temporal gyrus
颞下回, Inferior temporal gyrus
侧脑室颞角, Lateral ventricle (temporal horn)
蝶窦, Sphenoidal sinus
小脑幕, Tentorium cerebelli
小脑上脚, Superior cerebellar peduncle
第四脑室, Fourth ventricle
小脑蚓部, Vermis of cerebellum
舌回, Lingual gyrus

图 2-1-12 经垂体轴位切面

小脑幕 由硬脑膜形成,呈帐篷状架于颅后窝上方,分隔端脑与小脑的结缔组织,其后外侧部附着于枕骨横窦沟和颞骨岩部上缘,前内侧缘游离形成幕切迹。小脑幕将颅腔不完全地分割成上、下两部。当上部颅脑病变引起颅内压增高时,小脑幕切迹上方的海马旁回和钩可能受挤压而移位至小脑幕切迹,形成小脑幕切迹疝而压迫大脑脚和动眼神经

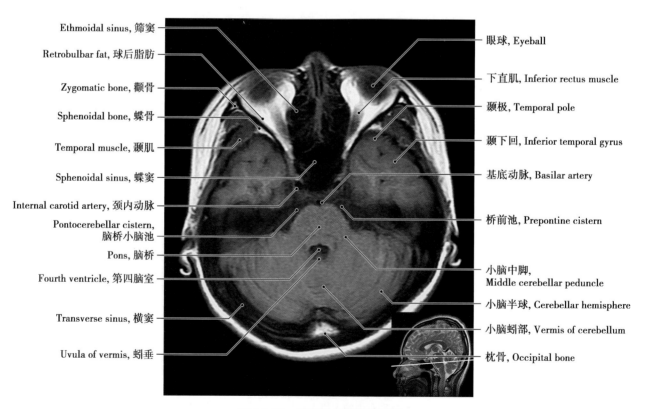

Ethmoidal sinus, 筛窦
Retrobulbar fat, 球后脂肪
Zygomatic bone, 颧骨
Sphenoidal bone, 蝶骨
Temporal muscle, 颞肌
Sphenoidal sinus, 蝶窦
Internal carotid artery, 颈内动脉
Pontocerebellar cistern, 脑桥小脑池
Pons, 脑桥
Fourth ventricle, 第四脑室
Transverse sinus, 横窦
Uvula of vermis, 蚓垂

眼球, Eyeball
下直肌, Inferior rectus muscle
颞极, Temporal pole
颞下回, Inferior temporal gyrus
基底动脉, Basilar artery
桥前池, Prepontine cistern
小脑中脚, Middle cerebellar peduncle
小脑半球, Cerebellar hemisphere
小脑蚓部, Vermis of cerebellum
枕骨, Occipital bone

图 2-1-13 经脑桥中部轴位切面

脑桥 位于延髓上方,腹面膨大的部分为脑桥基底部,基底部向两侧变窄,称脑桥臂,与后方小脑相联系。基底部外侧有三叉神经出脑,横沟里由内向外依次有展神经、面神经和位听神经。具有调整呼吸、调节肌肉运动等功能

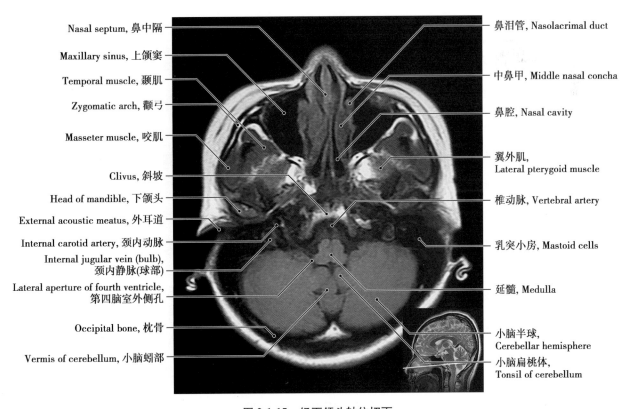

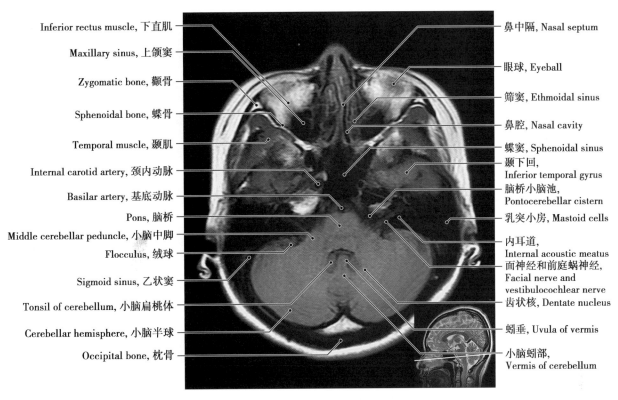

图 2-1-14　经内听道轴位切面

绒球　位于小脑中脚下方,呈球状,其向内侧借绒球脚与小结相接,绒球、绒球脚和小结一起称为绒球小结叶(古小脑)。绒球小结叶损伤会引起平衡障碍。**面神经和前庭蜗神经**　面神经是以运动神经为主的混合神经,主要支配面部表情肌和传导舌前 2/3 的味觉及支配舌下腺、下颌下腺和泪腺的分泌。前庭蜗神经由蜗神经和前庭神经组成,属特殊躯体感觉神经

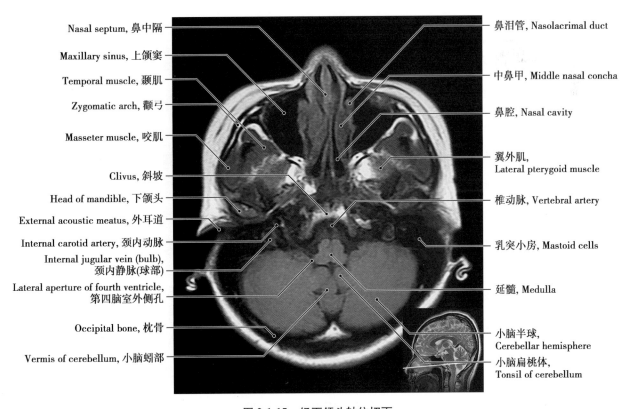

图 2-1-15　经下颌头轴位切面

颈内静脉(球部)　是颈静脉血管在颅外的一个转弯处,形状似圆球状,位于颈静脉窝内,向上隆起与鼓室下壁相邻。**第四脑室外侧孔**　第四脑室有三个孔通向蛛网膜下腔,即外侧隐窝上的一对外侧孔和脉络组织上的第四脑室正中孔

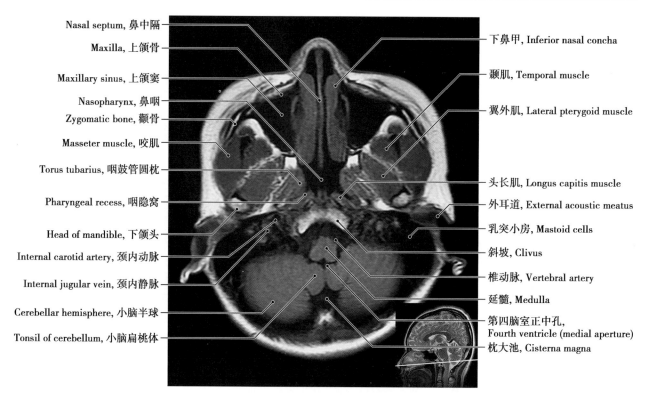

图 2-1-16 经枕大池轴位切面

咽隐窝 在鼻咽,位于咽鼓管圆枕后上方与咽后壁之间有一凹陷区域,称为咽隐窝,为鼻咽癌的好发部位。**鼻咽** 近似于立方体,其前界为后鼻孔,上界为蝶骨体,后界为斜坡和第1、2颈椎,下界为软腭。**下鼻甲** 有两块,呈卷曲样,形成鼻腔外侧壁的一部分,起空气进入肺以前的循环及过滤作用。**枕大池** 又称小脑延髓池,位于颅后窝的后下部,小脑下面、延髓背侧面与枕鳞下部三者之间,向前经小脑溪通第四脑室;向前外经延髓侧面通延髓池

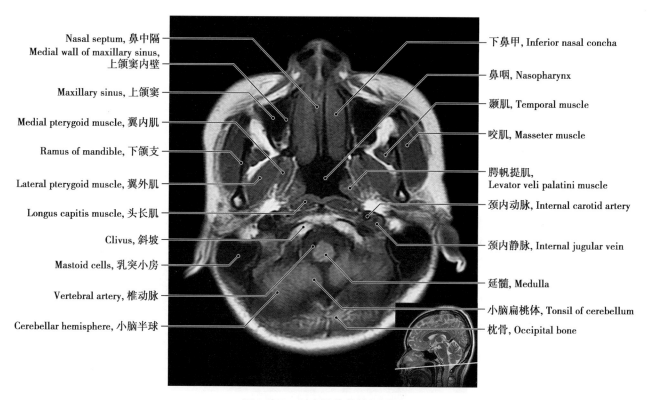

图 2-1-17 经寰枕关节轴位切面

下颌支 下颌骨体后方上耸的方形骨板,上方有两个骨性突起,在后方者称为髁状突,在前方者称为喙突(肌突),两者之间的凹缘称为下颌切迹(乙状切迹)。**延髓** 居于脑的最下部,与脊髓相连,上接脑桥;主要功能为控制基本生命活动,如控制呼吸、心跳、消化等。延髓向下经枕骨大孔连接脊髓

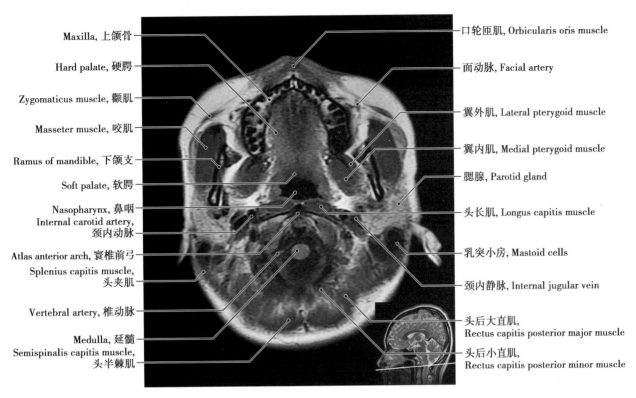

Maxilla, 上颌骨
Hard palate, 硬腭
Zygomaticus muscle, 颧肌
Masseter muscle, 咬肌
Ramus of mandible, 下颌支
Soft palate, 软腭
Nasopharynx, 鼻咽
Internal carotid artery, 颈内动脉
Atlas anterior arch, 寰椎前弓
Splenius capitis muscle, 头夹肌
Vertebral artery, 椎动脉
Medulla, 延髓
Semispinalis capitis muscle, 头半棘肌

口轮匝肌, Orbicularis oris muscle
面动脉, Facial artery
翼外肌, Lateral pterygoid muscle
翼内肌, Medial pterygoid muscle
腮腺, Parotid gland
头长肌, Longus capitis muscle
乳突小房, Mastoid cells
颈内静脉, Internal jugular vein
头后大直肌, Rectus capitis posterior major muscle
头后小直肌, Rectus capitis posterior minor muscle

图 2-1-18　经枕骨大孔轴位切面

软腭　位于腭后 1/3,其基础是横纹肌,表面也为黏膜被覆。软腭后部向后下方下垂的部分称腭帆,其后缘游离,后缘的正中部有垂向下方的突起,称腭垂。软腭在静止状态垂向下方,当吞咽或说话时,软腭上提并与咽后壁相贴。**硬腭**　位于腭的前 2/3,其骨性基础是上颌骨的腭突及腭骨的水平板,表面覆盖黏膜,黏膜厚而致密,与骨膜紧密相贴

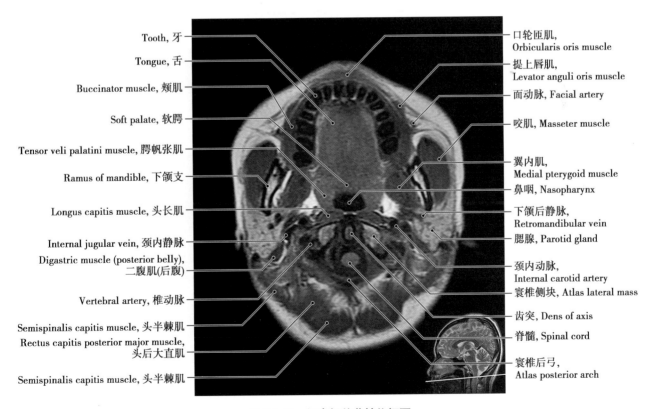

Tooth, 牙
Tongue, 舌
Buccinator muscle, 颊肌
Soft palate, 软腭
Tensor veli palatini muscle, 腭帆张肌
Ramus of mandible, 下颌支
Longus capitis muscle, 头长肌
Internal jugular vein, 颈内静脉
Digastric muscle (posterior belly), 二腹肌(后腹)
Vertebral artery, 椎动脉
Semispinalis capitis muscle, 头半棘肌
Rectus capitis posterior major muscle, 头后大直肌
Semispinalis capitis muscle, 头半棘肌

口轮匝肌, Orbicularis oris muscle
提上唇肌, Levator anguli oris muscle
面动脉, Facial artery
咬肌, Masseter muscle
翼内肌, Medial pterygoid muscle
鼻咽, Nasopharynx
下颌后静脉, Retromandibular vein
腮腺, Parotid gland
颈内动脉, Internal carotid artery
寰椎侧块, Atlas lateral mass
齿突, Dens of axis
脊髓, Spinal cord
寰椎后弓, Atlas posterior arch

图 2-1-19　经寰枢关节轴位切面

脊髓　中枢神经系统的一部分,上端连接延髓,两旁发出成对的神经,分布到四肢、体壁和内脏,其内部有一个 H 形(蝴蝶型)灰质区,主要由神经细胞构成;在灰质区周围为白质区,主要由有髓神经纤维组成。脊髓是许多简单反射的中枢。**下颌后静脉**　由颞浅静脉和上颌静脉在腮腺内汇合而成

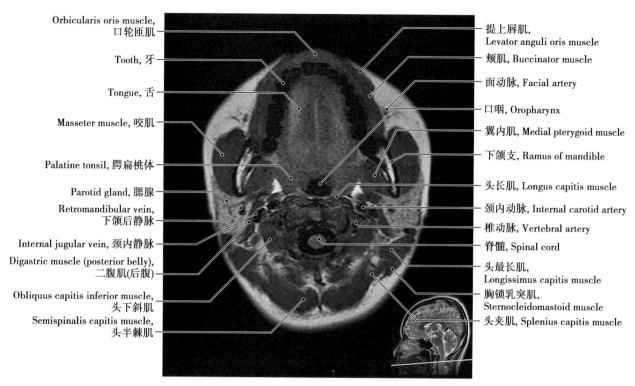

图 2-1-20　经枢椎椎体上部轴位切面

腭扁桃体　是淋巴组织与上皮紧密联结构成的淋巴上皮器官,其内侧面由上皮被覆,上皮陷入扁桃体实质内,形成深浅不一的扁桃体隐窝并在扁桃体内伸出许多囊状分支,细菌易于存留繁殖,成为感染病灶。**腮腺**　最大的一对唾液腺,位于两侧面颊近耳垂处

（二）T₂WI 轴位解剖图

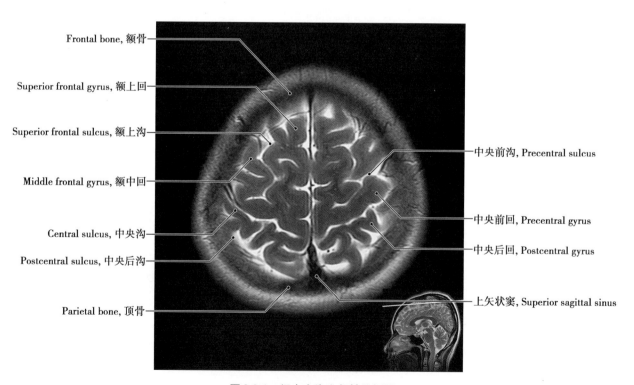

图 2-2-1　经中央沟上部轴位切面

上矢状窦　为单一的硬脑膜静脉窦,位于大脑镰上缘内,前起于盲孔,后连于窦汇,收纳大脑上静脉、硬脑膜静脉和颅骨静脉的血液,注入窦汇或直接分流至左、右横窦,通过顶、枕部导血管与颅外静脉交通。此外,脑脊液经蛛网膜颗粒最后入矢状窦。**额上回**　在中央前沟的前方有额上沟和额下沟,被两沟分隔的是额上回、额中回和额下回

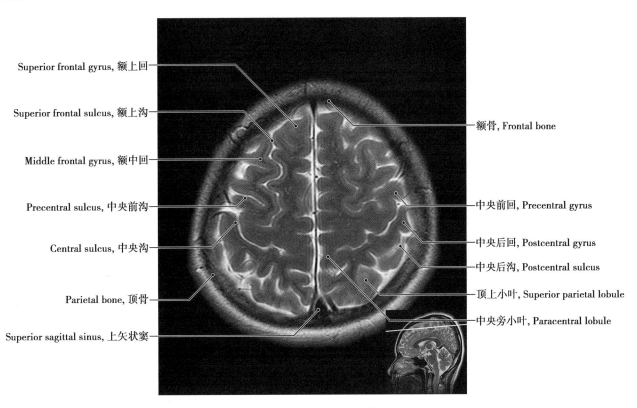

Superior frontal gyrus, 额上回
Superior frontal sulcus, 额上沟
Middle frontal gyrus, 额中回
Precentral sulcus, 中央前沟
Central sulcus, 中央沟
Parietal bone, 顶骨
Superior sagittal sinus, 上矢状窦

额骨, Frontal bone
中央前回, Precentral gyrus
中央后回, Postcentral gyrus
中央后沟, Postcentral sulcus
顶上小叶, Superior parietal lobule
中央旁小叶, Paracentral lobule

图 2-2-2　经中央旁小叶上部轴位切面

中央旁小叶　中央前、后回移行至内侧面的部分,即中央旁沟和边缘支之间,为中央旁小叶,前部为初级躯体运动区,后部为初级躯体感觉区。**顶上小叶**　位于顶叶,顶内沟的上方

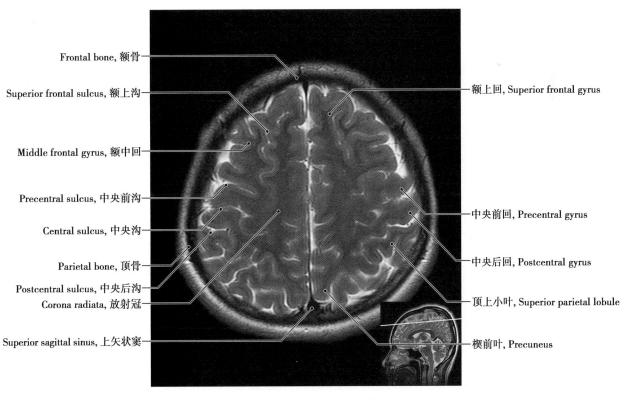

Frontal bone, 额骨
Superior frontal sulcus, 额上沟
Middle frontal gyrus, 额中回
Precentral sulcus, 中央前沟
Central sulcus, 中央沟
Parietal bone, 顶骨
Postcentral sulcus, 中央后沟
Corona radiata, 放射冠
Superior sagittal sinus, 上矢状窦

额上回, Superior frontal gyrus
中央前回, Precentral gyrus
中央后回, Postcentral gyrus
顶上小叶, Superior parietal lobule
楔前叶, Precuneus

图 2-2-3　经顶上小叶上部轴位切面

放射冠　由内囊到大脑皮层间的放射状纤维白质,不同功能的各种投射纤维在其间的空间排列规律目前尚不完全清楚,由于放射冠纤维排列较分散,此处的梗死常表现为局限的神经系统症状。**楔前叶**　位于顶叶内侧部分,与许多高水平的认知功能有关,如情景记忆,自我相关的信息处理,以及意识的各个方面,但是并不确切

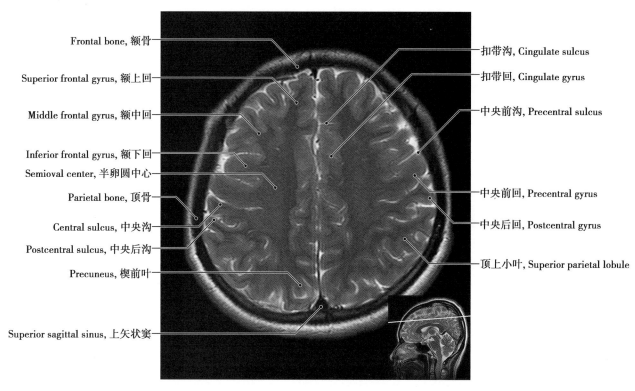

图 2-2-4　经扣带回轴位切面

扣带回　位于大脑半球内侧面,胼胝体上面,胼胝体沟与扣带沟之间,是边缘系统的重要组成部分,其前部和后部是边缘系统功能不同的两个区域。扣带回前部参与许多复杂的躯体和内脏运动功能以及痛反应;而后部与此等功能无关,是监控感觉和立体定位及记忆作用的组织

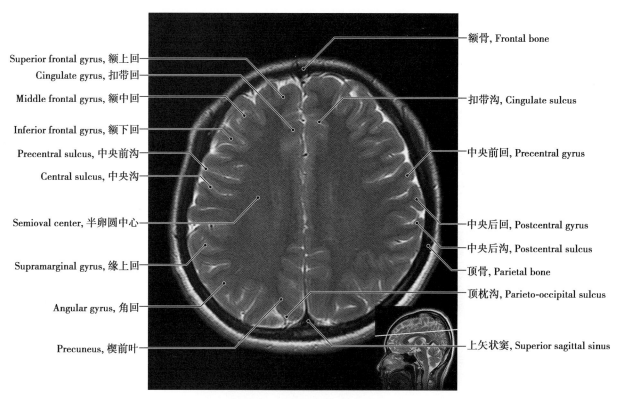

图 2-2-5　经半卵圆中心轴位切面

缘上回和角回　顶下小叶可分为两个脑回,以及缘上回和角回。缘上回是围绕大脑外侧沟末端的部分,角回是围绕颞上沟后端的部分。**顶枕沟**　在端脑中部横断面上,为胼胝体干或后钳后方最深的一条脑沟,自大脑半球内侧面斜向外;在正中及旁正中矢状断面上,是顶叶与枕叶的分界线

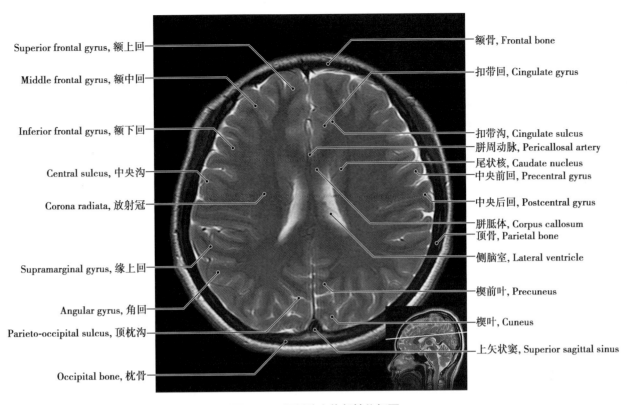

Superior frontal gyrus, 额上回
Middle frontal gyrus, 额中回
Inferior frontal gyrus, 额下回
Central sulcus, 中央沟
Corona radiata, 放射冠
Supramarginal gyrus, 缘上回
Angular gyrus, 角回
Parieto-occipital sulcus, 顶枕沟
Occipital bone, 枕骨

额骨, Frontal bone
扣带回, Cingulate gyrus
扣带沟, Cingulate sulcus
胼周动脉, Pericallosal artery
尾状核, Caudate nucleus
中央前回, Precentral gyrus
中央后回, Postcentral gyrus
胼胝体, Corpus callosum
顶骨, Parietal bone
侧脑室, Lateral ventricle
楔前叶, Precuneus
楔叶, Cuneus
上矢状窦, Superior sagittal sinus

图 2-2-6　经侧脑室体部轴位切面

放射冠　放射冠是指由内囊到大脑皮层间的放射状纤维白质,不同功能的各种投射纤维在其间的空间排列规律目前尚不完全清楚。由于放射冠纤维排列较分散,此处的梗死常表现为局限的神经系统症状。**侧脑室**　由额角、体部、颞角、枕角组成。额角自室间孔向前伸入额叶,在冠状面上呈三角形,其上壁和前壁由胼胝体构成,内侧壁为透明隔,下壁为尾状核

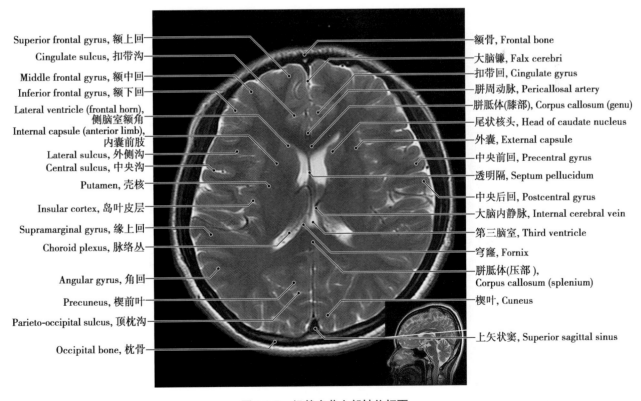

Superior frontal gyrus, 额上回
Cingulate sulcus, 扣带沟
Middle frontal gyrus, 额中回
Inferior frontal gyrus, 额下回
Lateral ventricle (frontal horn),
侧脑室额角
Internal capsule (anterior limb),
内囊前肢
Lateral sulcus, 外侧沟
Central sulcus, 中央沟
Putamen, 壳核
Insular cortex, 岛叶皮层
Supramarginal gyrus, 缘上回
Choroid plexus, 脉络丛
Angular gyrus, 角回
Precuneus, 楔前叶
Parieto-occipital sulcus, 顶枕沟
Occipital bone, 枕骨

额骨, Frontal bone
大脑镰, Falx cerebri
扣带回, Cingulate gyrus
胼周动脉, Pericallosal artery
胼胝体(膝部), Corpus callosum (genu)
尾状核头, Head of caudate nucleus
外囊, External capsule
中央前回, Precentral gyrus
透明隔, Septum pellucidum
中央后回, Postcentral gyrus
大脑内静脉, Internal cerebral vein
第三脑室, Third ventricle
穹窿, Fornix
胼胝体(压部),
Corpus callosum (splenium)
楔叶, Cuneus
上矢状窦, Superior sagittal sinus

图 2-2-7　经基底节上部轴位切面

脉络丛　在脑室的一定部位,软脑膜及其上的血管与室管膜上皮共同构成脉络组织,其中有些部位血管反复分支成丛,连同其表面的软脑膜和室管膜上皮一起突入脑室形成脉络丛,为产生脑脊液的主要结构

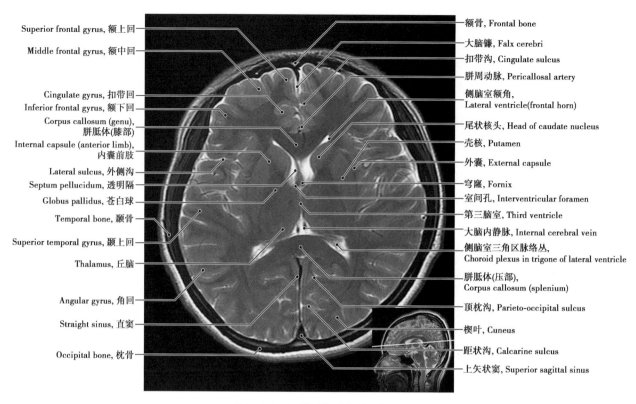

Superior frontal gyrus, 额上回
Middle frontal gyrus, 额中回
Cingulate gyrus, 扣带回
Inferior frontal gyrus, 额下回
Corpus callosum (genu), 胼胝体(膝部)
Internal capsule (anterior limb), 内囊前肢
Lateral sulcus, 外侧沟
Septum pellucidum, 透明隔
Globus pallidus, 苍白球
Temporal bone, 颞骨
Superior temporal gyrus, 颞上回
Thalamus, 丘脑
Angular gyrus, 角回
Straight sinus, 直窦
Occipital bone, 枕骨

额骨, Frontal bone
大脑镰, Falx cerebri
扣带沟, Cingulate sulcus
胼周动脉, Pericallosal artery
侧脑室额角, Lateral ventricle(frontal horn)
尾状核头, Head of caudate nucleus
壳核, Putamen
外囊, External capsule
穹窿, Fornix
室间孔, Interventricular foramen
第三脑室, Third ventricle
大脑内静脉, Internal cerebral vein
侧脑室三角区脉络丛, Choroid plexus in trigone of lateral ventricle
胼胝体(压部), Corpus callosum (splenium)
顶枕沟, Parieto-occipital sulcus
楔叶, Cuneus
距状沟, Calcarine sulcus
上矢状窦, Superior sagittal sinus

图 2-2-8　经胼胝体膝部轴位切面

直窦　是下矢状窦与大脑大静脉汇合而成,其在大脑镰与小脑幕会合区以内向后下行走,当下降行向窦汇途中接受了一些小脑蚓部及小脑半球的属支,也接受源于小脑幕本身不恒定的静脉管道。在解剖时,85% 的直窦是一条位于中线小脑幕的管道,其余 15% 中直窦是 2 条或 3 条管道。直窦在枕内隆凸处终结,变成左、右横窦

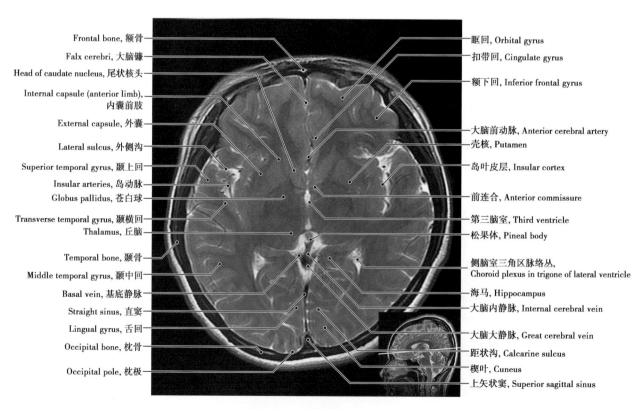

Frontal bone, 额骨
Falx cerebri, 大脑镰
Head of caudate nucleus, 尾状核头
Internal capsule (anterior limb), 内囊前肢
External capsule, 外囊
Lateral sulcus, 外侧沟
Superior temporal gyrus, 颞上回
Insular arteries, 岛动脉
Globus pallidus, 苍白球
Transverse temporal gyrus, 颞横回
Thalamus, 丘脑
Temporal bone, 颞骨
Middle temporal gyrus, 颞中回
Basal vein, 基底静脉
Straight sinus, 直窦
Lingual gyrus, 舌回
Occipital bone, 枕骨
Occipital pole, 枕极

眶回, Orbital gyrus
扣带回, Cingulate gyrus
额下回, Inferior frontal gyrus
大脑前动脉, Anterior cerebral artery
壳核, Putamen
岛叶皮层, Insular cortex
前连合, Anterior commissure
第三脑室, Third ventricle
松果体, Pineal body
侧脑室三角区脉络丛, Choroid plexus in trigone of lateral ventricle
海马, Hippocampus
大脑内静脉, Internal cerebral vein
大脑大静脉, Great cerebral vein
距状沟, Calcarine sulcus
楔叶, Cuneus
上矢状窦, Superior sagittal sinus

图 2-2-9　经松果体轴位切面

松果体　位于间脑脑前丘和丘脑间,为一豆状小体,其一端借细柄与第三脑室顶相连,第三脑室凸向柄内形成松果体隐窝。松果体通过分泌褪黑激素,影响和干预人类的许多神经活动,如睡眠与觉醒、情绪、智力等,还可合成多种肽类激素

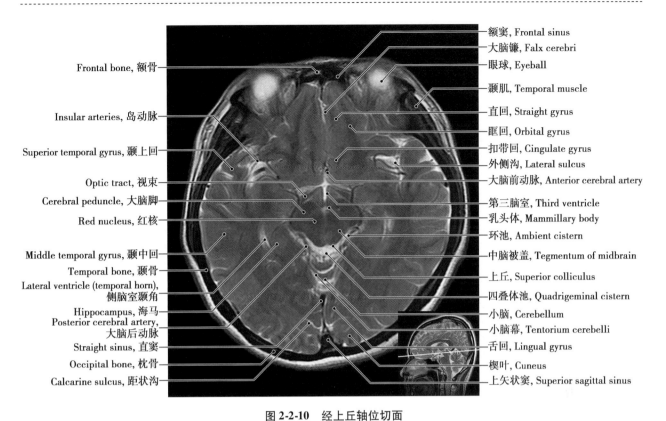

图 2-2-10　经上丘轴位切面

红核　位于中脑上丘高度的被盖中央部,黑质的背内侧,上端延伸至间脑尾部。主要接受来自对侧半小脑新皮质及小脑中央核经小脑上脚传入的纤维,其传出纤维在上丘下部平面,被盖的腹侧部交叉至对侧形成被盖腹侧交叉,然后下行组成红核脊髓束,终止于脊髓颈段的前角运动细胞,以调节屈肌的张力和协调运动

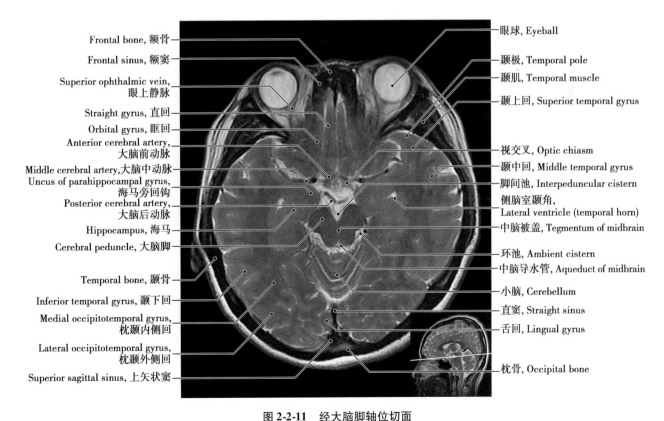

图 2-2-11　经大脑脚轴位切面

视交叉　由双眼视网膜鼻侧半交叉纤维和双眼视网膜颞侧半不交叉纤维所共同组成。视交叉受压迫的主要症状为视力减退、视野损害和视神经萎缩。**中脑导水管**　连接第三、第四脑室的细长管道,其前方为大脑脚,后方为四叠体,是脑室系统最狭窄的部分,容易发生梗阻

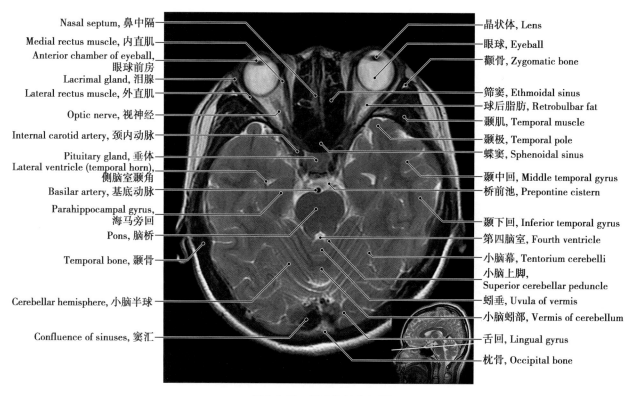

Nasal septum, 鼻中隔
Medial rectus muscle, 内直肌
Anterior chamber of eyeball, 眼球前房
Lacrimal gland, 泪腺
Lateral rectus muscle, 外直肌
Optic nerve, 视神经
Internal carotid artery, 颈内动脉
Pituitary gland, 垂体
Lateral ventricle (temporal horn), 侧脑室颞角
Basilar artery, 基底动脉
Parahippocampal gyrus, 海马旁回
Pons, 脑桥
Temporal bone, 颞骨
Cerebellar hemisphere, 小脑半球
Confluence of sinuses, 窦汇

晶状体, Lens
眼球, Eyeball
颧骨, Zygomatic bone
筛窦, Ethmoidal sinus
球后脂肪, Retrobulbar fat
颞肌, Temporal muscle
颞极, Temporal pole
蝶窦, Sphenoidal sinus
颞中回, Middle temporal gyrus
桥前池, Prepontine cistern
颞下回, Inferior temporal gyrus
第四脑室, Fourth ventricle
小脑幕, Tentorium cerebelli
小脑上脚, Superior cerebellar peduncle
蚓垂, Uvula of vermis
小脑蚓部, Vermis of cerebellum
舌回, Lingual gyrus
枕骨, Occipital bone

图 2-2-12　经垂体轴位切面

垂体　位于下丘脑腹侧,为一卵圆形小体,可分为腺垂体和神经垂体,腺垂体包括远侧部、结节部和中间部;神经垂体包括神经部和漏斗部。垂体分泌多种激素,如生长激素、促甲状腺激素、促肾上腺皮质激素、促性腺素、催产素、催乳素、黑色细胞刺激素等,还可贮藏下丘脑分泌的抗利尿激素,受损时有视力视野障碍、尿崩症以及激素紊乱所致的相应症状

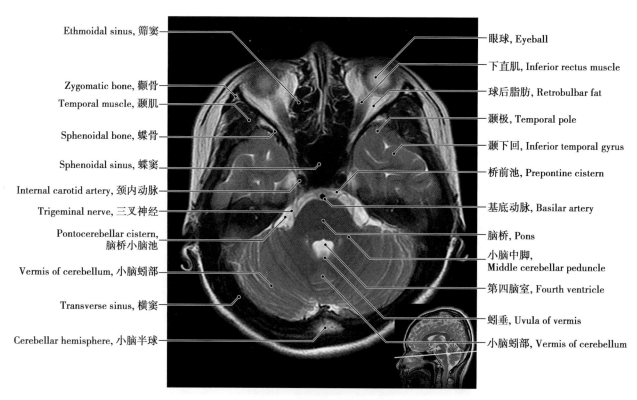

Ethmoidal sinus, 筛窦
Zygomatic bone, 颧骨
Temporal muscle, 颞肌
Sphenoidal bone, 蝶骨
Sphenoidal sinus, 蝶窦
Internal carotid artery, 颈内动脉
Trigeminal nerve, 三叉神经
Pontocerebellar cistern, 脑桥小脑池
Vermis of cerebellum, 小脑蚓部
Transverse sinus, 横窦
Cerebellar hemisphere, 小脑半球

眼球, Eyeball
下直肌, Inferior rectus muscle
球后脂肪, Retrobulbar fat
颞极, Temporal pole
颞下回, Inferior temporal gyrus
桥前池, Prepontine cistern
基底动脉, Basilar artery
脑桥, Pons
小脑中脚, Middle cerebellar peduncle
第四脑室, Fourth ventricle
蚓垂, Uvula of vermis
小脑蚓部, Vermis of cerebellum

图 2-2-13　经脑桥中部轴位切面

三叉神经　为混合神经,是第Ⅴ对脑神经,也是面部最粗大的神经,含有一般躯体感觉和特殊内脏运动两种纤维,支配面部、口腔、鼻腔的感觉和咀嚼肌的运动,并将头部的感觉信息传送至大脑。三叉神经由眼支、上颌支和下颌支汇合而成,分别支配眼裂以上、眼裂和口裂之间、口裂以下的感觉和咀嚼肌收缩

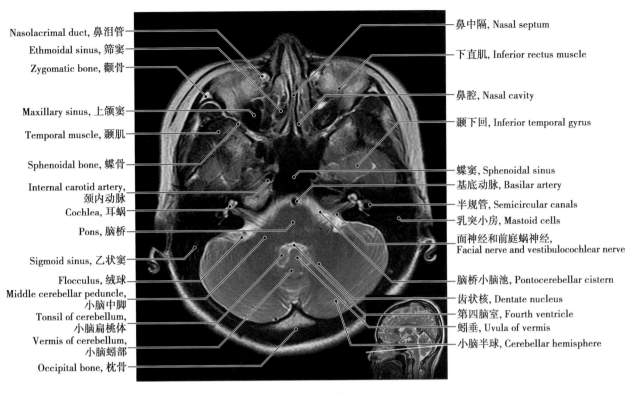

图 2-2-14　经内听道轴位切面

Nasolacrimal duct, 鼻泪管
Ethmoidal sinus, 筛窦
Zygomatic bone, 颧骨
Maxillary sinus, 上颌窦
Temporal muscle, 颞肌
Sphenoidal bone, 蝶骨
Internal carotid artery, 颈内动脉
Cochlea, 耳蜗
Pons, 脑桥
Sigmoid sinus, 乙状窦
Flocculus, 绒球
Middle cerebellar peduncle, 小脑中脚
Tonsil of cerebellum, 小脑扁桃体
Vermis of cerebellum, 小脑蚓部
Occipital bone, 枕骨

鼻中隔, Nasal septum
下直肌, Inferior rectus muscle
鼻腔, Nasal cavity
颞下回, Inferior temporal gyrus
蝶窦, Sphenoidal sinus
基底动脉, Basilar artery
半规管, Semicircular canals
乳突小房, Mastoid cells
面神经和前庭蜗神经, Facial nerve and vestibulocochlear nerve
脑桥小脑池, Pontocerebellar cistern
齿状核, Dentate nucleus
第四脑室, Fourth ventricle
蚓垂, Uvula of vermis
小脑半球, Cerebellar hemisphere

耳蜗　是内耳的一个解剖结构,和前庭迷路一起组成内耳骨迷路,是传导并感受声波的结构。位于骨前庭的前内侧,形似蜗牛壳,耳蜗的中轴称蜗轴,呈圆锥形,由一条骨蜗螺旋管环绕蜗轴旋转二又四分之三圈而成。**半规管**　是维持姿势和平衡有关的内耳感受装置,包括椭圆囊、球囊和三个半规管

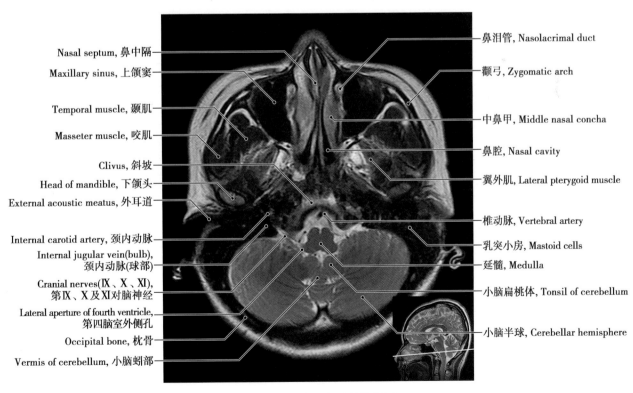

图 2-2-15　经下颌头轴位切面

Nasal septum, 鼻中隔
Maxillary sinus, 上颌窦
Temporal muscle, 颞肌
Masseter muscle, 咬肌
Clivus, 斜坡
Head of mandible, 下颌头
External acoustic meatus, 外耳道
Internal carotid artery, 颈内动脉
Internal jugular vein(bulb), 颈内动脉(球部)
Cranial nerves(Ⅸ、Ⅹ、Ⅺ), 第Ⅸ、Ⅹ及Ⅺ对脑神经
Lateral aperture of fourth ventricle, 第四脑室外侧孔
Occipital bone, 枕骨
Vermis of cerebellum, 小脑蚓部

鼻泪管, Nasolacrimal duct
颧弓, Zygomatic arch
中鼻甲, Middle nasal concha
鼻腔, Nasal cavity
翼外肌, Lateral pterygoid muscle
椎动脉, Vertebral artery
乳突小房, Mastoid cells
延髓, Medulla
小脑扁桃体, Tonsil of cerebellum
小脑半球, Cerebellar hemisphere

第Ⅸ、Ⅹ及Ⅺ对脑神经　第Ⅸ对舌咽神经,主管咽喉部黏膜的感觉,一部分唾液腺分泌和舌后三分之一的味觉,与第Ⅹ对迷走神经一起主管咽喉部肌肉的运动。第Ⅹ对迷走神经,除与第Ⅸ对舌咽神经一起主管咽喉部肌肉的运动外,还负责心脏、血管、胃肠道平滑肌的运动。第Ⅺ对副神经,主要负责转颈、耸肩等运动

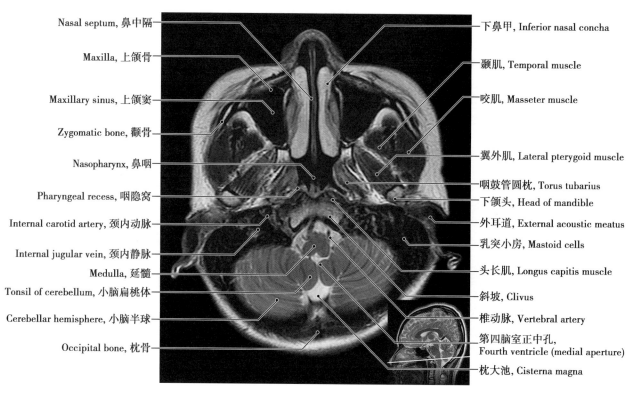

Nasal septum, 鼻中隔
Maxilla, 上颌骨
Maxillary sinus, 上颌窦
Zygomatic bone, 颧骨
Nasopharynx, 鼻咽
Pharyngeal recess, 咽隐窝
Internal carotid artery, 颈内动脉
Internal jugular vein, 颈内静脉
Medulla, 延髓
Tonsil of cerebellum, 小脑扁桃体
Cerebellar hemisphere, 小脑半球
Occipital bone, 枕骨

下鼻甲, Inferior nasal concha
颞肌, Temporal muscle
咬肌, Masseter muscle
翼外肌, Lateral pterygoid muscle
咽鼓管圆枕, Torus tubarius
下颌头, Head of mandible
外耳道, External acoustic meatus
乳突小房, Mastoid cells
头长肌, Longus capitis muscle
斜坡, Clivus
椎动脉, Vertebral artery
第四脑室正中孔,
Fourth ventricle (medial aperture)
枕大池, Cisterna magna

图 2-2-16 经枕大池轴位切面

咽鼓管圆枕 在咽鼓管咽口前、上、后方有弧形的隆起称咽鼓管圆枕。**枕大池** 又称小脑延髓池,位于颅后窝的后下部,小脑下面、延髓背侧面与枕鳞下部三者之间,向前经小脑溪通第四脑室,向前外经延髓侧面通延髓池。**斜坡** 在枕骨的内侧面,枕骨大孔向前上即为斜坡

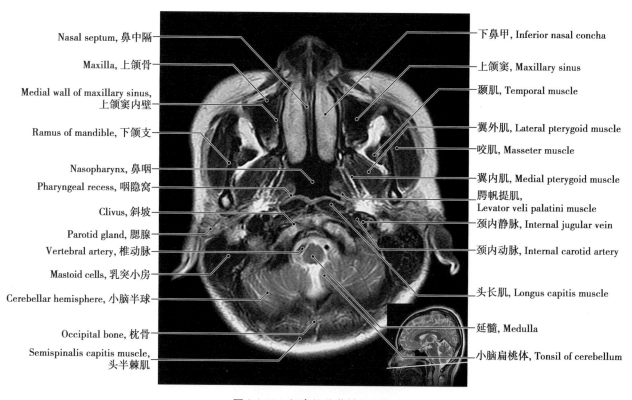

Nasal septum, 鼻中隔
Maxilla, 上颌骨
Medial wall of maxillary sinus,
上颌窦内壁
Ramus of mandible, 下颌支
Nasopharynx, 鼻咽
Pharyngeal recess, 咽隐窝
Clivus, 斜坡
Parotid gland, 腮腺
Vertebral artery, 椎动脉
Mastoid cells, 乳突小房
Cerebellar hemisphere, 小脑半球
Occipital bone, 枕骨
Semispinalis capitis muscle,
头半棘肌

下鼻甲, Inferior nasal concha
上颌窦, Maxillary sinus
颞肌, Temporal muscle
翼外肌, Lateral pterygoid muscle
咬肌, Masseter muscle
翼内肌, Medial pterygoid muscle
腭帆提肌,
Levator veli palatini muscle
颈内静脉, Internal jugular vein
颈内动脉, Internal carotid artery
头长肌, Longus capitis muscle
延髓, Medulla
小脑扁桃体, Tonsil of cerebellum

图 2-2-17 经寰枕关节轴位切面

下颌支 下颌骨体后方上耸的方形骨板,上方有两个骨性突起,在后方者称为髁状突,在前方者称为喙突(肌突),两者之间的凹缘称为下颌切迹(乙状切迹)。**延髓** 居于脑的最下部,与脊髓相连,上接脑桥;其主要功能为控制基本生命活动,如控制呼吸、心跳、消化等。延髓向下经枕骨大孔连接脊髓

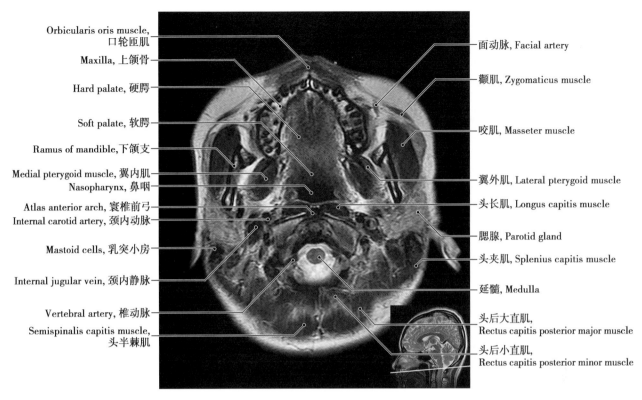

Orbicularis oris muscle, 口轮匝肌
Maxilla, 上颌骨
Hard palate, 硬腭
Soft palate, 软腭
Ramus of mandible, 下颌支
Medial pterygoid muscle, 翼内肌
Nasopharynx, 鼻咽
Atlas anterior arch, 寰椎前弓
Internal carotid artery, 颈内动脉
Mastoid cells, 乳突小房
Internal jugular vein, 颈内静脉
Vertebral artery, 椎动脉
Semispinalis capitis muscle, 头半棘肌

面动脉, Facial artery
颧肌, Zygomaticus muscle
咬肌, Masseter muscle
翼外肌, Lateral pterygoid muscle
头长肌, Longus capitis muscle
腮腺, Parotid gland
头夹肌, Splenius capitis muscle
延髓, Medulla
头后大直肌, Rectus capitis posterior major muscle
头后小直肌, Rectus capitis posterior minor muscle

图 2-2-18　经枕骨大孔轴位切面

面动脉　是颈外动脉的分支,分布于下颌下腺、面部和腭扁桃体等。面动脉在咬肌前缘绕下颌骨下缘处位置表浅,在活体可以摸到动脉搏动,面部出血时,可以在此处压迫止血。**软腭**　位于腭后 1/3,其基础是横纹肌,表面也为黏膜被覆。软腭后部向后下方下垂的部分称腭帆,其后缘游离,后缘的正中部有垂向下方的突起,称腭垂

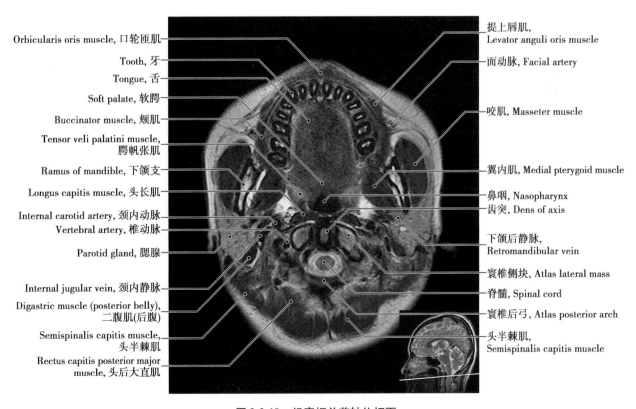

Orbicularis oris muscle, 口轮匝肌
Tooth, 牙
Tongue, 舌
Soft palate, 软腭
Buccinator muscle, 颊肌
Tensor veli palatini muscle, 腭帆张肌
Ramus of mandible, 下颌支
Longus capitis muscle, 头长肌
Internal carotid artery, 颈内动脉
Vertebral artery, 椎动脉
Parotid gland, 腮腺
Internal jugular vein, 颈内静脉
Digastric muscle (posterior belly), 二腹肌(后腹)
Semispinalis capitis muscle, 头半棘肌
Rectus capitis posterior major muscle, 头后大直肌

提上唇肌, Levator anguli oris muscle
面动脉, Facial artery
咬肌, Masseter muscle
翼内肌, Medial pterygoid muscle
鼻咽, Nasopharynx
齿突, Dens of axis
下颌后静脉, Retromandibular vein
寰椎侧块, Atlas lateral mass
脊髓, Spinal cord
寰椎后弓, Atlas posterior arch
头半棘肌, Semispinalis capitis muscle

图 2-2-19　经寰枢关节轴位切面

腮腺　最大的一对唾液腺,位于两侧面颊近耳垂处。**舌**　位于口腔底,以骨骼肌为基础,表面覆以黏膜,具有搅拌食物、协助吞咽、感受味觉和辅助发音等功能

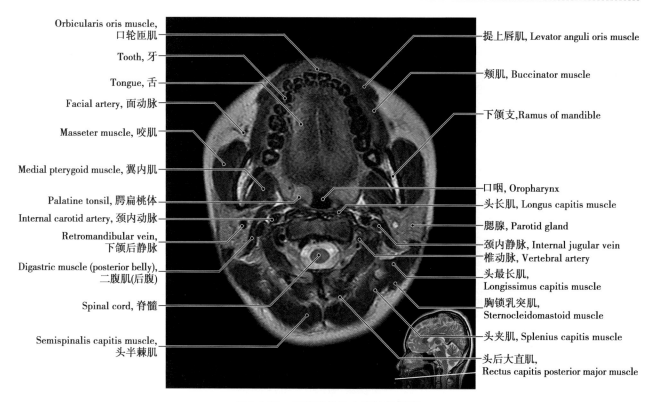

Orbicularis oris muscle, 口轮匝肌
Tooth, 牙
Tongue, 舌
Facial artery, 面动脉
Masseter muscle, 咬肌
Medial pterygoid muscle, 翼内肌
Palatine tonsil, 腭扁桃体
Internal carotid artery, 颈内动脉
Retromandibular vein, 下颌后静脉
Digastric muscle (posterior belly), 二腹肌(后腹)
Spinal cord, 脊髓
Semispinalis capitis muscle, 头半棘肌

提上唇肌, Levator anguli oris muscle
颊肌, Buccinator muscle
下颌支, Ramus of mandible
口咽, Oropharynx
头长肌, Longus capitis muscle
腮腺, Parotid gland
颈内静脉, Internal jugular vein
椎动脉, Vertebral artery
头最长肌, Longissimus capitis muscle
胸锁乳突肌, Sternocleidomastoid muscle
头夹肌, Splenius capitis muscle
头后大直肌, Rectus capitis posterior major muscle

图 2-2-20　经枢椎椎体上部轴位切面

脊髓　中枢神经系统的一部分,在椎管里面,上端连接延髓,两旁发出成对的神经,分布到四肢、体壁和内脏,其内部有一个 H 形(蝴蝶型)灰质区,主要由神经细胞构成;在灰质区周围为白质区,主要由有髓神经纤维组成。脊髓是许多简单反射的中枢

（三）T₂WI 反转序列轴位解剖图

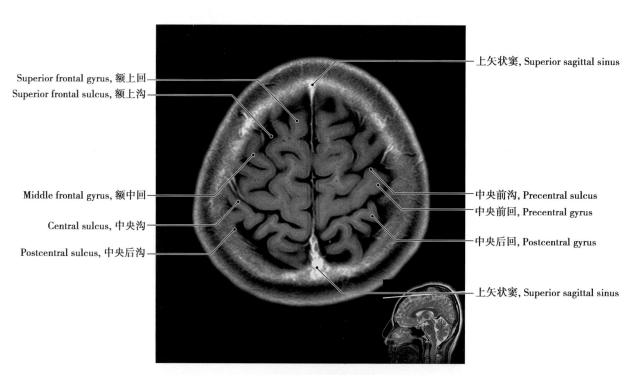

Superior frontal gyrus, 额上回
Superior frontal sulcus, 额上沟
Middle frontal gyrus, 额中回
Central sulcus, 中央沟
Postcentral sulcus, 中央后沟

上矢状窦, Superior sagittal sinus
中央前沟, Precentral sulcus
中央前回, Precentral gyrus
中央后回, Postcentral gyrus
上矢状窦, Superior sagittal sinus

图 2-3-1　经中央沟上部轴位切面

上矢状窦　为单一的硬脑膜静脉窦,位于大脑镰上缘内,前起于盲孔,后连于窦汇,收纳大脑上静脉、硬脑膜静脉和颅骨静脉的血液,注入窦汇或直接分流至左、右横窦,通过顶、枕部导血管与颅外静脉交通。此外,脑脊液经蛛网膜颗粒最后入矢状窦。　**额上回**　在中央前沟的前方有额上沟和额下沟,被两沟分隔的是额上回、额中回和额下回

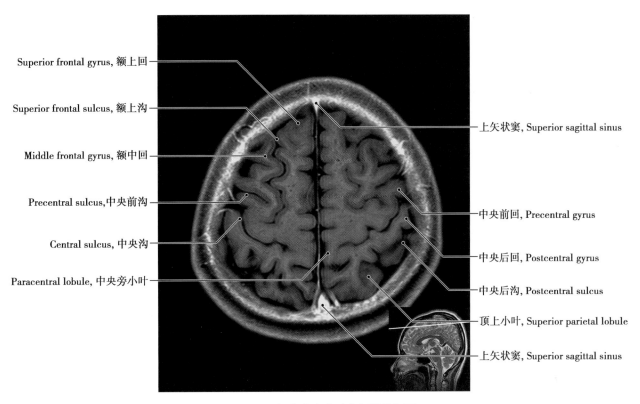

图 2-3-2   经中央旁小叶上部轴位切面

中央旁小叶   中央前、后回移行至内侧面的部分,即中央旁沟和边缘支之间,为中央旁小叶,前部为初级躯体运动区,后部为初级躯体感觉区。**顶上小叶**   位于顶叶,顶内沟的上方

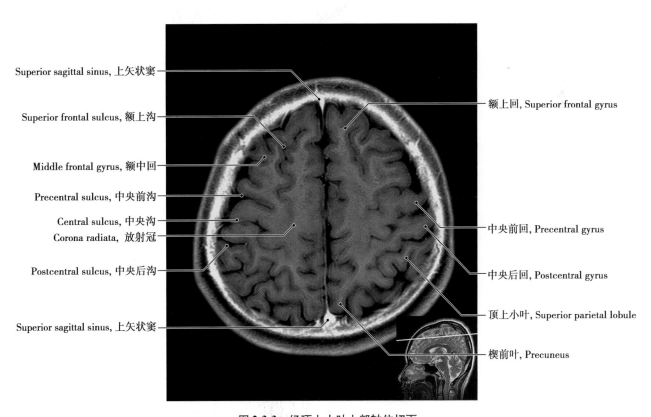

图 2-3-3   经顶上小叶上部轴位切面

中央后回   位于中央沟和中央后沟之间,是躯体的初级躯体感觉区,该区接受丘脑腹后核的纤维,精确感受对侧半身痛、温、触、压觉以及位置觉和运动觉,也发出纤维组成锥体束。中央后回受损时表现为对侧偏身感觉障碍,实体感觉丧失

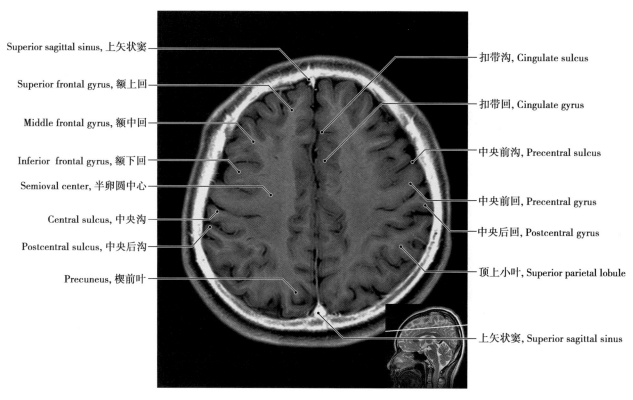

图 2-3-4　经扣带回轴位切面

扣带回　位于大脑半球内侧面,胼胝体上面,胼胝体沟与扣带沟之间,是边缘系统的重要组成部分,其前部和后部是边缘系统功能不同的两个区域。扣带回前部参与许多复杂的躯体和内脏运动功能以及痛反应;而后部与此等功能无关,是监控感觉和立体定位及记忆作用的组织

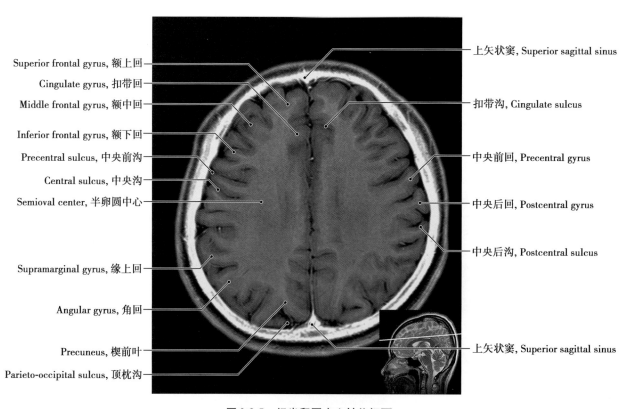

图 2-3-5　经半卵圆中心轴位切面

顶枕沟　在端脑中部横断面上,为胼胝体干或后钳后方最深的一条脑沟,自大脑半球内侧面斜向外;在正中及旁正中矢状断面上,位于半球后部自后上斜向前上的一条深沟,是顶叶与枕叶的分界线

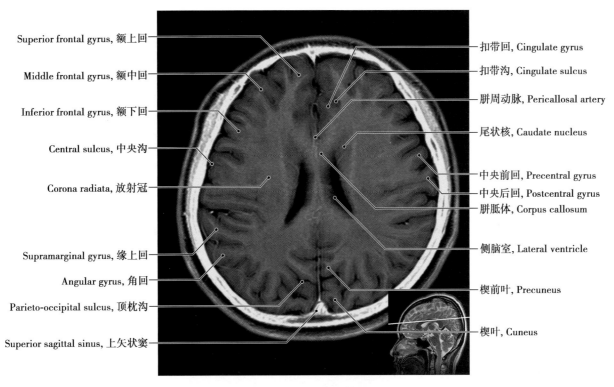

图 2-3-6　经侧脑室体部轴位切面

胼胝体　位于大脑半球纵裂底,由连接左、右球新皮质的纤维构成,由前向后分为嘴、膝、体、压部四部分。在经胼胝体的水平切面上,可见胼胝体纤维在两半球内向前、后、左、右放射,连接左右额叶、顶叶、颞叶和枕叶。主要连接运动中枢、运动性语言中枢、双侧相应视听中枢及参与共济运动,是综合和汇集双侧大脑半球认知功能的联系通道

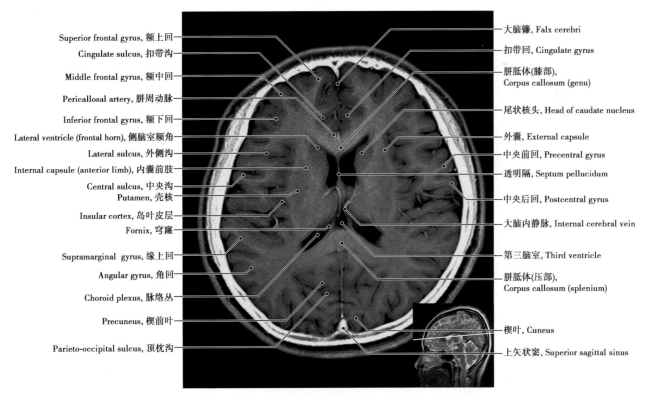

图 2-3-7　经基底节上部轴位切面

内囊　位于基底神经节与丘脑之间,在脑皮层水平切面上,为一横置的"V"形,其尖端向内侧,左右各一,分为前肢、膝部和后肢三部分。内囊是大脑皮层与脑干、脊髓联系的神经纤维通过的一个部位,通往大脑皮层的运动神经纤维和感觉神经纤维,均经内囊向上呈扇形放射状分布。当内囊损伤广泛时,可出现对侧偏身感觉丧失,对侧偏瘫和对侧偏盲的"三偏"症状

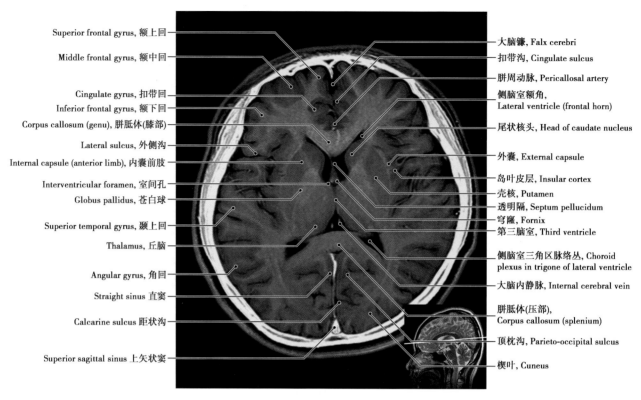

图 2-3-8　经胼胝体膝部轴位切面

直窦　是下矢状窦与大脑大静脉汇合而成,其在大脑镰与小脑幕会合区以内向后下行走,当下降行向窦汇途中接受了一些小脑蚓部及小脑半球的属支,也接受源于小脑幕本身不恒定的静脉管道。在解剖时,85% 的直窦是一条位于中线小脑幕的管道,其余 15% 中直窦是 2 条或 3 条管道。直窦在枕内隆凸处终结,变成左、右横窦

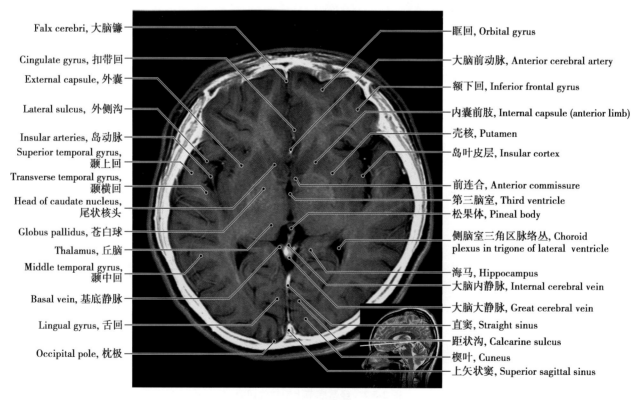

图 2-3-9　经松果体轴位切面

松果体　位于间脑脑前丘和丘脑间,为一豆状小体,其一端借细柄与第三脑室顶相连,第三脑室凸向柄内形成松果体隐窝。松果体通过分泌褪黑激素,影响和干预人类的许多神经活动,如睡眠与觉醒、情绪、智力等,还可合成多种肽类激素

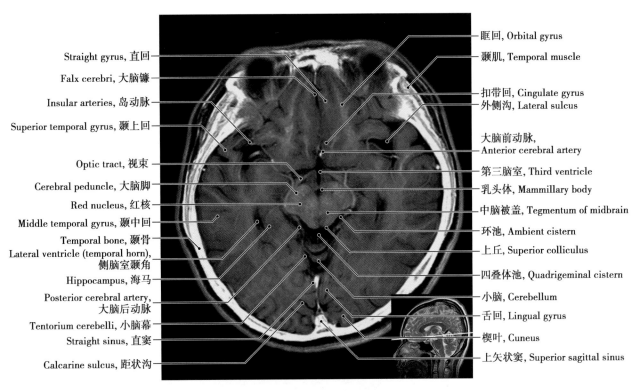

图 2-3-10　经上丘轴位切面

红核　位于中脑上丘高度的被盖中央部,黑质的背内侧,上端延伸至间脑尾部。主要接受来自对侧半小脑新皮质及小脑中央核经小脑上脚传入的纤维,其传出纤维在上丘下部平面,被盖的腹侧部交叉至对侧形成被盖腹侧交叉,然后下行组成红核脊髓束,终止于脊髓颈段的前角运动细胞,以调节屈肌的张力和协调运动

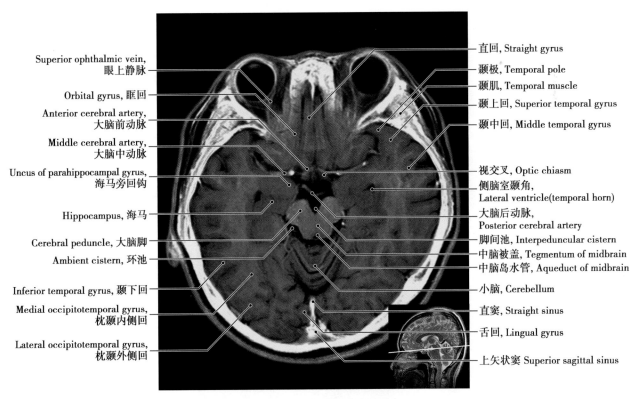

图 2-3-11　经大脑脚轴位切面

中脑被盖　大脑脚借黑质前缘分为背侧的被盖和腹侧的大脑脚底。**中脑导水管**　连接第三、第四脑室的细长管道,其前方为大脑脚,后方为四叠体,是脑室系统最狭窄的部分,容易发生梗阻。**视交叉**　由双眼视网膜鼻侧半交叉纤维和双眼视网膜颞侧半不交叉纤维所共同组成,视交叉受压迫的主要症状为视力减退、视野损害和视神经萎缩

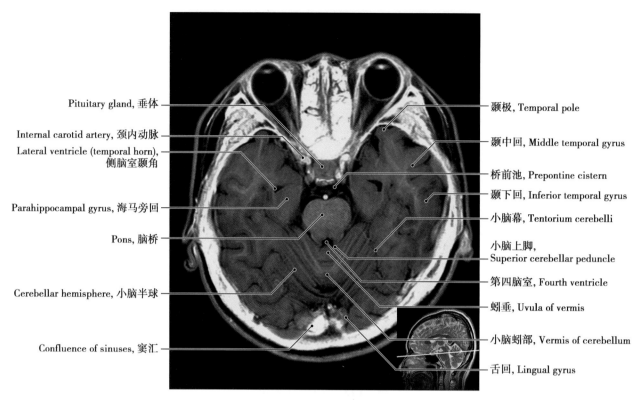

Pituitary gland, 垂体
Internal carotid artery, 颈内动脉
Lateral ventricle (temporal horn), 侧脑室颞角
Parahippocampal gyrus, 海马旁回
Pons, 脑桥
Cerebellar hemisphere, 小脑半球
Confluence of sinuses, 窦汇

颞极, Temporal pole
颞中回, Middle temporal gyrus
桥前池, Prepontine cistern
颞下回, Inferior temporal gyrus
小脑幕, Tentorium cerebelli
小脑上脚, Superior cerebellar peduncle
第四脑室, Fourth ventricle
蚓垂, Uvula of vermis
小脑蚓部, Vermis of cerebellum
舌回, Lingual gyrus

图 2-3-12　经视神经轴位切面

海马旁回　位于枕叶和颞叶下方的内侧,其前端向后弯曲,称钩。海马旁回、钩与扣带回在半球内构成穹窿状脑回,称穹窿回。**第四脑室**　位于小脑、延髓和脑桥间,上接中脑导水管,下通脊髓中央管。接受由第三脑室流来的脑脊液,并通过中孔或侧孔流向蛛网膜下腔,进入静脉系统。底部呈菱形,脑桥与延髓的神经核团多与此相毗邻

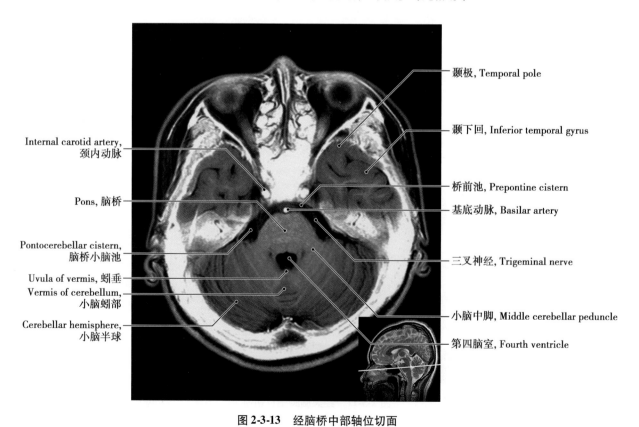

Internal carotid artery, 颈内动脉
Pons, 脑桥
Pontocerebellar cistern, 脑桥小脑池
Uvula of vermis, 蚓垂
Vermis of cerebellum, 小脑蚓部
Cerebellar hemisphere, 小脑半球

颞极, Temporal pole
颞下回, Inferior temporal gyrus
桥前池, Prepontine cistern
基底动脉, Basilar artery
三叉神经, Trigeminal nerve
小脑中脚, Middle cerebellar peduncle
第四脑室, Fourth ventricle

图 2-3-13　经脑桥中部轴位切面

蚓垂　小脑下面的小叶由后向前,于下蚓依次为蚓结节、蚓锥体、蚓垂和蚓小结

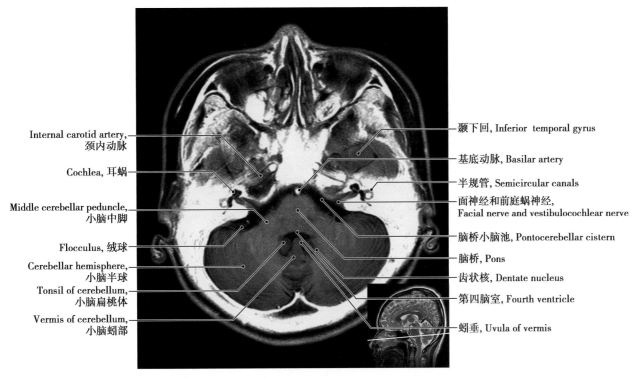

图 2-3-14　经内听道轴位切面

耳蜗　是内耳的一个解剖结构,和前庭迷路一起组成内耳骨迷路,是传导并感受声波的结构。位于骨前庭的前内侧,形似蜗牛壳,耳蜗的中轴称蜗轴,呈圆锥形,由一条骨蜗螺旋管环绕蜗轴旋转二又四分之三圈而成。**齿状核**　位于小脑白质中靠近蚓部两侧,为中央核群中最大的一个,位于最外侧,接受旧小脑来的纤维,传出纤维均经结合臂到丘脑的腹外核,再由此投射到额叶皮质

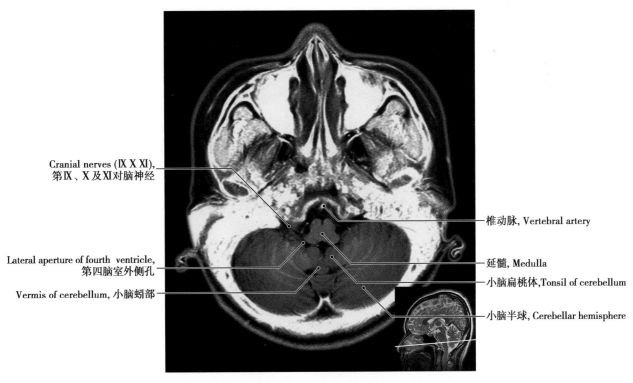

图 2-3-15　经下颌头轴位切面

第Ⅸ、Ⅹ及Ⅺ对脑神经　第Ⅸ对舌咽神经,主管咽喉部黏膜的感觉,一部分唾液腺分泌和舌后三分之一的味觉,与第Ⅹ对迷走神经一起主管咽喉部肌肉的运动。第Ⅹ对迷走神经,除与第Ⅸ对舌咽神经一起主管咽喉部肌肉的运动外,还负责心脏、血管、胃肠道平滑肌的运动。第Ⅺ对副神经,主要负责转颈、耸肩等运动

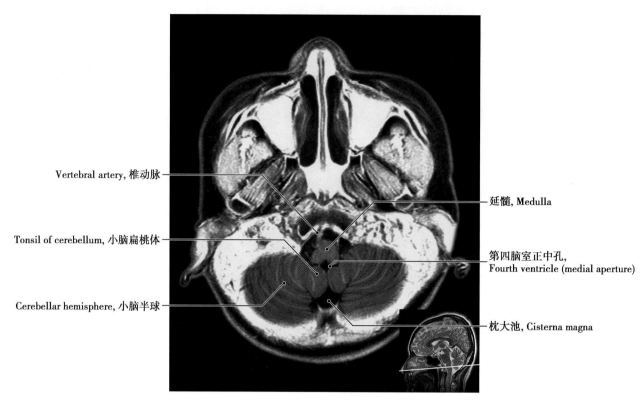

图 2-3-16　经枕大池轴位切面

椎动脉　由锁骨下动脉第一段发出,左右各一,沿前斜角肌内侧上行,穿上六位颈椎横突孔,经枕骨大孔上升到颅内后,两条椎动脉在脑桥下缘汇合在一起,形成一条粗大的基底动脉。供应外侧延髓、上部脊髓、小脑扁桃体、下部小脑半球及蚓部

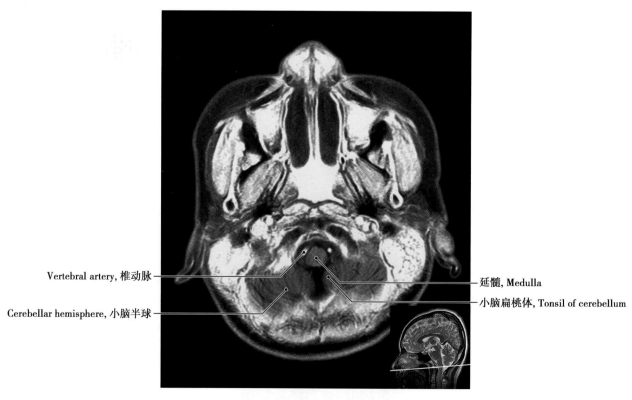

图 2-3-17　经寰枕关节轴位切面

小脑扁桃体　小脑下面靠小脑蚓两侧小脑半球的突起称小脑扁桃体

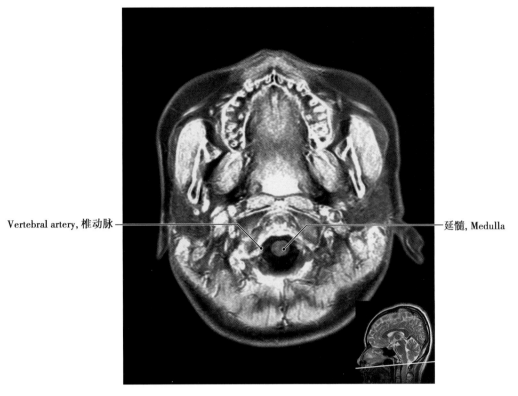

图 2-3-18　经枕骨大孔轴位切面

延髓　居于脑的最下部,与脊髓相连,上接脑桥,其主要功能为控制基本生命活动,如控制呼吸、心跳、消化等。延髓向下经枕骨大孔连接脊髓

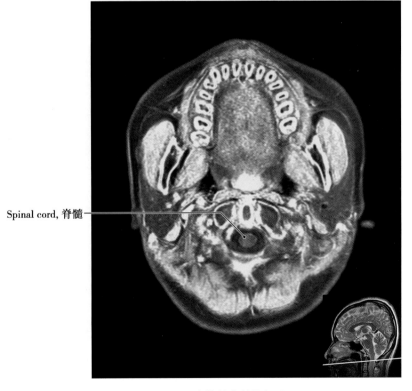

图 2-3-19　经寰椎关节轴位切面

脊髓　中枢神经系统的一部分,在椎管里面,上端连接延髓,两旁发出成对的神经,分布到四肢、体壁和内脏,其内部有一个 H 形(蝴蝶型)灰质区,主要由神经细胞构成;在灰质区周围为白质区,主要由有髓神经纤维组成。脊髓是许多简单反射的中枢

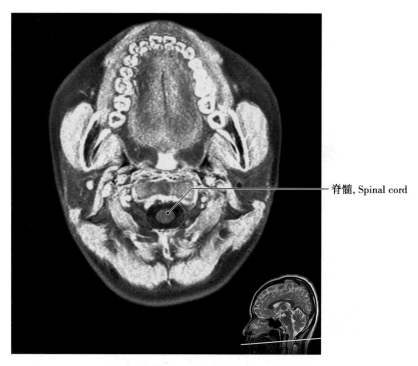

脊髓, Spinal cord

图 2-3-20 经枢椎椎体上部轴位切面

脊髓 中枢神经系统的一部分,在椎管里面,上端连接延髓,两旁发出成对的神经,分布到四肢、体壁和内脏,其内部有一个 H 形(蝴蝶型)灰质区,主要由神经细胞构成;在灰质区周围为白质区,主要由有髓神经纤维组成。脊髓是许多简单反射的中枢

(四) T₁WI 矢状位解剖图

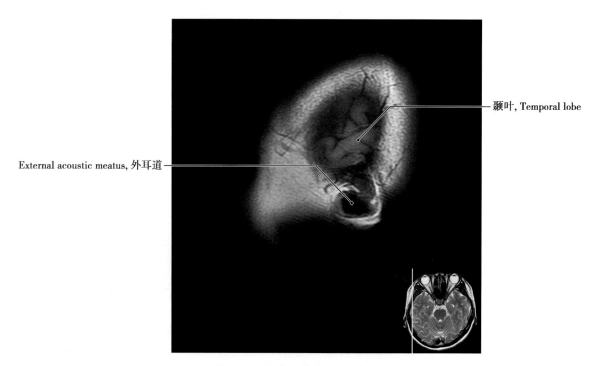

颞叶, Temporal lobe

External acoustic meatus, 外耳道

图 2-4-1 经右侧外耳门矢状切面

颞叶 位于外侧裂之下,中颅窝和小脑幕之上。颞上、中、下沟将颞叶分为颞上回、颞中回、颞下回,颞上回的尾端斜行卷入外侧裂为颞横回,颞下沟与侧副裂之间为梭状回,侧副裂与海马裂之间为海马回,海马回钩位于小脑幕之上,靠近小脑幕切迹的边缘

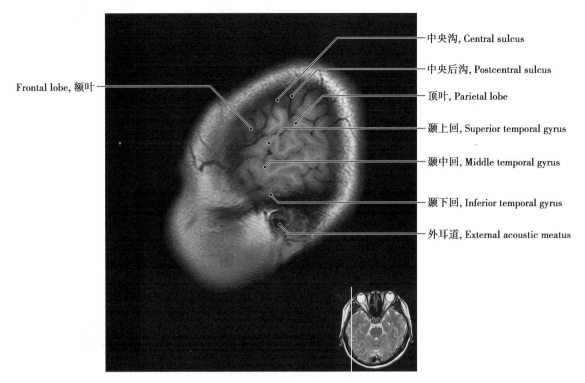

图 2-4-2　经右侧外耳道矢状切面（一）

额叶　大脑发育中最高级的部分,包括初级运动区、前运动区和前额叶。在中央沟和中央前沟之间为中央前回,在其前方有额上沟和额下沟,被两沟分隔的是额上回、额中回和额下回。额下回的后部有外侧裂的升支和水平分支,分为眶部、三角部和盖部。额叶前端为额极。额叶底面有眶沟界出的直回和眶回,其最内方的深沟为嗅束沟,容纳嗅束和嗅球

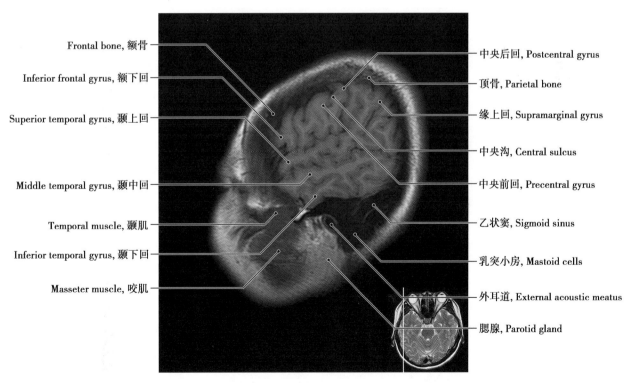

图 2-4-3　经右侧外耳道矢状切面（二）

乙状窦　是两侧横窦前下方的延续,横窦离开小脑幕边缘以柔和的"S"形曲线形成乙状窦流入颈静脉球,乙状窦最后变成双侧颈内静脉而终止。常见的是乙状窦与椎静脉丛、枕下肌静脉、头皮静脉和髁导静脉之间有许多吻合支。**腮腺**　最大的一对唾液腺,位于两侧面颊近耳垂处

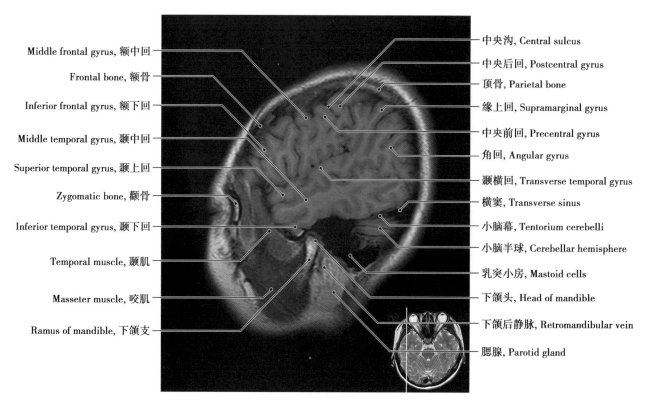

Middle frontal gyrus, 额中回
Frontal bone, 额骨
Inferior frontal gyrus, 额下回
Middle temporal gyrus, 颞中回
Superior temporal gyrus, 颞上回
Zygomatic bone, 颧骨
Inferior temporal gyrus, 颞下回
Temporal muscle, 颞肌
Masseter muscle, 咬肌
Ramus of mandible, 下颌支

中央沟, Central sulcus
中央后回, Postcentral gyrus
顶骨, Parietal bone
缘上回, Supramarginal gyrus
中央前回, Precentral gyrus
角回, Angular gyrus
颞横回, Transverse temporal gyrus
横窦, Transverse sinus
小脑幕, Tentorium cerebelli
小脑半球, Cerebellar hemisphere
乳突小房, Mastoid cells
下颌头, Head of mandible
下颌后静脉, Retromandibular vein
腮腺, Parotid gland

图 2-4-4　经右侧下颌头矢状切面

颞上回　颞上沟与大脑外侧沟之间为颞上回。**颞中回**　颞上沟与颞下沟之间为颞中回。**颞下回**　颞下沟之下是颞下回。**颞横回**　在大脑外侧沟内,颞上回上面的后部,有几个横行的脑回,称颞横回。**横窦**　硬脑膜窦,位于枕骨内面的横窦沟内,向外、向前行至岩枕裂处急转向下而延续为乙状窦

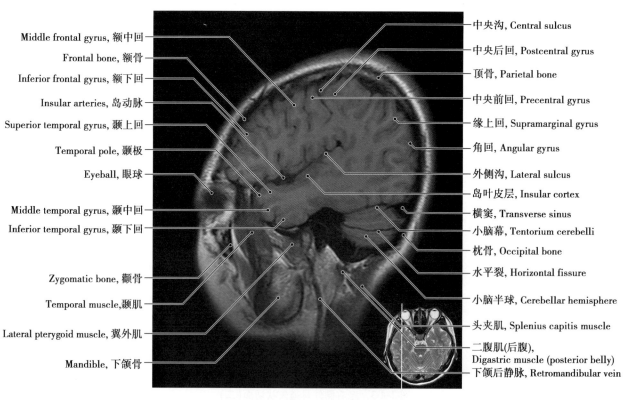

Middle frontal gyrus, 额中回
Frontal bone, 额骨
Inferior frontal gyrus, 额下回
Insular arteries, 岛动脉
Superior temporal gyrus, 颞上回
Temporal pole, 颞极
Eyeball, 眼球
Middle temporal gyrus, 颞中回
Inferior temporal gyrus, 颞下回
Zygomatic bone, 颧骨
Temporal muscle, 颞肌
Lateral pterygoid muscle, 翼外肌
Mandible, 下颌骨

中央沟, Central sulcus
中央后回, Postcentral gyrus
顶骨, Parietal bone
中央前回, Precentral gyrus
缘上回, Supramarginal gyrus
角回, Angular gyrus
外侧沟, Lateral sulcus
岛叶皮层, Insular cortex
横窦, Transverse sinus
小脑幕, Tentorium cerebelli
枕骨, Occipital bone
水平裂, Horizontal fissure
小脑半球, Cerebellar hemisphere
头夹肌, Splenius capitis muscle
二腹肌(后腹),
Digastric muscle (posterior belly)
下颌后静脉, Retromandibular vein

图 2-4-5　经右侧下颌头内侧矢状切面

水平裂　小脑表面有许多大致互相平行的脑沟,其中最显著的是水平裂,始自小脑中脚,以水平方向绕小脑半球的外侧缘和后缘,此裂为小脑上部和下部的界限。**下颌后静脉**　由颞浅静脉和上颌静脉在腮腺内汇合而成

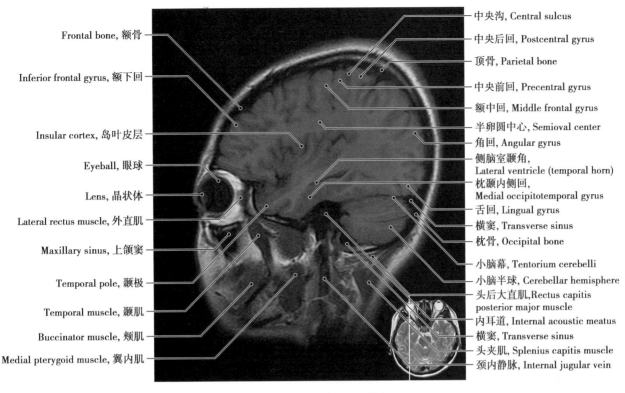

Frontal bone, 额骨
Inferior frontal gyrus, 额下回
Insular cortex, 岛叶皮层
Eyeball, 眼球
Lens, 晶状体
Lateral rectus muscle, 外直肌
Maxillary sinus, 上颌窦
Temporal pole, 颞极
Temporal muscle, 颞肌
Buccinator muscle, 颊肌
Medial pterygoid muscle, 翼内肌

中央沟, Central sulcus
中央后回, Postcentral gyrus
顶骨, Parietal bone
中央前回, Precentral gyrus
额中回, Middle frontal gyrus
半卵圆中心, Semioval center
角回, Angular gyrus
侧脑室颞角, Lateral ventricle (temporal horn)
枕颞内侧回, Medial occipitotemporal gyrus
舌回, Lingual gyrus
横窦, Transverse sinus
枕骨, Occipital bone
小脑幕, Tentorium cerebelli
小脑半球, Cerebellar hemisphere
头后大直肌, Rectus capitis posterior major muscle
内耳道, Internal acoustic meatus
横窦, Transverse sinus
头夹肌, Splenius capitis muscle
颈内静脉, Internal jugular vein

图 2-4-6　经右侧岛叶皮层矢状切面

横窦　位于枕骨内面的横窦沟内,向外、向前行至岩枕裂处急转向下而延续为乙状窦。**晶状体**　位于玻璃体前侧,周围接睫状体,呈双凸透镜状。晶状体为一个双凸面透明组织,被悬韧带固定悬挂在虹膜之后、玻璃体之前。晶状体是眼球屈光系统的重要组成部分,也是唯一具有调节能力的屈光间质

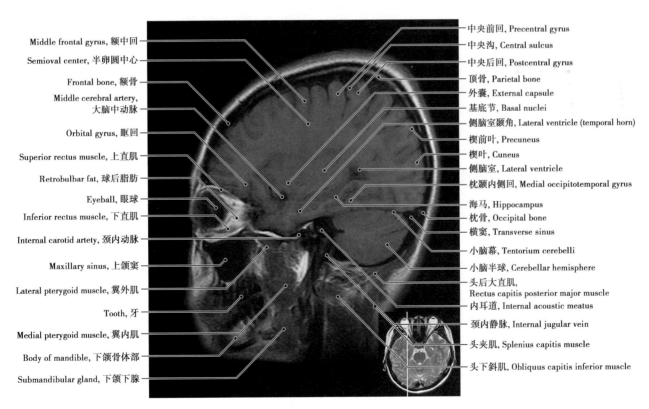

Middle frontal gyrus, 额中回
Semioval center, 半卵圆中心
Frontal bone, 额骨
Middle cerebral artery, 大脑中动脉
Orbital gyrus, 眶回
Superior rectus muscle, 上直肌
Retrobulbar fat, 球后脂肪
Eyeball, 眼球
Inferior rectus muscle, 下直肌
Internal carotid artety, 颈内动脉
Maxillary sinus, 上颌窦
Lateral pterygoid muscle, 翼外肌
Tooth, 牙
Medial pterygoid muscle, 翼内肌
Body of mandible, 下颌骨体部
Submandibular gland, 下颌下腺

中央前回, Precentral gyrus
中央沟, Central sulcus
中央后回, Postcentral gyrus
顶骨, Parietal bone
外囊, External capsule
基底节, Basal nuclei
侧脑室颞角, Lateral ventricle (temporal horn)
楔前叶, Precuneus
楔叶, Cuneus
侧脑室, Lateral ventricle
枕颞内侧回, Medial occipitotemporal gyrus
海马, Hippocampus
枕骨, Occipital bone
横窦, Transverse sinus
小脑幕, Tentorium cerebelli
小脑半球, Cerebellar hemisphere
头后大直肌, Rectus capitis posterior major muscle
内耳道, Internal acoustic meatus
颈内静脉, Internal jugular vein
头夹肌, Splenius capitis muscle
头下斜肌, Obliquus capitis inferior muscle

图 2-4-7　经右侧海马矢状切面

下颌下腺　位于下颌骨下缘及二腹肌前、后腹所围成的下颌下三角内,被颈深筋膜的浅层包绕。其导管自腺内侧面发出,沿口底黏膜深面前行,开口于舌下阜。**基底节**　包括尾状核、豆状核、屏状核以及杏仁复合体,是组成锥体外系的主要结构。**海马**　组成大脑边缘系统的一部分,担当着关于记忆以及空间定位的作用

55

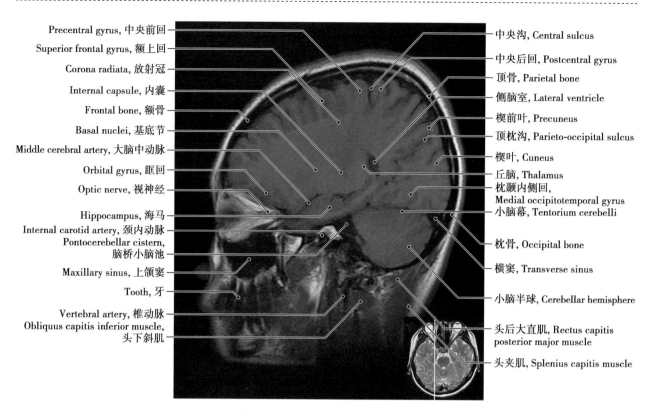

Precentral gyrus, 中央前回
Superior frontal gyrus, 额上回
Corona radiata, 放射冠
Internal capsule, 内囊
Frontal bone, 额骨
Basal nuclei, 基底节
Middle cerebral artery, 大脑中动脉
Orbital gyrus, 眶回
Optic nerve, 视神经
Hippocampus, 海马
Internal carotid artery, 颈内动脉
Pontocerebellar cistern, 脑桥小脑池
Maxillary sinus, 上颌窦
Tooth, 牙
Vertebral artery, 椎动脉
Obliquus capitis inferior muscle, 头下斜肌

中央沟, Central sulcus
中央后回, Postcentral gyrus
顶骨, Parietal bone
侧脑室, Lateral ventricle
楔前叶, Precuneus
顶枕沟, Parieto-occipital sulcus
楔叶, Cuneus
丘脑, Thalamus
枕颞内侧回, Medial occipitotemporal gyrus
小脑幕, Tentorium cerebelli
枕骨, Occipital bone
横窦, Transverse sinus
小脑半球, Cerebellar hemisphere
头后大直肌, Rectus capitis posterior major muscle
头夹肌, Splenius capitis muscle

图 2-4-8　经右侧视神经矢状切面

侧脑室　包括额角、体部、颞角、枕角,额角和体部的内侧壁为透明隔,胼胝体下方和膝部为侧脑室前角的顶部和侧壁,室间孔为前角的后界,侧壁是尾状核头的中间区。**脑桥小脑池**　位于脑桥小脑角,左右成对

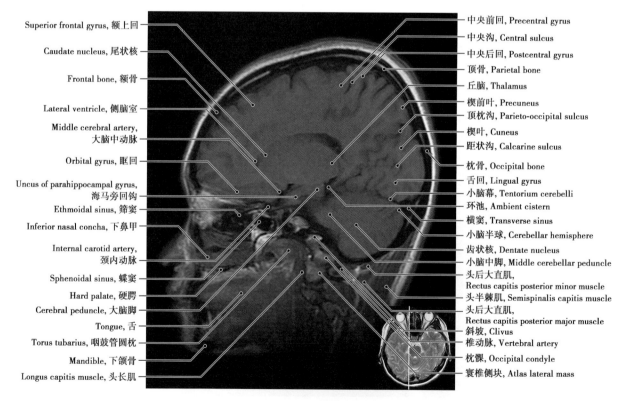

Superior frontal gyrus, 额上回
Caudate nucleus, 尾状核
Frontal bone, 额骨
Lateral ventricle, 侧脑室
Middle cerebral artery, 大脑中动脉
Orbital gyrus, 眶回
Uncus of parahippocampal gyrus, 海马旁回钩
Ethmoidal sinus, 筛窦
Inferior nasal concha, 下鼻甲
Internal carotid artery, 颈内动脉
Sphenoidal sinus, 蝶窦
Hard palate, 硬腭
Cerebral peduncle, 大脑脚
Tongue, 舌
Torus tubarius, 咽鼓管圆枕
Mandible, 下颌骨
Longus capitis muscle, 头长肌

中央前回, Precentral gyrus
中央沟, Central sulcus
中央后回, Postcentral gyrus
顶骨, Parietal bone
丘脑, Thalamus
楔前叶, Precuneus
顶枕沟, Parieto-occipital sulcus
楔叶, Cuneus
距状沟, Calcarine sulcus
枕骨, Occipital bone
舌回, Lingual gyrus
小脑幕, Tentorium cerebelli
环池, Ambient cistern
横窦, Transverse sinus
小脑半球, Cerebellar hemisphere
齿状核, Dentate nucleus
小脑中脚, Middle cerebellar peduncle
头后大直肌, Rectus capitis posterior minor muscle
头半棘肌, Semispinalis capitis muscle
头后大直肌, Rectus capitis posterior major muscle
斜坡, Clivus
椎动脉, Vertebral artery
枕髁, Occipital condyle
寰椎侧块, Atlas lateral mass

图 2-4-9　经右侧脑室体部矢状切面

咽鼓管圆枕　在咽鼓管咽口前、上、后方有弧形的隆起称咽鼓管圆枕。**顶枕沟**　在端脑中部横断面上,为胼胝体干或后钳后方最深的一条脑沟,自大脑半球内侧面斜向外;在正中及旁正中矢状断面上,位于半球后部自后上斜向前上的一条深沟,是顶叶与枕叶的分界线

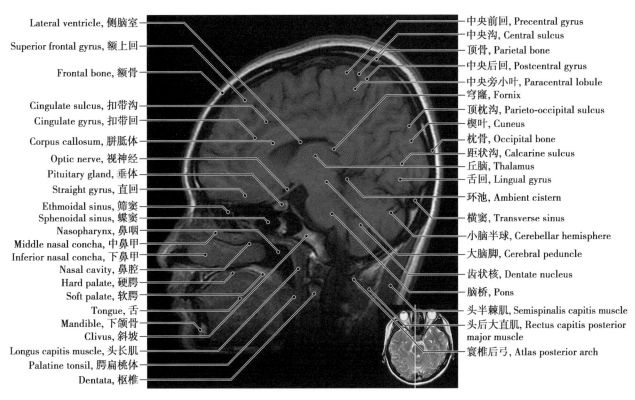

Lateral ventricle, 侧脑室
Superior frontal gyrus, 额上回
Frontal bone, 额骨
Cingulate sulcus, 扣带沟
Cingulate gyrus, 扣带回
Corpus callosum, 胼胝体
Optic nerve, 视神经
Pituitary gland, 垂体
Straight gyrus, 直回
Ethmoidal sinus, 筛窦
Sphenoidal sinus, 蝶窦
Nasopharynx, 鼻咽
Middle nasal concha, 中鼻甲
Inferior nasal concha, 下鼻甲
Nasal cavity, 鼻腔
Hard palate, 硬腭
Soft palate, 软腭
Tongue, 舌
Mandible, 下颌骨
Clivus, 斜坡
Longus capitis muscle, 头长肌
Palatine tonsil, 腭扁桃体
Dentata, 枢椎

中央前回, Precentral gyrus
中央沟, Central sulcus
顶骨, Parietal bone
中央后回, Postcentral gyrus
中央旁小叶, Paracentral lobule
穹窿, Fornix
顶枕沟, Parieto-occipital sulcus
楔叶, Cuneus
枕骨, Occipital bone
距状沟, Calcarine sulcus
丘脑, Thalamus
舌回, Lingual gyrus
环池, Ambient cistern
横窦, Transverse sinus
小脑半球, Cerebellar hemisphere
大脑脚, Cerebral peduncle
齿状核, Dentate nucleus
脑桥, Pons
头半棘肌, Semispinalis capitis muscle
头后大直肌, Rectus capitis posterior major muscle
寰椎后弓, Atlas posterior arch

图 2-4-10 经右侧大脑脚矢状切面

视神经 由特殊躯体感觉纤维组成,传导视觉冲动。由视网膜节细胞的轴突在视神经盘处会聚,再穿过巩膜而构成视神经。视神经在眶内行向后内,穿视神经管入颅窝,连于视交叉,再经视束连于间脑。由于视神经是胚胎发生时间脑向外突出形成视器过程中的一部分,故视神经外面包有由三层脑膜延续而来的三层被膜,蛛网膜下腔也随之延续到视神经周围

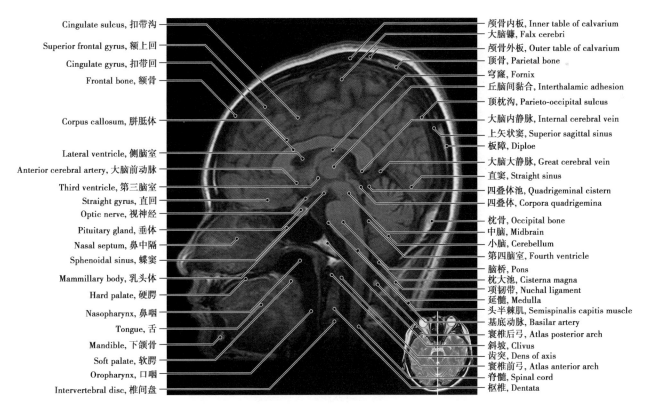

Cingulate sulcus, 扣带沟
Superior frontal gyrus, 额上回
Cingulate gyrus, 扣带回
Frontal bone, 额骨
Corpus callosum, 胼胝体
Lateral ventricle, 侧脑室
Anterior cerebral artery, 大脑前动脉
Third ventricle, 第三脑室
Straight gyrus, 直回
Optic nerve, 视神经
Pituitary gland, 垂体
Nasal septum, 鼻中隔
Sphenoidal sinus, 蝶窦
Mammillary body, 乳头体
Hard palate, 硬腭
Nasopharynx, 鼻咽
Tongue, 舌
Mandible, 下颌骨
Soft palate, 软腭
Oropharynx, 口咽
Intervertebral disc, 椎间盘

颅骨内板, Inner table of calvarium
大脑镰, Falx cerebri
颅骨外板, Outer table of calvarium
顶骨, Parietal bone
穹窿, Fornix
丘脑间黏合, Interthalamic adhesion
顶枕沟, Parieto-occipital sulcus
大脑内静脉, Internal cerebral vein
上矢状窦, Superior sagittal sinus
板障, Diploe
大脑大静脉, Great cerebral vein
直窦, Straight sinus
四叠体池, Quadrigeminal cistern
四叠体, Corpora quadrigemina
枕骨, Occipital bone
中脑, Midbrain
小脑, Cerebellum
第四脑室, Fourth ventricle
脑桥, Pons
枕大池, Cisterna magna
项韧带, Nuchal ligament
延髓, Medulla
头半棘肌, Semispinalis capitis muscle
基底动脉, Basilar artery
寰椎后弓, Atlas posterior arch
斜坡, Clivus
齿突, Dens of axis
寰椎前弓, Atlas anterior arch
脊髓, Spinal cord
枢椎, Dentata

图 2-4-11 经正中矢状切面

四叠体 又称顶盖,中脑背部的四个圆形突起,由两对小圆丘组成,是视觉和听觉反射运动低级中枢。**第四脑室** 位于小脑、延髓和脑桥之间,上接中脑导水管,下通脊髓中央管。接受由第三脑室通过中脑导水管流来的脑脊液,并通过中孔或侧孔流向蛛网膜下腔,再通过蛛网膜颗粒进入静脉系统

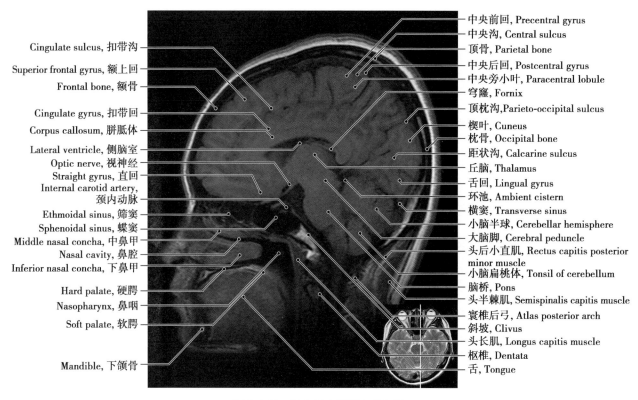

左侧标注（自上而下）:
Cingulate sulcus, 扣带沟
Superior frontal gyrus, 额上回
Frontal bone, 额骨
Cingulate gyrus, 扣带回
Corpus callosum, 胼胝体
Lateral ventricle, 侧脑室
Optic nerve, 视神经
Straight gyrus, 直回
Internal carotid artery, 颈内动脉
Ethmoidal sinus, 筛窦
Sphenoidal sinus, 蝶窦
Middle nasal concha, 中鼻甲
Nasal cavity, 鼻腔
Inferior nasal concha, 下鼻甲
Hard palate, 硬腭
Nasopharynx, 鼻咽
Soft palate, 软腭
Mandible, 下颌骨

右侧标注（自上而下）:
中央前回, Precentral gyrus
中央沟, Central sulcus
顶骨, Parietal bone
中央后回, Postcentral gyrus
中央旁小叶, Paracentral lobule
穹窿, Fornix
顶枕沟, Parieto-occipital sulcus
楔叶, Cuneus
枕骨, Occipital bone
距状沟, Calcarine sulcus
丘脑, Thalamus
舌回, Lingual gyrus
环池, Ambient cistern
横窦, Transverse sinus
小脑半球, Cerebellar hemisphere
大脑脚, Cerebral peduncle
头后小直肌, Rectus capitis posterior minor muscle
小脑扁桃体, Tonsil of cerebellum
脑桥, Pons
头半棘肌, Semispinalis capitis muscle
寰椎后弓, Atlas posterior arch
斜坡, Clivus
头长肌, Longus capitis muscle
枢椎, Dentata
舌, Tongue

图 2-4-12　经左侧大脑脚矢状切面

小脑扁桃体　小脑下面靠小脑蚓两侧小脑半球的突起称小脑扁桃体。**丘脑**　为间脑最大的卵圆形灰质核团,位于第三脑室两侧,左、右丘脑借灰质团块(称中间块)相连,其被"Y"形内髓板分成前、内侧和外侧三大核群。受损时,对侧偏身感觉减退,对侧动作性(意向性)震颤或偏身共济失调伴舞蹈徐动症,情绪不稳等

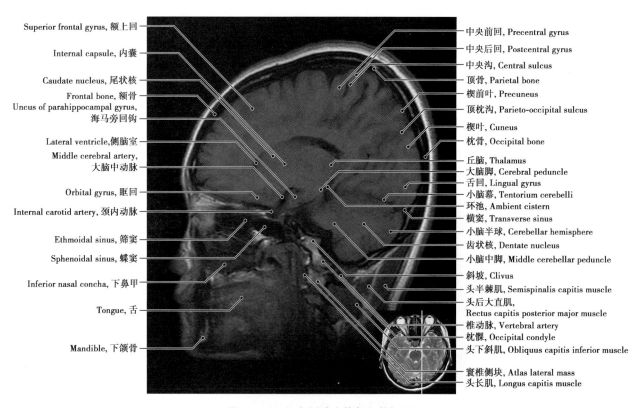

左侧标注（自上而下）:
Superior frontal gyrus, 额上回
Internal capsule, 内囊
Caudate nucleus, 尾状核
Frontal bone, 额骨
Uncus of parahippocampal gyrus, 海马旁回钩
Lateral ventricle, 侧脑室
Middle cerebral artery, 大脑中动脉
Orbital gyrus, 眶回
Internal carotid artery, 颈内动脉
Ethmoidal sinus, 筛窦
Sphenoidal sinus, 蝶窦
Inferior nasal concha, 下鼻甲
Tongue, 舌
Mandible, 下颌骨

右侧标注（自上而下）:
中央前回, Precentral gyrus
中央后回, Postcentral gyrus
中央沟, Central sulcus
顶骨, Parietal bone
楔前叶, Precuneus
顶枕沟, Parieto-occipital sulcus
楔叶, Cuneus
枕骨, Occipital bone
丘脑, Thalamus
大脑脚, Cerebral peduncle
舌回, Lingual gyrus
小脑幕, Tentorium cerebelli
环池, Ambient cistern
横窦, Transverse sinus
小脑半球, Cerebellar hemisphere
齿状核, Dentate nucleus
小脑中脚, Middle cerebellar peduncle
斜坡, Clivus
头半棘肌, Semispinalis capitis muscle
头后大直肌, Rectus capitis posterior major muscle
椎动脉, Vertebral artery
枕髁, Occipital condyle
头下斜肌, Obliquus capitis inferior muscle
寰椎侧块, Atlas lateral mass
头长肌, Longus capitis muscle

图 2-4-13　经左侧脑室体部矢状切面

筛窦　是筛骨迷路内蜂窝状小房的总称,分为前、中、后筛窦。前、中筛窦开口于中鼻道,后筛窦开口于上鼻道。**蝶窦**　位于蝶骨体内,中间以薄骨板分隔成左、右两腔,分别向前开口于蝶筛隐窝。蝶窦上壁与垂体和视交叉等相邻

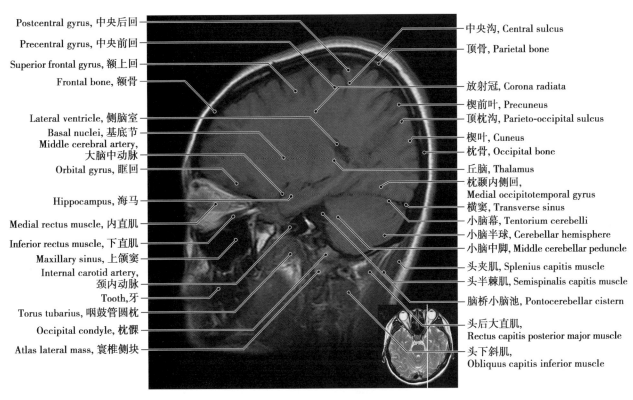

图 2-4-14　经左侧视神经矢状切面

上颌窦　上颌骨体内的锥形空腔,位于上颌骨体内,窦壁为骨质,窦壁覆黏膜,向内侧开口于中鼻道,由于窦口高于窦底部,故在直立位时若有炎性物不易自然流出。**海马**　是组成大脑边缘系统的一部分,担当着关于记忆以及空间定位的作用。

脑桥小脑池　位于脑桥小脑角,左右成对

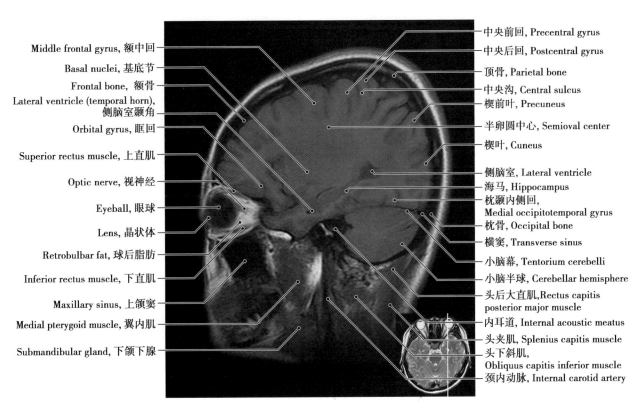

图 2-4-15　经左侧海马矢状切面

小脑幕　由硬脑膜形成,呈帐篷状架于颅后窝上方,分隔端脑与小脑的结缔组织,其后外侧部附着于枕骨横窦沟和颞骨岩部上缘,前内侧缘游离形成幕切迹。小脑幕将颅腔不完全地分割成上、下两部。**眶回**　额叶底面有嗅沟界出的直回和眶回,眶回位于外侧

59

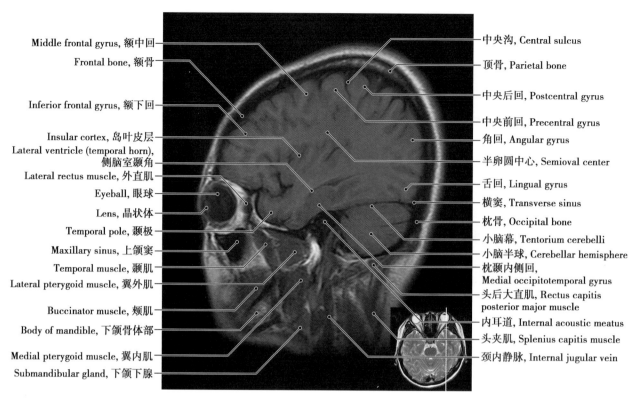

Middle frontal gyrus, 额中回
Frontal bone, 额骨
Inferior frontal gyrus, 额下回
Insular cortex, 岛叶皮层
Lateral ventricle (temporal horn), 侧脑室颞角
Lateral rectus muscle, 外直肌
Eyeball, 眼球
Lens, 晶状体
Temporal pole, 颞极
Maxillary sinus, 上颌窦
Temporal muscle, 颞肌
Lateral pterygoid muscle, 翼外肌
Buccinator muscle, 颊肌
Body of mandible, 下颌骨体部
Medial pterygoid muscle, 翼内肌
Submandibular gland, 下颌下腺

中央沟, Central sulcus
顶骨, Parietal bone
中央后回, Postcentral gyrus
中央前回, Precentral gyrus
角回, Angular gyrus
半卵圆中心, Semioval center
舌回, Lingual gyrus
横窦, Transverse sinus
枕骨, Occipital bone
小脑幕, Tentorium cerebelli
小脑半球, Cerebellar hemisphere
枕颞内侧回, Medial occipitotemporal gyrus
头后大直肌, Rectus capitis posterior major muscle
内耳道, Internal acoustic meatus
头夹肌, Splenius capitis muscle
颈内静脉, Internal jugular vein

图 2-4-16 经左侧岛叶皮层矢状切面

内耳道 从内耳门开始,终于内耳道底,前庭蜗神经和面神经由此通过。**半卵圆中心** 为大脑半球中心呈半卵圆形的白质区,主要由胼胝体的辐射纤维以及经内囊的投射纤维等组成。在半球上部横切面上是半卵圆形,故有此名

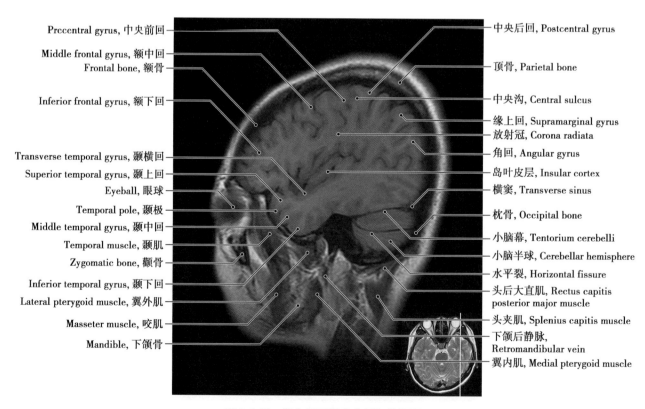

Precentral gyrus, 中央前回
Middle frontal gyrus, 额中回
Frontal bone, 额骨
Inferior frontal gyrus, 额下回
Transverse temporal gyrus, 颞横回
Superior temporal gyrus, 颞上回
Eyeball, 眼球
Temporal pole, 颞极
Middle temporal gyrus, 颞中回
Temporal muscle, 颞肌
Zygomatic bone, 颧骨
Inferior temporal gyrus, 颞下回
Lateral pterygoid muscle, 翼外肌
Masseter muscle, 咬肌
Mandible, 下颌骨

中央后回, Postcentral gyrus
顶骨, Parietal bone
中央沟, Central sulcus
缘上回, Supramarginal gyrus
放射冠, Corona radiata
角回, Angular gyrus
岛叶皮层, Insular cortex
横窦, Transverse sinus
枕骨, Occipital bone
小脑幕, Tentorium cerebelli
小脑半球, Cerebellar hemisphere
水平裂, Horizontal fissure
头后大直肌, Rectus capitis posterior major muscle
头夹肌, Splenius capitis muscle
下颌后静脉, Retromandibular vein
翼内肌, Medial pterygoid muscle

图 2-4-17 经左侧下颌头内侧矢状切面

水平裂 小脑表面有许多大致互相平行的脑沟,其中最显著的是水平裂,始自小脑中脚,以水平方向绕小脑半球的外侧缘和后缘,此裂为小脑上部和下部的界限。**颞横回** 在大脑外侧沟内,颞上回上面的后部,有几个横行的脑回,称颞横回

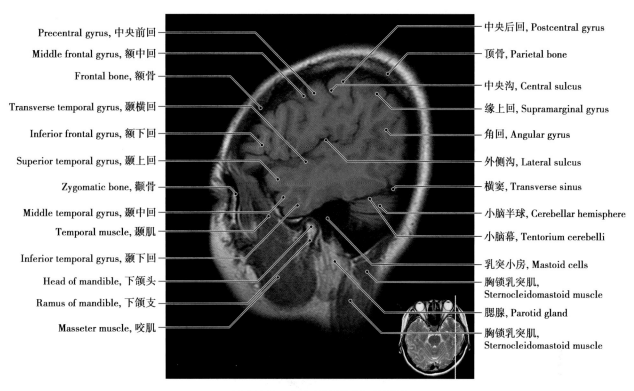

图 2-4-18　经左侧下颌头矢状切面

下颌下腺　位于下颌骨下缘及二腹肌前、后腹所围成的下颌下三角内,被颈深筋膜的浅层包绕。其导管自腺内侧面发出,沿口底黏膜深面前行,开口于舌下阜。**胸锁乳突肌**　起于胸骨柄前面和锁骨的胸骨端,止于颞骨的乳突,由副神经支配

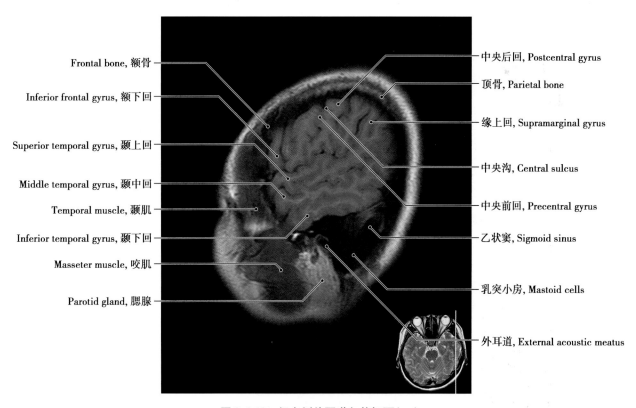

图 2-4-19　经左侧外耳道矢状切面(一)

腮腺　最大的一对唾液腺,位于两侧面颊近耳垂处。**缘上回和角回**　顶下小叶可分为两个脑回,以及缘上回和角回。缘上回是围绕大脑外侧沟末端的部分,角回是围绕颞上沟后端的部分。**乳突小房**　乳突含有许多大小不等的气房,称乳突小房,各气房彼此相通,与鼓室之间的鼓窦相通

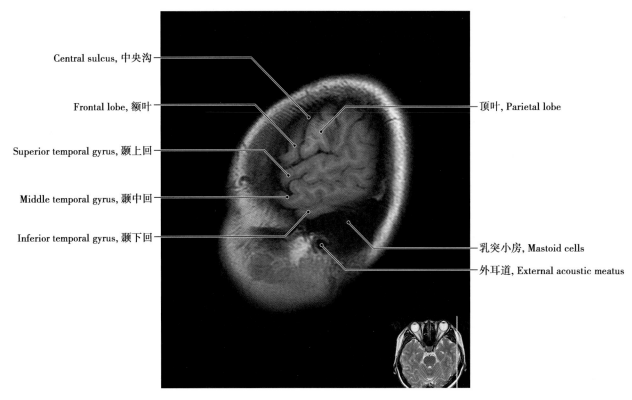

Central sulcus, 中央沟

Frontal lobe, 额叶

Superior temporal gyrus, 颞上回

Middle temporal gyrus, 颞中回

Inferior temporal gyrus, 颞下回

顶叶, Parietal lobe

乳突小房, Mastoid cells

外耳道, External acoustic meatus

图 2-4-20　经左侧外耳道矢状切面(二)

顶叶　位于中央沟之后,顶枕裂于枕前切迹连线之前。在中央沟和中央后沟之间为中央后回。横行的顶间沟将顶叶余部分为顶上小叶和顶下小叶。顶下小叶又包括缘上回和角回。响应疼痛、触摸、品尝、温度、压力的感觉,该区域也与数学和逻辑相关

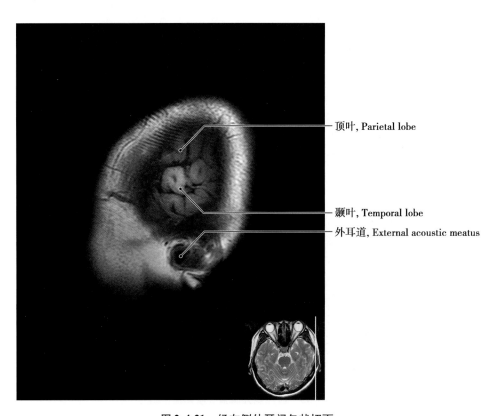

顶叶, Parietal lobe

颞叶, Temporal lobe

外耳道, External acoustic meatus

图 2-4-21　经左侧外耳门矢状切面

外耳道　为外耳门至鼓膜的管道,呈弯曲状,由外向内,先向前上,继而稍向后,然后弯向前下

（五）T_2WI 矢状位解剖图

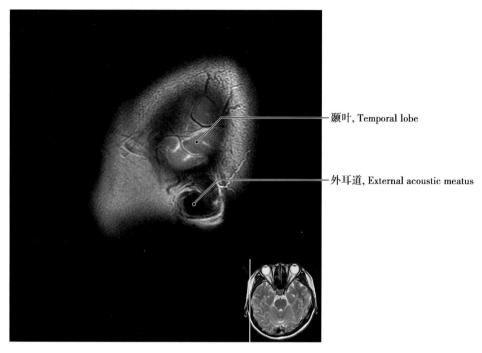

图 2-5-1　经右侧外耳门矢状切面

颞叶　位于外侧裂之下，中颅窝和小脑幕之上。颞上、中、下沟将颞叶分为颞上回、颞中回、颞下回，颞上回的尾端斜行卷入外侧裂为颞横回，颞下沟与侧副裂之间为梭状回，侧副裂与海马裂之间为海马回，海马回钩位于小脑幕之上，靠近小脑幕切迹的边缘

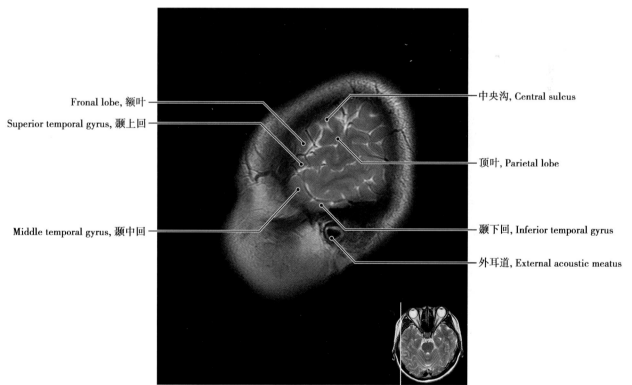

图 2-5-2　经右侧外耳道矢状切面（一）

额叶　大脑发育中最高级的部分，包括初级运动区、前运动区和前额叶。在中央沟和中央前沟之间为中央前回，在其前方有额上沟和额下沟，被两沟分隔的是额上回、额中回和额下回。额下回的后部有外侧裂的升支和水平分支，分为眶部、三角部和盖部。额叶前端为额极。额叶底面有眶沟界出的直回和眶回，其最内方的深沟为嗅束沟，容纳嗅束和嗅球

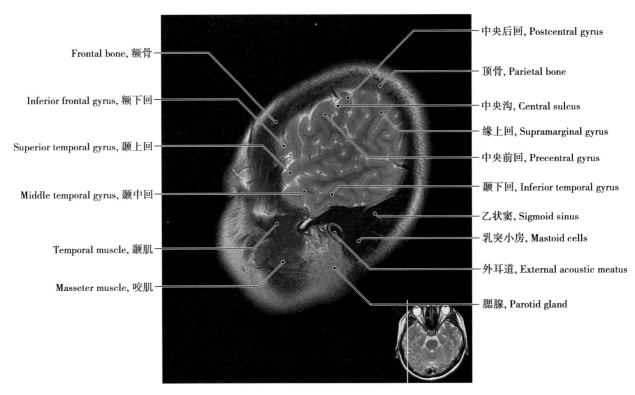

图 2-5-3　经右侧外耳道矢状切面（二）

乙状窦　是两侧横窦前下方的延续,横窦离开小脑幕边缘以柔和的"S"形曲线形成乙状窦流入颈静脉球,乙状窦最后变成双侧颈内静脉而终止。常见的是乙状窦与椎静脉丛、枕下肌静脉、头皮静脉和髁导静脉之间有许多吻合支。**腮腺**　最大的一对唾液腺,位于两侧面颊近耳垂处

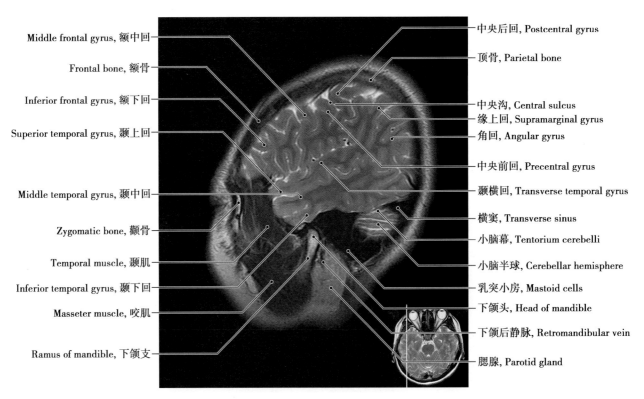

图 2-5-4　经右侧下颌头矢状切面

颞上回　颞上沟与大脑外侧沟之间为颞上回。**颞中回**　颞上沟与颞下沟之间为颞中回。**颞下回**　颞下沟之下是颞下回。**颞横回**　在大脑外侧沟内,颞上回上面的后部,有几个横行的脑回,称颞横回。**横窦**　硬脑膜窦,位于枕骨内面的横窦沟内,向外、向前行至岩枕裂处急转向下而延续为乙状窦

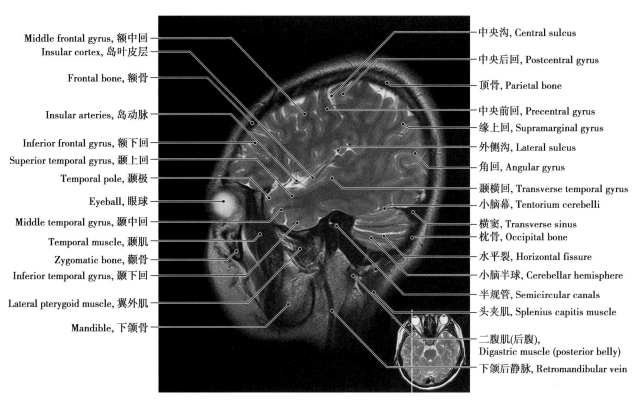

图 2-5-5　经右侧下颌头内侧矢状切面

水平裂　小脑表面有许多大致互相平行的脑沟,其中最显著的是水平裂,始自小脑中脚,以水平方向绕小脑半球的外侧缘和后缘,此裂为小脑上部和下部的界限。**下颌后静脉**　由颞浅静脉和上颌静脉在腮腺内汇合而成

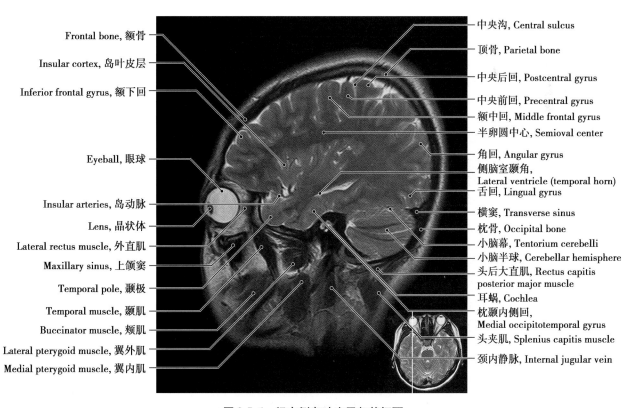

图 2-5-6　经右侧岛叶皮层矢状切面

横窦　位于枕骨内面的横窦沟内,向外、向前行至岩枕裂处急转向下面延续为乙状窦。**晶状体**　位于玻璃体前侧,周围接睫状体,呈双凸透镜状。晶状体为一个双凸面透明组织,被悬韧带固定悬挂在虹膜之后、玻璃体之前。晶状体是眼球屈光系统的重要组成部分,也是唯一具有调节能力的屈光间质

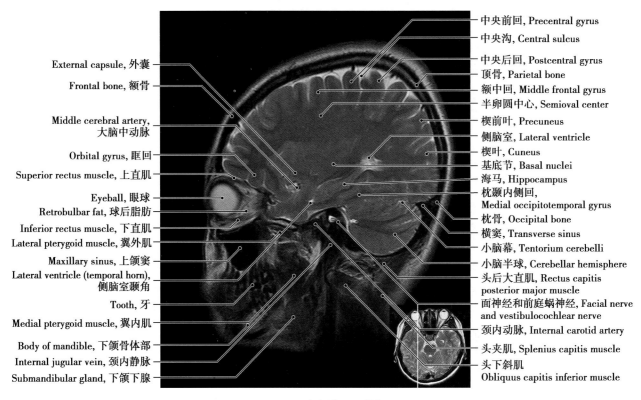

External capsule, 外囊
Frontal bone, 额骨
Middle cerebral artery, 大脑中动脉
Orbital gyrus, 眶回
Superior rectus muscle, 上直肌
Eyeball, 眼球
Retrobulbar fat, 球后脂肪
Inferior rectus muscle, 下直肌
Lateral pterygoid muscle, 翼外肌
Maxillary sinus, 上颌窦
Lateral ventricle (temporal horn), 侧脑室颞角
Tooth, 牙
Medial pterygoid muscle, 翼内肌
Body of mandible, 下颌骨体部
Internal jugular vein, 颈内静脉
Submandibular gland, 下颌下腺

中央前回, Precentral gyrus
中央沟, Central sulcus
中央后回, Postcentral gyrus
顶骨, Parietal bone
额中回, Middle frontal gyrus
半卵圆中心, Semioval center
楔前叶, Precuneus
侧脑室, Lateral ventricle
楔叶, Cuneus
基底节, Basal nuclei
海马, Hippocampus
枕颞内侧回, Medial occipitotemporal gyrus
枕骨, Occipital bone
横窦, Transverse sinus
小脑幕, Tentorium cerebelli
小脑半球, Cerebellar hemisphere
头后大直肌, Rectus capitis posterior major muscle
面神经和前庭蜗神经, Facial nerve and vestibulocochlear nerve
颈内动脉, Internal carotid artery
头夹肌, Splenius capitis muscle
头下斜肌 Obliquus capitis inferior muscle

图 2-5-7　经右侧海马矢状切面

下颌下腺　位于下颌骨下缘及二腹肌前、后腹所围成的下颌下三角内,被颈深筋膜的浅层包绕。其导管自腺内侧面发出,沿口底黏膜深面前行,开口于舌下阜。**基底节**　包括尾状核、豆状核、屏状核以及杏仁复合体,是组成锥体外系的主要结构。**海马**　组成大脑边缘系统的一部分,担当着关于记忆以及空间定位的作用

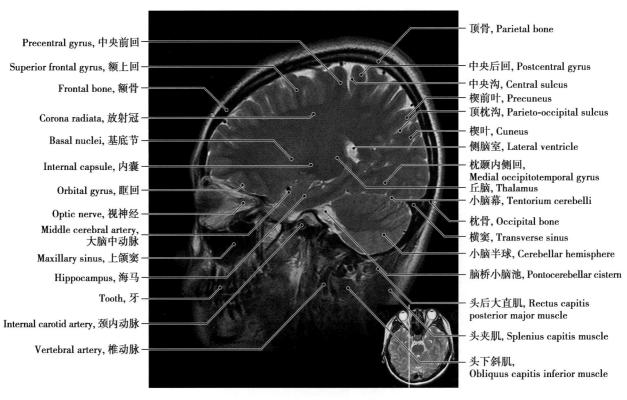

Precentral gyrus, 中央前回
Superior frontal gyrus, 额上回
Frontal bone, 额骨
Corona radiata, 放射冠
Basal nuclei, 基底节
Internal capsule, 内囊
Orbital gyrus, 眶回
Optic nerve, 视神经
Middle cerebral artery, 大脑中动脉
Maxillary sinus, 上颌窦
Hippocampus, 海马
Tooth, 牙
Internal carotid artery, 颈内动脉
Vertebral artery, 椎动脉

顶骨, Parietal bone
中央后回, Postcentral gyrus
中央沟, Central sulcus
楔前叶, Precuneus
顶枕沟, Parieto-occipital sulcus
楔叶, Cuneus
侧脑室, Lateral ventricle
枕颞内侧回, Medial occipitotemporal gyrus
丘脑, Thalamus
小脑幕, Tentorium cerebelli
枕骨, Occipital bone
横窦, Transverse sinus
小脑半球, Cerebellar hemisphere
脑桥小脑池, Pontocerebellar cistern
头后大直肌, Rectus capitis posterior major muscle
头夹肌, Splenius capitis muscle
头下斜肌, Obliquus capitis inferior muscle

图 2-5-8　经右侧视神经矢状切面

侧脑室　包括额角、体部、颞角、枕角,额角和体部的内侧壁为透明隔,胼胝体下方和膝部为侧脑室前角的顶部和侧壁,室间孔为前角的后界,侧壁是尾状核头的中间区。**脑桥小脑池**　位于脑桥小脑角,左右成对

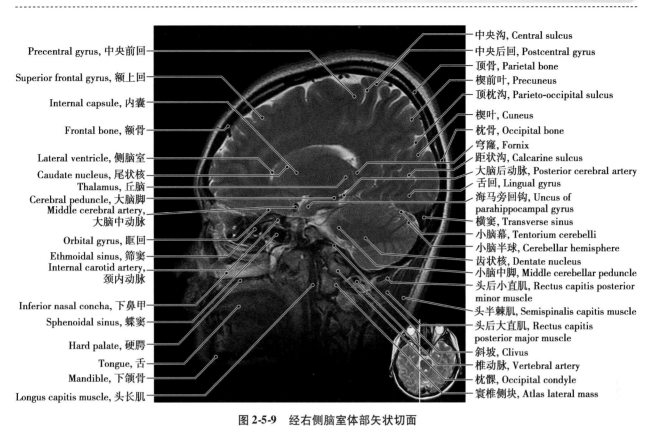

图 2-5-9　经右侧脑室体部矢状切面

小脑半球　按功能可分为前庭小脑、脊髓小脑和大脑小脑。前庭小脑调整肌紧张,维持身体平衡;脊髓小脑控制肌肉的张力和协调;大脑小脑影响运动的起始、计划和协调。**穹窿**　是由海马至下丘脑乳头体的弓形纤维束。海马发出的纤维在其内侧结成海马伞,行向背后方逐渐与海马分离成为穹窿

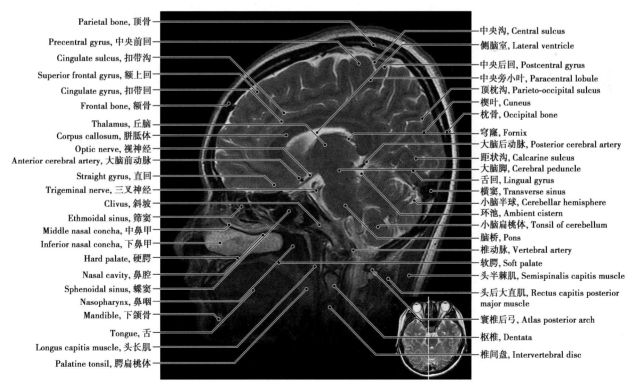

图 2-5-10　经右侧大脑脚矢状切面

视神经　由特殊躯体感觉纤维组成,传导视觉冲动。由视网膜节细胞的轴突在视神经盘处会聚,再穿过巩膜而构成视神经。视神经在眶内行向后内,穿视神经管入颅窝,连于视交叉,再经视束连于间脑。由于视神经是胚胎发生时间脑向外突出形成视器过程中的一部分,故视神经外面包有由三层脑膜延续而来的三层被膜,蛛网膜下腔也随之延续到视神经周围

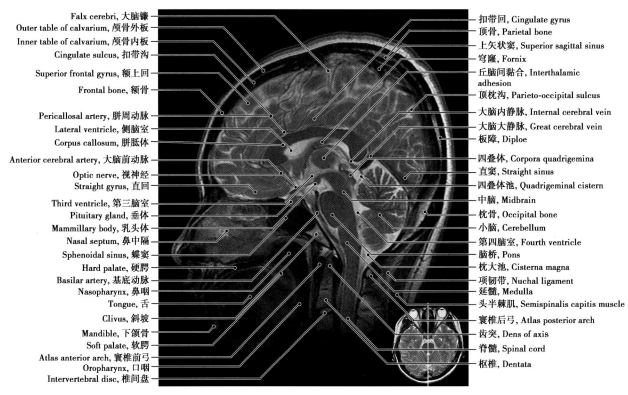

图 2-5-11　经正中矢状切面

四叠体　又称顶盖,中脑背部的四个圆形突起,由两对小圆丘组成,是视觉和听觉反射运动低级中枢。**第四脑室**　位于小脑、延髓和脑桥之间,上接中脑导水管,下通脊髓中央管。接受由第三脑室通过中脑导水管流来的脑脊液,并通过中孔或侧孔流向蛛网膜下腔,再通过蛛网膜颗粒进入静脉系统

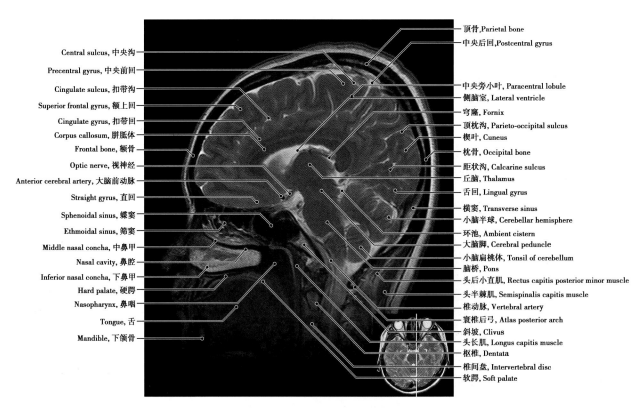

图 2-5-12　经左侧大脑脚矢状切面

小脑扁桃体　小脑下面靠小脑蚓两侧小脑半球的突起称小脑扁桃体。**丘脑**　为间脑最大的卵圆形灰质核团,位于第三脑室两侧,左、右丘脑借灰质团块(称中间块)相连,其被"Y"形内髓板分成前、内侧和外侧三大核群。受损时,对侧偏身感觉减退,对侧动作性(意向性)震颤或偏身共济失调伴舞蹈徐动症,情绪不稳等

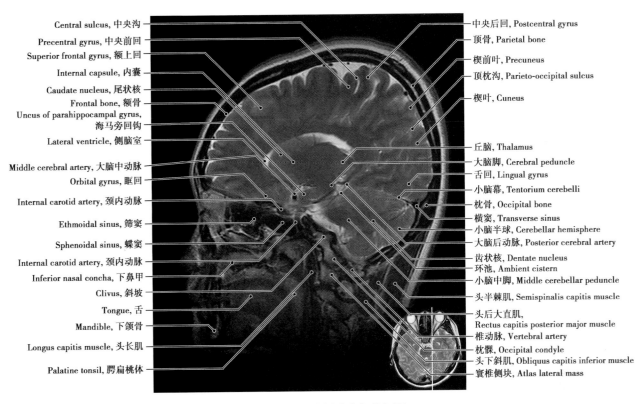

图 2-5-13　经左侧脑室矢状切面

筛窦　是筛骨迷路内蜂窝状小房的总称,分为前、中、后筛窦。前、中筛窦开口于中鼻道,后筛窦开口于上鼻道。**蝶窦**　位于蝶骨体内,中间以薄骨板分隔成左、右两腔,分别向前开口于蝶筛隐窝。蝶窦上壁与垂体和视交叉等相邻

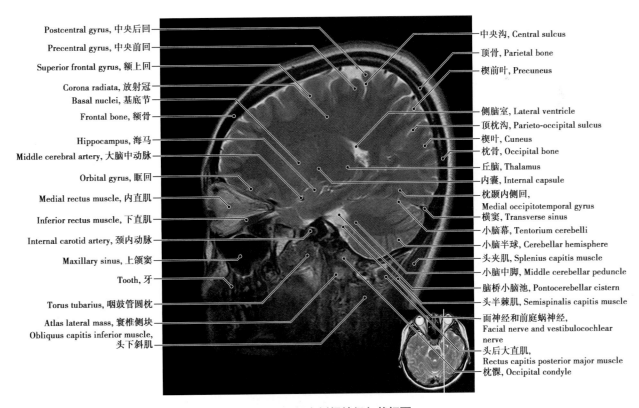

图 2-5-14　经左侧视神经矢状切面

上颌窦　上颌骨体内的锥形空腔,位于上颌骨体内,窦壁为骨质,窦壁覆黏膜,向内侧开口于中鼻道,由于窦口高于窦底部,故在直立位时若有炎性物不易自然流出。**海马**　是组成大脑边缘系统的一部分,担当着关于记忆以及空间定位的作用。
脑桥小脑池　位于脑桥小脑角,左右成对

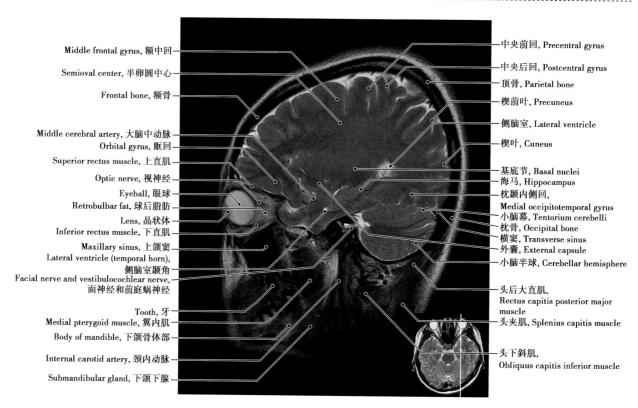

图 2-5-15　经左侧海马矢状切面

小脑幕　由硬脑膜形成,呈帐篷状架于颅后窝上方,分隔端脑与小脑的结缔组织,其后外侧部附着于枕骨横窦沟和颞骨岩部上缘,前内侧缘游离形成幕切迹。小脑幕将颅腔不完全地分割成上、下两部。**眶回**　额叶底面有嗅沟界出的直回和眶回,眶回位于外侧

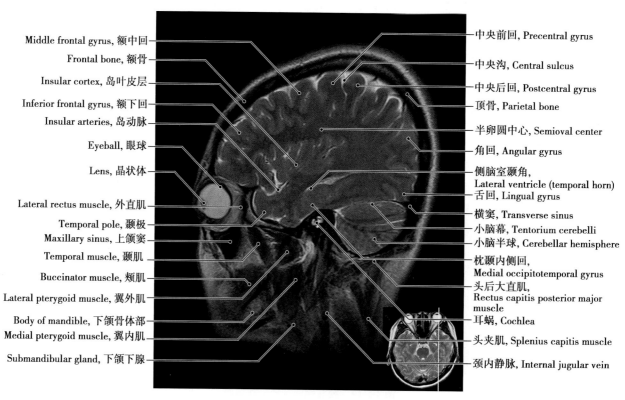

图 2-5-16　经左侧岛叶皮层矢状切面

内耳道　从内耳门开始,终于内耳道底,前庭蜗神经和面神经由此通过。**半卵圆中心**　为大脑半球中心呈半卵圆形的白质区,主要由胼胝体的辐射纤维以及经内囊的投射纤维等组成。在半球上部横切面上是半卵圆形,故有此名

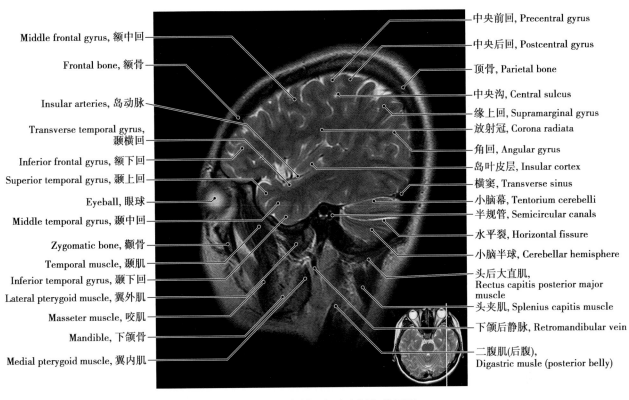

图 2-5-17　经左侧下颌头内侧矢状切面

水平裂　小脑表面有许多大致互相平行的脑沟,其中最显著的是水平裂,始自小脑中脚,以水平方向绕小脑半球的外侧缘和后缘,此裂为小脑上部和下部的界限。**颞横回**　在大脑外侧沟内,颞上回上面的后部,有几个横行的脑回,称颞横回

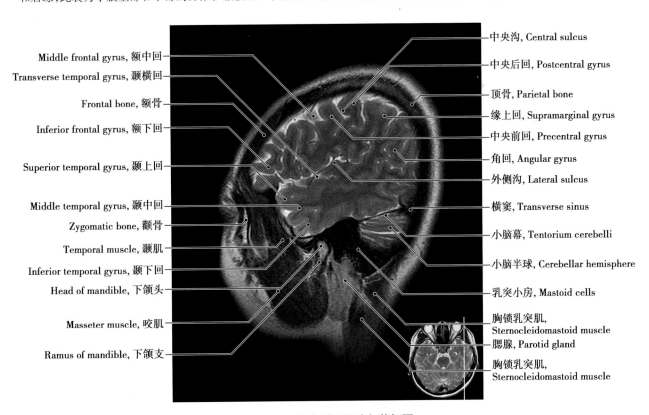

图 2-5-18　经左侧下颌头矢状切面

胸锁乳突肌　起于胸骨柄前面和锁骨的胸骨端,止于颞骨的乳突,由副神经支配,一侧收缩,使头向同侧屈,并转向对侧,两侧收缩使头后伸。**下颌支**　下颌骨体后方上耸的方形骨板,上方有两个骨性突起,在后方者称为髁状突,在前方者称为喙突(肌突),两者之间的凹缘称为下颌切迹(乙状切迹)

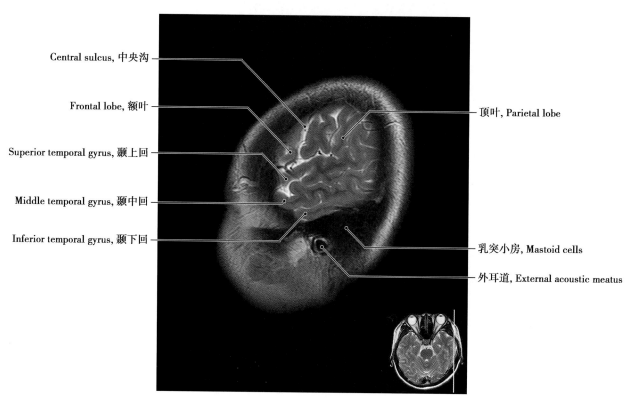

Central sulcus, 中央沟

Frontal lobe, 额叶

Superior temporal gyrus, 颞上回

Middle temporal gyrus, 颞中回

Inferior temporal gyrus, 颞下回

顶叶, Parietal lobe

乳突小房, Mastoid cells

外耳道, External acoustic meatus

图 2-5-19　经左侧外耳道矢状切面(一)

颞上回　颞上沟与大脑外侧沟之间为颞上回。**颞中回**　颞上沟与颞下沟之间为颞中回。**颞下回**　颞下沟之下是颞下回

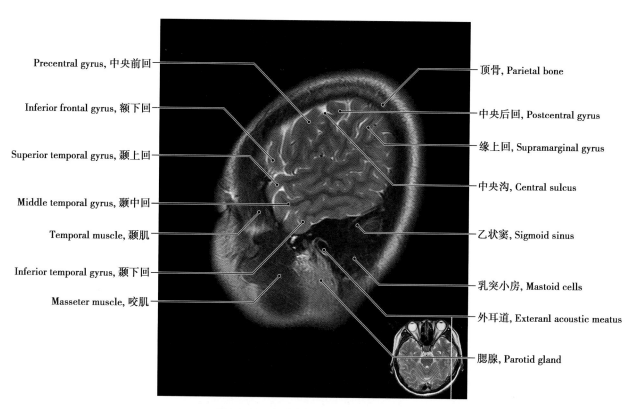

Precentral gyrus, 中央前回

Inferior frontal gyrus, 额下回

Superior temporal gyrus, 颞上回

Middle temporal gyrus, 颞中回

Temporal muscle, 颞肌

Inferior temporal gyrus, 颞下回

Masseter muscle, 咬肌

顶骨, Parietal bone

中央后回, Postcentral gyrus

缘上回, Supramarginal gyrus

中央沟, Central sulcus

乙状窦, Sigmoid sinus

乳突小房, Mastoid cells

外耳道, Exteranl acoustic meatus

腮腺, Parotid gland

图 2-5-20　经左侧外耳道矢状切面(二)

乳突小房　乳突含有许多大小不等的气房,称乳突小房,各气房彼此相通,与鼓室之间的鼓窦相通。**中央沟**　起于半球中点稍后方,斜向前下方,下端与外侧沟隔一脑回,上端延伸至半球内侧面,是额叶与顶叶的分界线

72

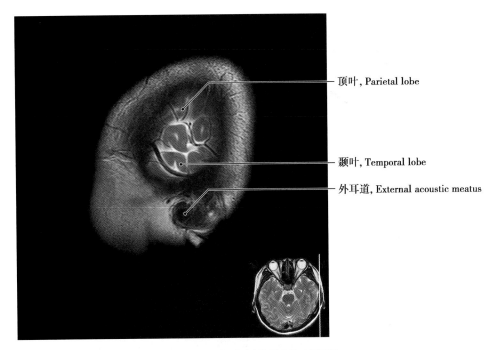

顶叶, Parietal lobe

颞叶, Temporal lobe

外耳道, External acoustic meatus

图 2-5-21 经左侧外耳门矢状切面

顶叶 位于中央沟之后,顶枕裂于枕前切迹连线之前。在中央沟和中央后沟之间为中央后回。横行的顶间沟将顶叶余部分为顶上小叶和顶下小叶。顶下小叶又包括缘上回和角回。响应疼痛、触摸、品尝、温度、压力的感觉,该区域也与数学和逻辑相关

(六) T₁WI 冠状位解剖图

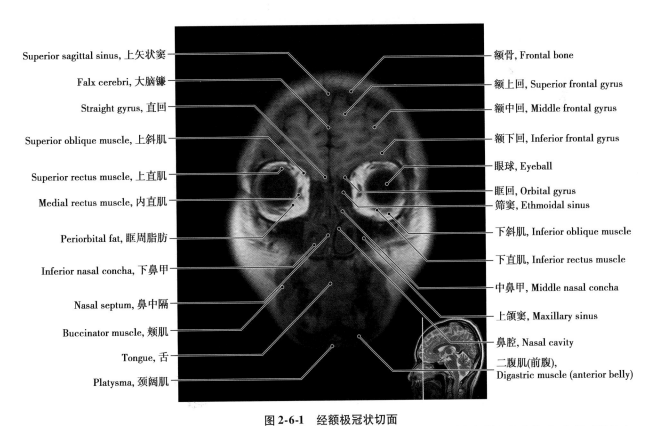

Superior sagittal sinus, 上矢状窦

Falx cerebri, 大脑镰

Straight gyrus, 直回

Superior oblique muscle, 上斜肌

Superior rectus muscle, 上直肌

Medial rectus muscle, 内直肌

Periorbital fat, 眶周脂肪

Inferior nasal concha, 下鼻甲

Nasal septum, 鼻中隔

Buccinator muscle, 颊肌

Tongue, 舌

Platysma, 颈阔肌

额骨, Frontal bone

额上回, Superior frontal gyrus

额中回, Middle frontal gyrus

额下回, Inferior frontal gyrus

眼球, Eyeball

眶回, Orbital gyrus

筛窦, Ethmoidal sinus

下斜肌, Inferior oblique muscle

下直肌, Inferior rectus muscle

中鼻甲, Middle nasal concha

上颌窦, Maxillary sinus

鼻腔, Nasal cavity

二腹肌(前腹),
Digastric muscle (anterior belly)

图 2-6-1 经额极冠状切面

眼球 由巩膜、角膜及其内容物组成,大体似球状,为眼的主要部分。位于眼眶内,后端有视神经与脑相连,分眼球壁和内容物。眼球壁由外向内顺次为纤维膜、血管膜和视网膜。眼球内容物是眼球内一些无色透明的屈光结构,包括晶状体、眼房水和玻璃体,其与角膜组成眼屈光系统

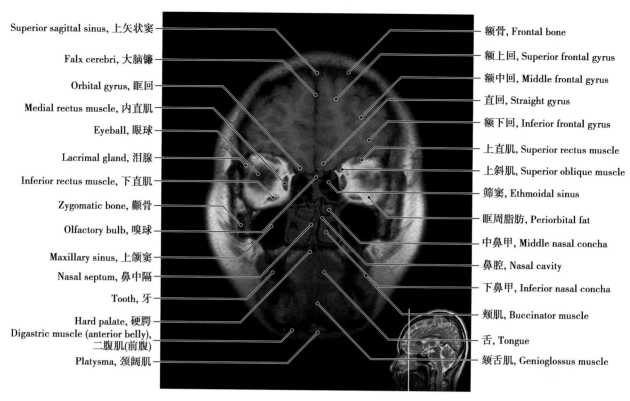

Superior sagittal sinus, 上矢状窦
Falx cerebri, 大脑镰
Orbital gyrus, 眶回
Medial rectus muscle, 内直肌
Eyeball, 眼球
Lacrimal gland, 泪腺
Inferior rectus muscle, 下直肌
Zygomatic bone, 颧骨
Olfactory bulb, 嗅球
Maxillary sinus, 上颌窦
Nasal septum, 鼻中隔
Tooth, 牙
Hard palate, 硬腭
Digastric muscle (anterior belly), 二腹肌(前腹)
Platysma, 颈阔肌

额骨, Frontal bone
额上回, Superior frontal gyrus
额中回, Middle frontal gyrus
直回, Straight gyrus
额下回, Inferior frontal gyrus
上直肌, Superior rectus muscle
上斜肌, Superior oblique muscle
筛窦, Ethmoidal sinus
眶周脂肪, Periorbital fat
中鼻甲, Middle nasal concha
鼻腔, Nasal cavity
下鼻甲, Inferior nasal concha
颊肌, Buccinator muscle
舌, Tongue
颏舌肌, Genioglossus muscle

图 2-6-2　经嗅球冠状切面

嗅球　在额叶嗅沟内,前端有膨大的嗅球,属于嗅觉传导通路。**上颌窦**　上颌骨体内的锥形空腔,位于上颌骨体内,窦壁为骨质,窦壁覆黏膜,向内侧开口于中鼻道,由于窦口高于窦底部,故在直立位时若有炎性物不易自然流出

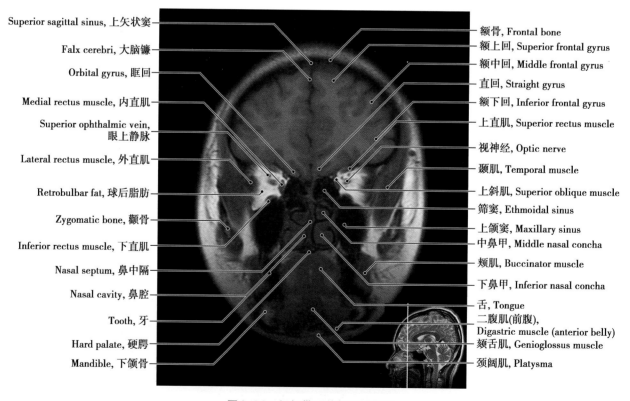

Superior sagittal sinus, 上矢状窦
Falx cerebri, 大脑镰
Orbital gyrus, 眶回
Medial rectus muscle, 内直肌
Superior ophthalmic vein, 眼上静脉
Lateral rectus muscle, 外直肌
Retrobulbar fat, 球后脂肪
Zygomatic bone, 颧骨
Inferior rectus muscle, 下直肌
Nasal septum, 鼻中隔
Nasal cavity, 鼻腔
Tooth, 牙
Hard palate, 硬腭
Mandible, 下颌骨

额骨, Frontal bone
额上回, Superior frontal gyrus
额中回, Middle frontal gyrus
直回, Straight gyrus
额下回, Inferior frontal gyrus
上直肌, Superior rectus muscle
视神经, Optic nerve
颞肌, Temporal muscle
上斜肌, Superior oblique muscle
筛窦, Ethmoidal sinus
上颌窦, Maxillary sinus
中鼻甲, Middle nasal concha
颊肌, Buccinator muscle
下鼻甲, Inferior nasal concha
舌, Tongue
二腹肌(前腹), Digastric muscle (anterior belly)
颏舌肌, Genioglossus muscle
颈阔肌, Platysma

图 2-6-3　经扣带回前部冠状切面

视神经　由特殊躯体感觉纤维组成,传导视觉冲动。由视网膜节细胞的轴突在视神经盘处会聚,再穿过巩膜而构成视神经。视神经在眶内行向后内,穿视神经管入颅窝,连于视交叉,再经视束连于间脑。由于视神经是胚胎发生时间脑向外突出形成视器过程中的一部分,故视神经外面包有由三层脑膜延续而来的三层被膜,蛛网膜下腔也随之延续到视神经周围

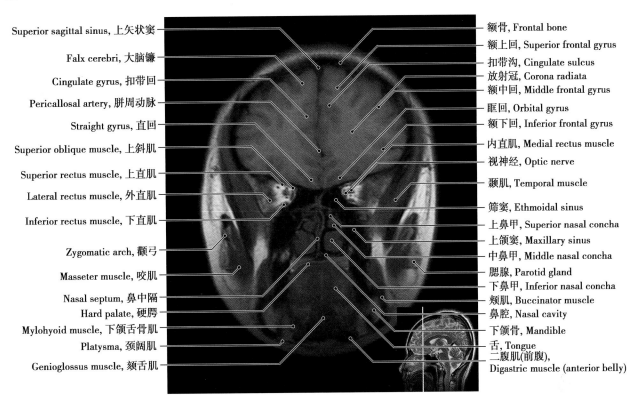

Superior sagittal sinus, 上矢状窦
Falx cerebri, 大脑镰
Cingulate gyrus, 扣带回
Pericallosal artery, 胼周动脉
Straight gyrus, 直回
Superior oblique muscle, 上斜肌
Superior rectus muscle, 上直肌
Lateral rectus muscle, 外直肌
Inferior rectus muscle, 下直肌
Zygomatic arch, 颧弓
Masseter muscle, 咬肌
Nasal septum, 鼻中隔
Hard palate, 硬腭
Mylohyoid muscle, 下颌舌骨肌
Platysma, 颈阔肌
Genioglossus muscle, 颏舌肌

额骨, Frontal bone
额上回, Superior frontal gyrus
扣带沟, Cingulate sulcus
放射冠, Corona radiata
额中回, Middle frontal gyrus
眶回, Orbital gyrus
额下回, Inferior frontal gyrus
内直肌, Medial rectus muscle
视神经, Optic nerve
颞肌, Temporal muscle
筛窦, Ethmoidal sinus
上鼻甲, Superior nasal concha
上颌窦, Maxillary sinus
中鼻甲, Middle nasal concha
腮腺, Parotid gland
下鼻甲, Inferior nasal concha
颊肌, Buccinator muscle
鼻腔, Nasal cavity
下颌骨, Mandible
舌, Tongue
二腹肌(前腹), Digastric muscle (anterior belly)

图 2-6-4　经胼胝体前方冠状切面

胼周动脉　大脑前动脉双干型分为上干及下干,下干也叫胼周动脉。**腮腺**　最大的一对唾液腺,位于两侧面颊近耳垂处。
放射冠　由内囊到大脑皮层间的放射状纤维白质,不同功能的各种投射纤维在其间的空间排列规律目前尚不完全清楚,由于放射冠纤维排列较分散,此处的梗死常表现为局限的神经系统症状

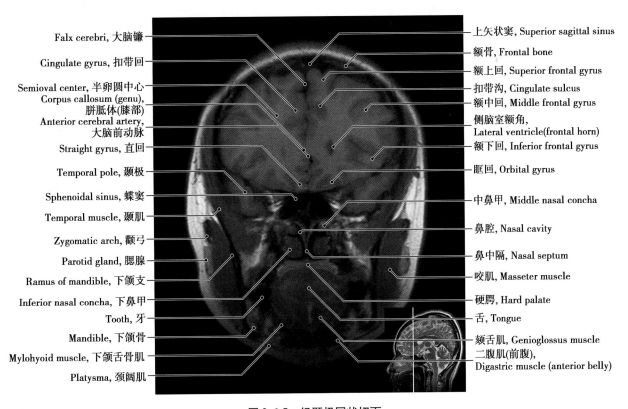

Falx cerebri, 大脑镰
Cingulate gyrus, 扣带回
Semioval center, 半卵圆中心
Corpus callosum (genu), 胼胝体(膝部)
Anterior cerebral artery, 大脑前动脉
Straight gyrus, 直回
Temporal pole, 颞极
Sphenoidal sinus, 蝶窦
Temporal muscle, 颞肌
Zygomatic arch, 颧弓
Parotid gland, 腮腺
Ramus of mandible, 下颌支
Inferior nasal concha, 下鼻甲
Tooth, 牙
Mandible, 下颌骨
Mylohyoid muscle, 下颌舌骨肌
Platysma, 颈阔肌

上矢状窦, Superior sagittal sinus
额骨, Frontal bone
额上回, Superior frontal gyrus
扣带沟, Cingulate sulcus
额中回, Middle frontal gyrus
侧脑室额角, Lateral ventricle(frontal horn)
额下回, Inferior frontal gyrus
眶回, Orbital gyrus
中鼻甲, Middle nasal concha
鼻腔, Nasal cavity
鼻中隔, Nasal septum
咬肌, Masseter muscle
硬腭, Hard palate
舌, Tongue
颏舌肌, Genioglossus muscle
二腹肌(前腹), Digastric muscle (anterior belly)

图 2-6-5　经颞极冠状切面

大脑前动脉　为颈内动脉的终支,在视交叉上方折入大脑纵列,在大脑半球内侧面延伸,左右大脑前动脉由前交通。**蝶窦**　位于蝶骨体内,中间以薄骨板分隔成左、右两腔,分别向前开口于蝶筛隐窝

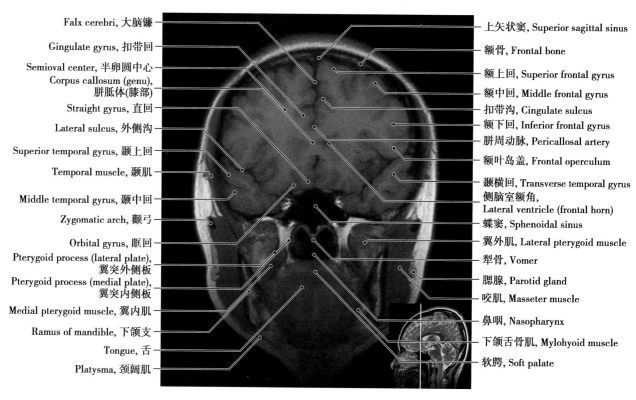

Falx cerebri, 大脑镰
Gingulate gyrus, 扣带回
Semioval center, 半卵圆中心
Corpus callosum (genu), 胼胝体(膝部)
Straight gyrus, 直回
Lateral sulcus, 外侧沟
Superior temporal gyrus, 颞上回
Temporal muscle, 颞肌
Middle temporal gyrus, 颞中回
Zygomatic arch, 颧弓
Orbital gyrus, 眶回
Pterygoid process (lateral plate), 翼突外侧板
Pterygoid process (medial plate), 翼突内侧板
Medial pterygoid muscle, 翼内肌
Ramus of mandible, 下颌支
Tongue, 舌
Platysma, 颈阔肌

上矢状窦, Superior sagittal sinus
额骨, Frontal bone
额上回, Superior frontal gyrus
额中回, Middle frontal gyrus
扣带沟, Cingulate sulcus
额下回, Inferior frontal gyrus
胼周动脉, Pericallosal artery
额叶岛盖, Frontal operculum
颞横回, Transverse temporal gyrus
侧脑室额角, Lateral ventricle (frontal horn)
蝶窦, Sphenoidal sinus
翼外肌, Lateral pterygoid muscle
犁骨, Vomer
腮腺, Parotid gland
咬肌, Masseter muscle
鼻咽, Nasopharynx
下颌舌骨肌, Mylohyoid muscle
软腭, Soft palate

图 2-6-6　经胼胝体膝部冠状切面

翼内肌　有深、浅两头,深头起自翼外板的内侧面和腭骨锥突;浅头起自腭骨锥突和上颌结节,与咬肌纤维方向相似,止于下颌角内侧面的翼肌粗隆。位于颞下窝的下内侧部,由翼内动脉进行血液供应,由下颌神经的翼内神经对其进行支配。具有上提下颌骨,参与下颌骨的前伸和侧方运动等作用

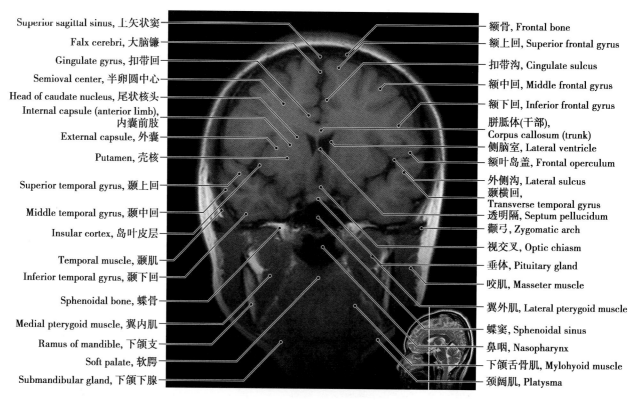

Superior sagittal sinus, 上矢状窦
Falx cerebri, 大脑镰
Gingulate gyrus, 扣带回
Semioval center, 半卵圆中心
Head of caudate nucleus, 尾状核头
Internal capsule (anterior limb), 内囊前肢
External capsule, 外囊
Putamen, 壳核
Superior temporal gyrus, 颞上回
Middle temporal gyrus, 颞中回
Insular cortex, 岛叶皮层
Temporal muscle, 颞肌
Inferior temporal gyrus, 颞下回
Sphenoidal bone, 蝶骨
Medial pterygoid muscle, 翼内肌
Ramus of mandible, 下颌支
Soft palate, 软腭
Submandibular gland, 下颌下腺

额骨, Frontal bone
额上回, Superior frontal gyrus
扣带沟, Cingulate sulcus
额中回, Middle frontal gyrus
额下回, Inferior frontal gyrus
胼胝体(干部), Corpus callosum (trunk)
侧脑室, Lateral ventricle
额叶岛盖, Frontal operculum
外侧沟, Lateral sulcus
颞横回, Transverse temporal gyrus
透明隔, Septum pellucidum
颧弓, Zygomatic arch
视交叉, Optic chiasm
垂体, Pituitary gland
咬肌, Masseter muscle
翼外肌, Lateral pterygoid muscle
蝶窦, Sphenoidal sinus
鼻咽, Nasopharynx
下颌舌骨肌, Mylohyoid muscle
颈阔肌, Platysma

图 2-6-7　经侧脑室额角冠状切面

垂体　位于下丘脑的腹侧,分为腺垂体和神经垂体,垂体分泌多种激素,如生长激素、促甲状腺激素、促肾上腺皮质激素、促性腺素、催产素、催乳素、黑色细胞刺激素等,还能够贮藏下丘脑分泌的抗利尿激素。**视交叉**　由双眼视网膜鼻侧半交叉纤维和双眼视网膜颞侧半不交叉纤维所共同组成

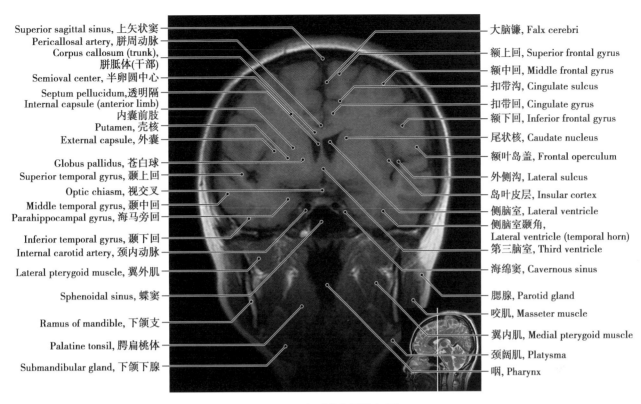

Superior sagittal sinus, 上矢状窦
Pericallosal artery, 胼周动脉
Corpus callosum (trunk), 胼胝体(干部)
Semioval center, 半卵圆中心
Septum pellucidum,透明隔
Internal capsule (anterior limb) 内囊前肢
Putamen, 壳核
External capsule, 外囊
Globus pallidus, 苍白球
Superior temporal gyrus, 颞上回
Optic chiasm, 视交叉
Middle temporal gyrus, 颞中回
Parahippocampal gyrus, 海马旁回
Inferior temporal gyrus, 颞下回
Internal carotid artery, 颈内动脉
Lateral pterygoid muscle, 翼外肌
Sphenoidal sinus, 蝶窦
Ramus of mandible, 下颌支
Palatine tonsil, 腭扁桃体
Submandibular gland, 下颌下腺

大脑镰, Falx cerebri
额上回, Superior frontal gyrus
额中回, Middle frontal gyrus
扣带沟, Cingulate sulcus
扣带回, Cingulate gyrus
额下回, Inferior frontal gyrus
尾状核, Caudate nucleus
额叶岛盖, Frontal operculum
外侧沟, Lateral sulcus
岛叶皮层, Insular cortex
侧脑室, Lateral ventricle
侧脑室颞角, Lateral ventricle (temporal horn)
第三脑室, Third ventricle
海绵窦, Cavernous sinus
腮腺, Parotid gland
咬肌, Masseter muscle
翼内肌, Medial pterygoid muscle
颈阔肌, Platysma
咽, Pharynx

图 2-6-8　经垂体柄冠状切面

尾状核　位于丘脑背外侧,呈"C"形,全长伴随侧脑室,分为头、体、尾 3 部分。尾状核与随意运动的稳定、肌紧张的调节密切相关,并有认知功能。**侧脑室**　由额角、体部、颞角、枕角组成

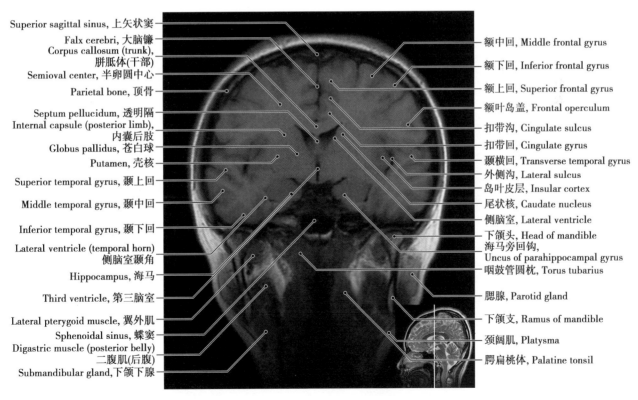

Superior sagittal sinus, 上矢状窦
Falx cerebri, 大脑镰
Corpus callosum (trunk), 胼胝体(干部)
Semioval center, 半卵圆中心
Parietal bone, 顶骨
Septum pellucidum, 透明隔
Internal capsule (posterior limb), 内囊后肢
Globus pallidus, 苍白球
Putamen, 壳核
Superior temporal gyrus, 颞上回
Middle temporal gyrus, 颞中回
Inferior temporal gyrus, 颞下回
Lateral ventricle (temporal horn) 侧脑室颞角
Hippocampus, 海马
Third ventricle, 第三脑室
Lateral pterygoid muscle, 翼外肌
Sphenoidal sinus, 蝶窦
Digastric muscle (posterior belly) 二腹肌(后腹)
Submandibular gland, 下颌下腺

额中回, Middle frontal gyrus
额下回, Inferior frontal gyrus
额上回, Superior frontal gyrus
额叶岛盖, Frontal operculum
扣带沟, Cingulate sulcus
扣带回, Cingulate gyrus
颞横回, Transverse temporal gyrus
外侧沟, Lateral sulcus
岛叶皮层, Insular cortex
尾状核, Caudate nucleus
侧脑室, Lateral ventricle
下颌头, Head of mandible
海马旁回钩, Uncus of parahippocampal gyrus
咽鼓管圆枕, Torus tubarius
腮腺, Parotid gland
下颌支, Ramus of mandible
颈阔肌, Platysma
腭扁桃体, Palatine tonsil

图 2-6-9　经下颌头冠状切面

壳核和苍白球　豆状核位于岛叶深部,在水平、额状切面上均呈尖向内侧的楔形,并被外侧白质板分为外部的壳和内部的苍白球。**松果体**　为一豆状小体,其一端借细柄与第三脑室顶相连,第三脑室凸向柄内形成松果体隐窝。松果体通过分泌褪黑激素,影响和干预人类的许多神经活动,还可合成多种肽类激素

77

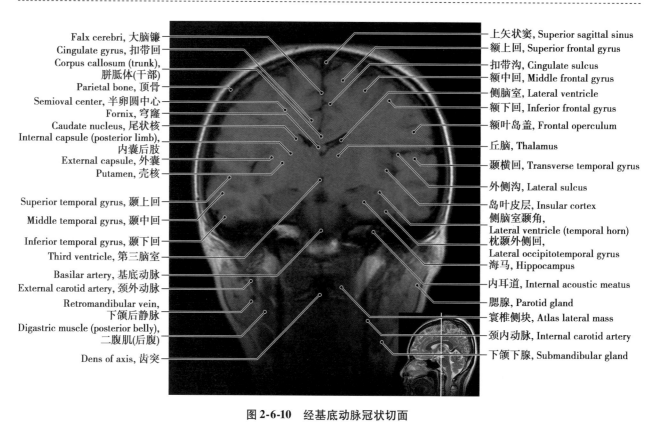

图 2-6-10 经基底动脉冠状切面

海马 是组成大脑边缘系统的一部分,担当着关于记忆以及空间定位的作用。**基底动脉** 由双侧椎动脉汇合而成,最终分成大脑后动脉,位于脑桥前,斜坡后,分支有脑桥穿支、小脑下前动脉、小脑上动脉、大脑后动脉,供血范围包括脑干大部,小脑中部及上部、蚓部,枕叶及颞叶,中脑、丘脑一部,内囊后部

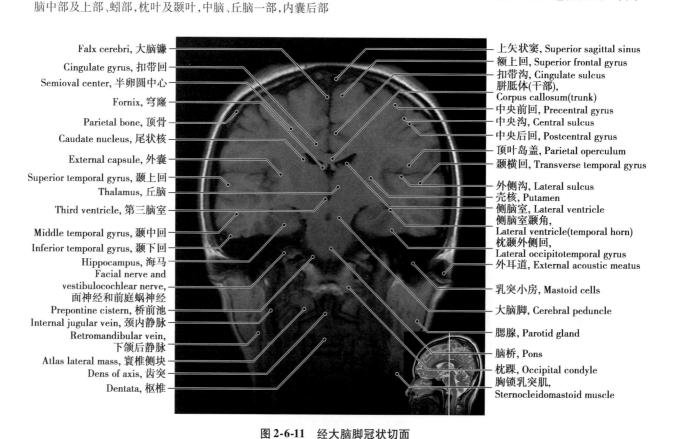

图 2-6-11 经大脑脚冠状切面

脑桥 位于延髓上方,腹面膨大的部分为脑桥基底部,基底部向两侧变窄,称脑桥臂,与后方小脑相联系。基底部外侧有三叉神经出脑,横沟里由内依次有展神经、面神经和位听神经。具有调整呼吸、调节肌肉运动等功能。**第三脑室** 位于间脑中央,为两侧丘脑和下丘脑之间的矢状窄隙,前方借室间孔与侧脑室相通,后方与第四脑室相通

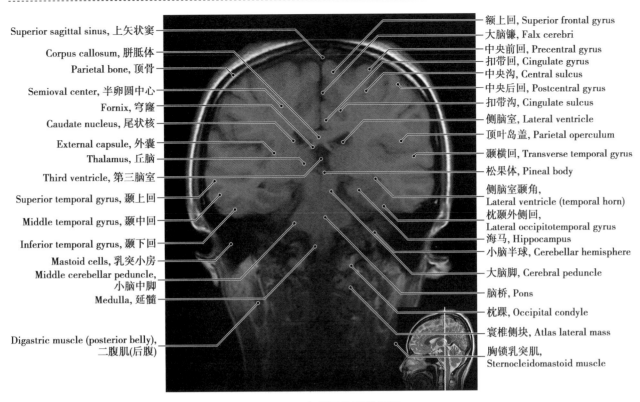

Superior sagittal sinus, 上矢状窦
Corpus callosum, 胼胝体
Parietal bone, 顶骨
Semioval center, 半卵圆中心
Fornix, 穹窿
Caudate nucleus, 尾状核
External capsule, 外囊
Thalamus, 丘脑
Third ventricle, 第三脑室
Superior temporal gyrus, 颞上回
Middle temporal gyrus, 颞中回
Inferior temporal gyrus, 颞下回
Mastoid cells, 乳突小房
Middle cerebellar peduncle, 小脑中脚
Medulla, 延髓
Digastric muscle (posterior belly), 二腹肌(后腹)

额上回, Superior frontal gyrus
大脑镰, Falx cerebri
中央前回, Precentral gyrus
扣带回, Cingulate gyrus
中央沟, Central sulcus
中央后回, Postcentral gyrus
扣带沟, Cingulate sulcus
侧脑室, Lateral ventricle
顶叶岛盖, Parietal operculum
颞横回, Transverse temporal gyrus
松果体, Pineal body
侧脑室颞角, Lateral ventricle (temporal horn)
枕颞外侧回, Lateral occipitotemporal gyrus
海马, Hippocampus
小脑半球, Cerebellar hemisphere
大脑脚, Cerebral peduncle
脑桥, Pons
枕髁, Occipital condyle
寰椎侧块, Atlas lateral mass
胸锁乳突肌, Sternocleidomastoid muscle

图 2-6-12 经松果体冠状切面

松果体 为一豆状小体,位于第三脑室顶,其一端借细柄与第三脑室顶相连,第三脑室凸向柄内形成松果体隐窝。松果体通过分泌褪黑激素,影响和干预人类的许多神经活动,还可合成多种肽类激素。**丘脑** 是间脑中最大的卵圆形灰质核团,位于第三脑室的两侧,左、右丘脑借灰质团块(称中间块)相连,是感觉传导的接替站,除嗅觉外,各种感觉的传导通路均在丘脑内更换神经元,而后投射到大脑皮层

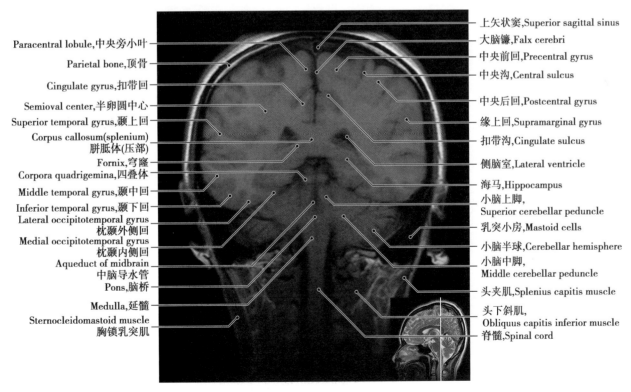

Paracentral lobule, 中央旁小叶
Parietal bone, 顶骨
Cingulate gyrus, 扣带回
Semioval center, 半卵圆中心
Superior temporal gyrus, 颞上回
Corpus callosum(splenium) 胼胝体(压部)
Fornix, 穹窿
Corpora quadrigemina, 四叠体
Middle temporal gyrus, 颞中回
Inferior temporal gyrus, 颞下回
Lateral occipitotemporal gyrus 枕颞外侧回
Medial occipitotemporal gyrus 枕颞内侧回
Aqueduct of midbrain 中脑导水管
Pons, 脑桥
Medulla, 延髓
Sternocleidomastoid muscle 胸锁乳突肌

上矢状窦, Superior sagittal sinus
大脑镰, Falx cerebri
中央前回, Precentral gyrus
中央沟, Central sulcus
中央后回, Postcentral gyrus
缘上回, Supramarginal gyrus
扣带沟, Cingulate sulcus
侧脑室, Lateral ventricle
海马, Hippocampus
小脑上脚, Superior cerebellar peduncle
乳突小房, Mastoid cells
小脑半球, Cerebellar hemisphere
小脑中脚, Middle cerebellar peduncle
头夹肌, Splenius capitis muscle
头下斜肌, Obliquus capitis inferior muscle
脊髓, Spinal cord

图 2-6-13 经胼胝体压部冠状切面

延髓 与脊髓相连,上接脑桥,主要功能为控制呼吸、心跳、消化等基本生命活动。**脊髓** 位于椎管内,上端连接延髓,两旁发出成对的神经,分布到四肢、体壁和内脏,其内部有一个 H 形(蝴蝶型)灰质区,主要由神经细胞构成;在灰质区周围为白质区,主要由有髓神经纤维组成。脊髓是许多简单反射的中枢

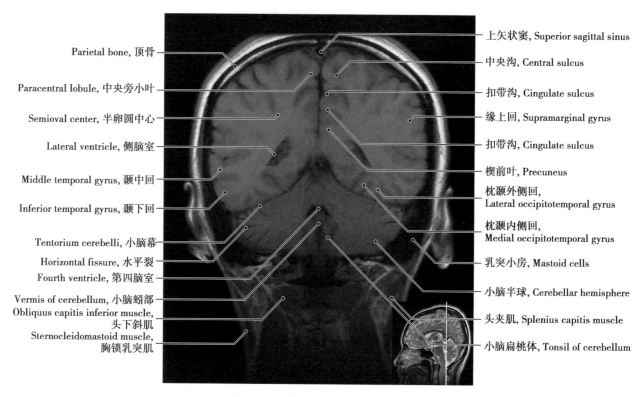

Parietal bone, 顶骨

Paracentral lobule, 中央旁小叶

Semioval center, 半卵圆中心

Lateral ventricle, 侧脑室

Middle temporal gyrus, 颞中回

Inferior temporal gyrus, 颞下回

Tentorium cerebelli, 小脑幕

Horizontal fissure, 水平裂

Fourth ventricle, 第四脑室

Vermis of cerebellum, 小脑蚓部

Obliquus capitis inferior muscle, 头下斜肌

Sternocleidomastoid muscle, 胸锁乳突肌

上矢状窦, Superior sagittal sinus

中央沟, Central sulcus

扣带沟, Cingulate sulcus

缘上回, Supramarginal gyrus

扣带沟, Cingulate sulcus

楔前叶, Precuneus

枕颞外侧回, Lateral occipitotemporal gyrus

枕颞内侧回, Medial occipitotemporal gyrus

乳突小房, Mastoid cells

小脑半球, Cerebellar hemisphere

头夹肌, Splenius capitis muscle

小脑扁桃体, Tonsil of cerebellum

图 2-6-14　经侧脑室角三角区冠状切面

小脑扁桃体　小脑下面靠小脑蚓两侧小脑半球的突起称小脑扁桃体。**小脑幕**　由硬脑膜形成,呈帐篷状架于颅后窝上方,分隔端脑与小脑的结缔组织,其后外侧部附着于枕骨横窦沟和颞骨岩部上缘,前内侧缘游离形成幕切迹。小脑幕将颅腔不完全地分割成上、下两部

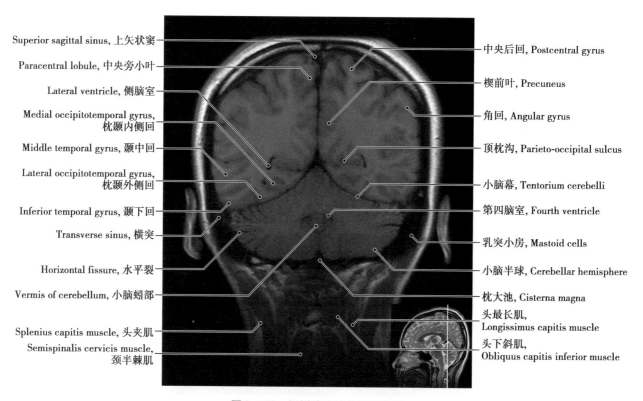

Superior sagittal sinus, 上矢状窦

Paracentral lobule, 中央旁小叶

Lateral ventricle, 侧脑室

Medial occipitotemporal gyrus, 枕颞内侧回

Middle temporal gyrus, 颞中回

Lateral occipitotemporal gyrus, 枕颞外侧回

Inferior temporal gyrus, 颞下回

Transverse sinus, 横窦

Horizontal fissure, 水平裂

Vermis of cerebellum, 小脑蚓部

Splenius capitis muscle, 头夹肌

Semispinalis cervicis muscle, 颈半棘肌

中央后回, Postcentral gyrus

楔前叶, Precuneus

角回, Angular gyrus

顶枕沟, Parieto-occipital sulcus

小脑幕, Tentorium cerebelli

第四脑室, Fourth ventricle

乳突小房, Mastoid cells

小脑半球, Cerebellar hemisphere

枕大池, Cisterna magna

头最长肌, Longissimus capitis muscle

头下斜肌, Obliquus capitis inferior muscle

图 2-6-15　经侧脑室枕角冠状切面

枕大池　又称小脑延髓池,位于颅后窝的后下部,小脑下面、延髓背侧面与枕鳞下部三者之间,向前经小脑溪通第四脑室,向前外经延髓侧面通延髓池。**头最长肌**　为使头部抬起或转动的肌肉,为头部最长的肌肉,颈两侧的每块头最长肌沿颈后向下延伸,从头骨中的颞骨到脊柱中最低的颈椎

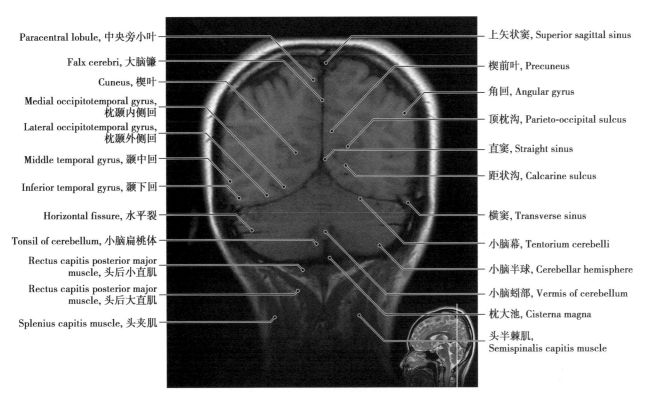

图 2-6-16　经小脑扁桃体冠状切面

横窦　位于枕骨内面的横窦沟内,向外、向前行至岩枕裂处急转向下而延续为乙状窦。**直窦**　是下矢状窦与大脑大静脉汇合而成,其在大脑镰与小脑幕会合区以内向后下行走,当下降行向窦汇途中接受了一些小脑蚓部及小脑半球的属支,也接受源于小脑幕本身不恒定的静脉管道

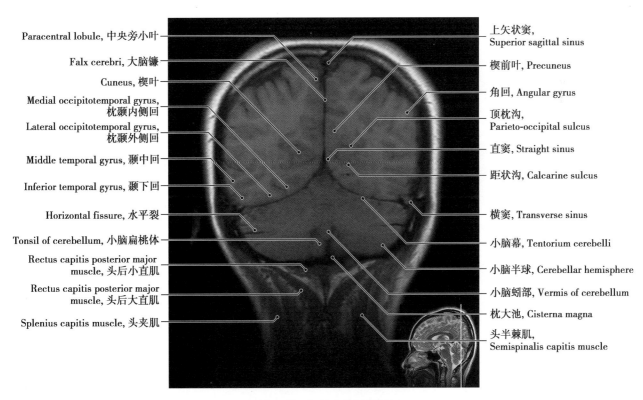

图 2-6-17　经枕大池冠状切面

距状沟　枕叶内侧面一条深且恒定的脑沟,起于胼胝体压部的下方,斜向后上,与顶枕沟会合后,又弯向后下方,止于枕极内侧面,或绕过枕极至背外侧面。距状沟将枕叶分为楔回和舌回。**顶枕沟**　在端脑中部横断面上,自大脑半球内侧面斜向外;在正中及旁正中矢状断面上,位于半球后部自后上斜向前上的一条深沟,是顶叶与枕叶的分界线

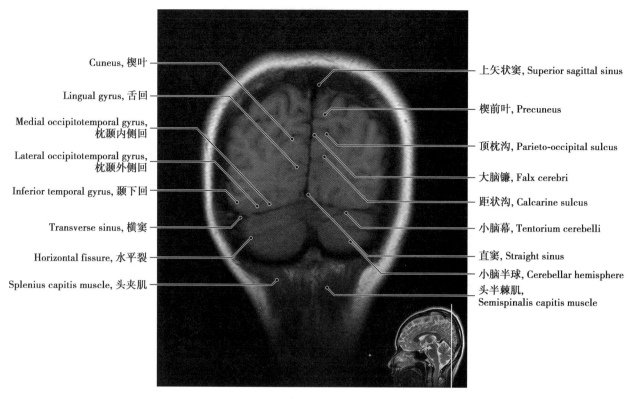

图 2-6-18　经顶叶和枕叶冠状切面

楔叶　距状沟将枕叶分为上下两回,上方为楔叶,其前界为顶枕沟,楔叶从对侧优越的视网膜接收视觉信号表示下视区域。
楔前叶　位于顶叶内侧部分,与许多高水平的认知功能有关,如情景记忆,自我相关的信息处理,以及意识的各个方面,但是并不确切

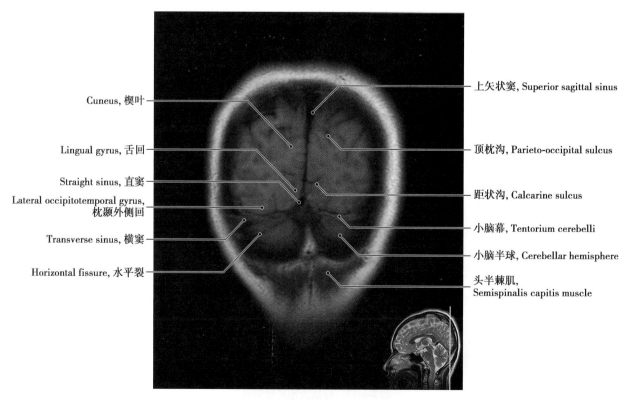

图 2-6-19　经枕叶后部冠状切面

上矢状窦　为单一的硬脑膜静脉窦,位于大脑镰上缘内,前起于盲孔,后连于窦汇,收纳大脑上静脉、硬脑膜静脉和颅骨静脉的血液,注入窦汇或直接分流至左、右横窦,通过顶、枕部导血管与颅外静脉交通。此外,脑脊液经蛛网膜颗粒最后入矢状窦

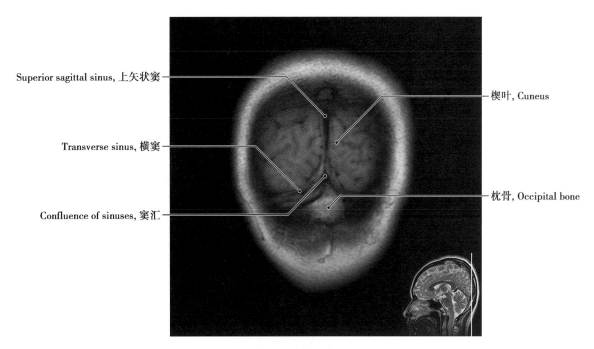

图 2-6-20 经窦汇冠状切面

窦汇 是由上矢状窦、直窦与横窦汇合而成,左右横窦间有不同交叉的管道相连,其不对称,有许多变异,属支也很不同。**枕骨** 脑颅骨之一,位于颅的后下份,呈瓢状,其前下部有枕骨大孔,侧部的下方有椭圆形的关节面,称枕髁

(七) T₂WI 冠状位解剖图

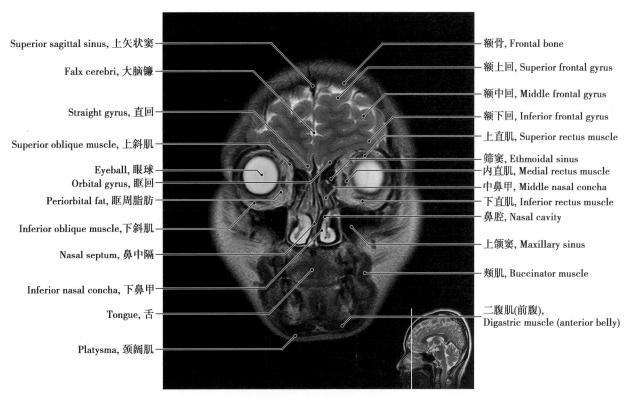

图 2-7-1 经额极冠状切面

内直肌 位于眼球内侧,向前止于眼球赤道前方巩膜的内侧面。收缩时,牵拉眼球,使瞳孔向内侧转动,由动眼神经支配。
下直肌 位于眼球下方,向前止于眼球赤道前方巩膜的下面。收缩时,牵拉眼球,使瞳孔向内下方转动。由动眼神经支配。
下斜肌 起自眼眶下壁的前内侧,经下直肌下方,行向后外,止于眼球赤道后方巩膜的下面。收缩时,牵拉眼球,使瞳孔转向外上方,由动眼神经支配

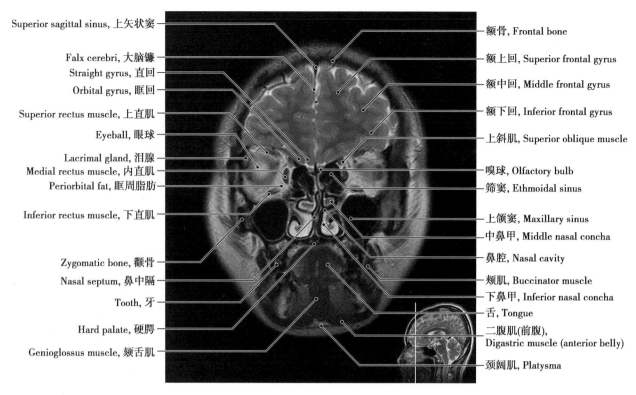

Superior sagittal sinus, 上矢状窦
Falx cerebri, 大脑镰
Straight gyrus, 直回
Orbital gyrus, 眶回
Superior rectus muscle, 上直肌
Eyeball, 眼球
Lacrimal gland, 泪腺
Medial rectus muscle, 内直肌
Periorbital fat, 眶周脂肪
Inferior rectus muscle, 下直肌
Zygomatic bone, 颧骨
Nasal septum, 鼻中隔
Tooth, 牙
Hard palate, 硬腭
Genioglossus muscle, 颏舌肌

额骨, Frontal bone
额上回, Superior frontal gyrus
额中回, Middle frontal gyrus
额下回, Inferior frontal gyrus
上斜肌, Superior oblique muscle
嗅球, Olfactory bulb
筛窦, Ethmoidal sinus
上颌窦, Maxillary sinus
中鼻甲, Middle nasal concha
鼻腔, Nasal cavity
颊肌, Buccinator muscle
下鼻甲, Inferior nasal concha
舌, Tongue
二腹肌(前腹), Digastric muscle (anterior belly)
颈阔肌, Platysma

图 2-7-2　经嗅球冠状切面

泪腺　由细管状腺和导管组成,是分泌泪液的器官,位于眼眶外上方泪腺窝里,分为上下两个部分:上部为眶部,也叫上泪腺,较大,下部为睑部,也叫下泪腺,较小。泪腺有 10~12 条排泄管,泪液产生后就由这些排泄管排出。**嗅球**　在额叶嗅沟内,前端有膨大的嗅球,属于嗅觉传导通路

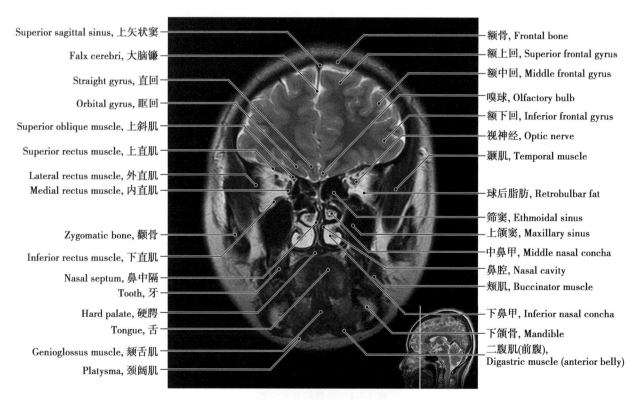

Superior sagittal sinus, 上矢状窦
Falx cerebri, 大脑镰
Straight gyrus, 直回
Orbital gyrus, 眶回
Superior oblique muscle, 上斜肌
Superior rectus muscle, 上直肌
Lateral rectus muscle, 外直肌
Medial rectus muscle, 内直肌
Zygomatic bone, 颧骨
Inferior rectus muscle, 下直肌
Nasal septum, 鼻中隔
Tooth, 牙
Hard palate, 硬腭
Tongue, 舌
Genioglossus muscle, 颏舌肌
Platysma, 颈阔肌

额骨, Frontal bone
额上回, Superior frontal gyrus
额中回, Middle frontal gyrus
嗅球, Olfactory bulb
额下回, Inferior frontal gyrus
视神经, Optic nerve
颞肌, Temporal muscle
球后脂肪, Retrobulbar fat
筛窦, Ethmoidal sinus
上颌窦, Maxillary sinus
中鼻甲, Middle nasal concha
鼻腔, Nasal cavity
颊肌, Buccinator muscle
下鼻甲, Inferior nasal concha
下颌骨, Mandible
二腹肌(前腹), Digastric muscle (anterior belly)

图 2-7-3　经扣带回前部冠状切面

视神经　由特殊躯体感觉纤维组成,传导视觉冲动。由视网膜节细胞的轴突在视神经盘处会聚,再穿过巩膜而构成视神经。视神经在眶内行向后内,穿视神经管入颅窝,连于视交叉,再经视束连于间脑。由于视神经是胚胎发生时间脑向外突出形成视器过程中的一部分,故视神经外面包有由三层脑膜延续而来的三层被膜,蛛网膜下腔也随之延续到视神经周围

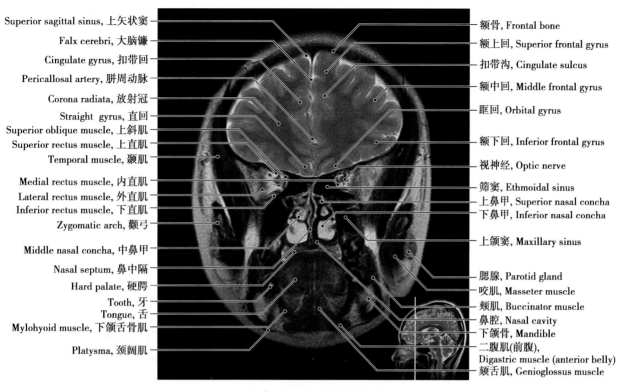

Superior sagittal sinus, 上矢状窦
Falx cerebri, 大脑镰
Cingulate gyrus, 扣带回
Pericallosal artery, 胼周动脉
Corona radiata, 放射冠
Straight gyrus, 直回
Superior oblique muscle, 上斜肌
Superior rectus muscle, 上直肌
Temporal muscle, 颞肌
Medial rectus muscle, 内直肌
Lateral rectus muscle, 外直肌
Inferior rectus muscle, 下直肌
Zygomatic arch, 颧弓
Middle nasal concha, 中鼻甲
Nasal septum, 鼻中隔
Hard palate, 硬腭
Tooth, 牙
Tongue, 舌
Mylohyoid muscle, 下颌舌骨肌
Platysma, 颈阔肌

额骨, Frontal bone
额上回, Superior frontal gyrus
扣带沟, Cingulate sulcus
额中回, Middle frontal gyrus
眶回, Orbital gyrus
额下回, Inferior frontal gyrus
视神经, Optic nerve
筛窦, Ethmoidal sinus
上鼻甲, Superior nasal concha
下鼻甲, Inferior nasal concha
上颌窦, Maxillary sinus
腮腺, Parotid gland
咬肌, Masseter muscle
颊肌, Buccinator muscle
鼻腔, Nasal cavity
下颌骨, Mandible
二腹肌(前腹),
Digastric muscle (anterior belly)
颏舌肌, Genioglossus muscle

图 2-7-4 经胼胝体前方冠状切面

扣带回 位于大脑半球内侧面,胼胝体上面,胼胝体沟与扣带回之间,是边缘系统的重要组成部分,其前部和后部是边缘系统功能不同的两个区域。扣带回前部参与许多复杂的躯体和内脏运动功能以及痛反应,后部与此等功能无关,是监控感觉和立体定位及记忆作用的组织

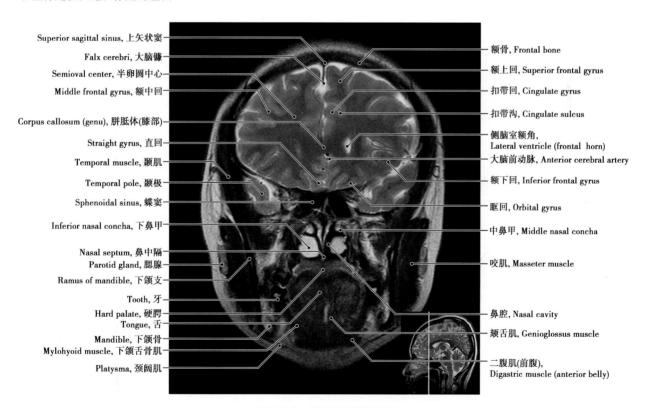

Superior sagittal sinus, 上矢状窦
Falx cerebri, 大脑镰
Semioval center, 半卵圆中心
Middle frontal gyrus, 额中回
Corpus callosum (genu), 胼胝体(膝部)
Straight gyrus, 直回
Temporal muscle, 颞肌
Temporal pole, 颞极
Sphenoidal sinus, 蝶窦
Inferior nasal concha, 下鼻甲
Nasal septum, 鼻中隔
Parotid gland, 腮腺
Ramus of mandible, 下颌支
Tooth, 牙
Hard palate, 硬腭
Tongue, 舌
Mandible, 下颌骨
Mylohyoid muscle, 下颌舌骨肌
Platysma, 颈阔肌

额骨, Frontal bone
额上回, Superior frontal gyrus
扣带回, Cingulate gyrus
扣带沟, Cingulate sulcus
侧脑室额角,
Lateral ventricle (frontal horn)
大脑前动脉, Anterior cerebral artery
额下回, Inferior frontal gyrus
眶回, Orbital gyrus
中鼻甲, Middle nasal concha
咬肌, Masseter muscle
鼻腔, Nasal cavity
颏舌肌, Genioglossus muscle
二腹肌(前腹),
Digastric muscle (anterior belly)

图 2-7-5 经颞极冠状切面

大脑前动脉 为颈内动脉的终支,在视交叉上方折入大脑纵裂,在大脑半球内侧面延伸,主要分支有眶前动脉、眶后动脉、额极动脉、额叶内侧动脉、胼周动脉、胼缘动脉等,左右大脑前动脉由前交通动脉相连。大脑前动脉皮质支供应大脑半球内侧面前 3/4 及额顶叶背侧面上 1/4 皮质及皮质下白质,深穿支供应内囊前肢及部分膝部、尾状核、豆状核前部等

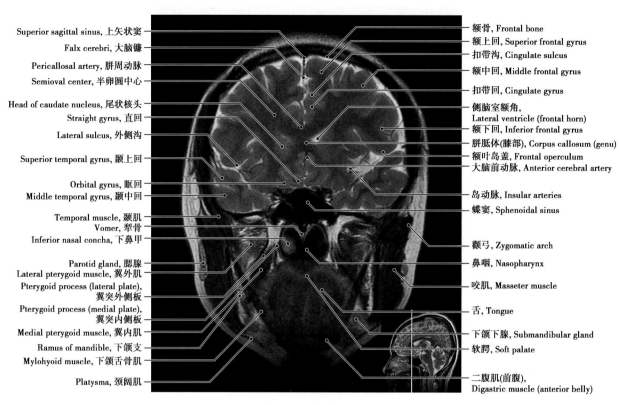

图 2-7-6　经胼胝体膝部冠状切面

下颌支　下颌骨体后方上耸的方形骨板,上方有两个骨性突起,在后方者称为髁状突,在前方者称为喙突(肌突),两者之间的凹缘称为下颌切迹(乙状切迹)。**岛动脉**　起自于大脑中动脉,为岛叶皮层供血

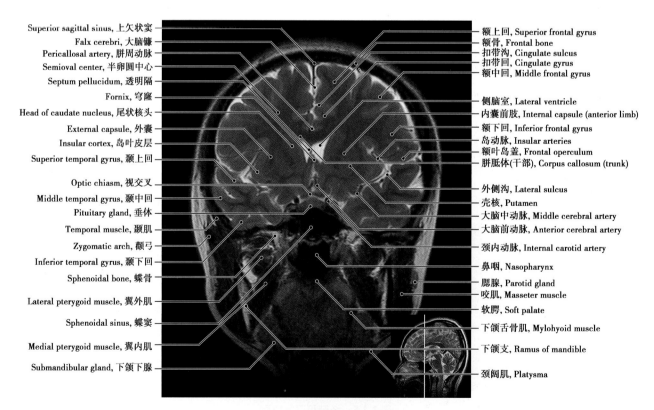

图 2-7-7　经侧脑室额角冠状切面

垂体　位于下丘脑的腹侧,分为腺垂体和神经垂体,垂体分泌多种激素,如生长激素、促甲状腺激素、促肾上腺皮质激素、促性腺素、催产素、催乳素、黑色细胞刺激素等,还能够贮藏下丘脑分泌的抗利尿激素

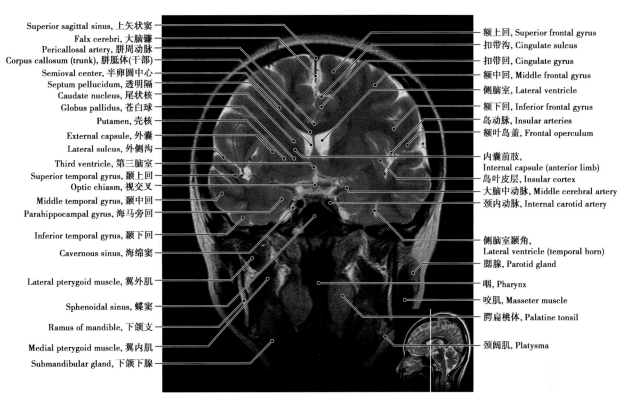

Superior sagittal sinus, 上矢状窦
Falx cerebri, 大脑镰
Pericallosal artery, 胼周动脉
Corpus callosum (trunk), 胼胝体(干部)
Semioval center, 半卵圆中心
Septum pellucidum, 透明隔
Caudate nucleus, 尾状核
Globus pallidus, 苍白球
Putamen, 壳核
External capsule, 外囊
Lateral sulcus, 外侧沟
Third ventricle, 第三脑室
Superior temporal gyrus, 颞上回
Optic chiasm, 视交叉
Middle temporal gyrus, 颞中回
Parahippocampal gyrus, 海马旁回
Inferior temporal gyrus, 颞下回
Cavernous sinus, 海绵窦
Lateral pterygoid muscle, 翼外肌
Sphenoidal sinus, 蝶窦
Ramus of mandible, 下颌支
Medial pterygoid muscle, 翼内肌
Submandibular gland, 下颌下腺

额上回, Superior frontal gyrus
扣带沟, Cingulate sulcus
扣带回, Cingulate gyrus
额中回, Middle frontal gyrus
侧脑室, Lateral ventricle
额下回, Inferior frontal gyrus
岛动脉, Insular arteries
额叶岛盖, Frontal operculum
内囊前肢, Internal capsule (anterior limb)
岛叶皮层, Insular cortex
大脑中动脉, Middle cerebral artery
颈内动脉, Internal carotid artery
侧脑室颞角, Lateral ventricle (temporal horn)
腮腺, Parotid gland
咽, Pharynx
咬肌, Masseter muscle
腭扁桃体, Palatine tonsil
颈阔肌, Platysma

图 2-7-8 经垂体柄冠状切面

海绵窦 位于蝶骨体的两侧,绝大多数海绵窦是由许多小静脉形成,呈不规则形,小梁高度交错,分隔成多个静脉间隙,广泛相互联结沟通。海绵窦内有颈内动脉海绵窦段、展神经、动眼神经、滑车神经及三叉神经的眼支,均位于海绵窦外侧壁两层硬膜之间。**侧脑室** 包括额角、体部、颞角、枕角

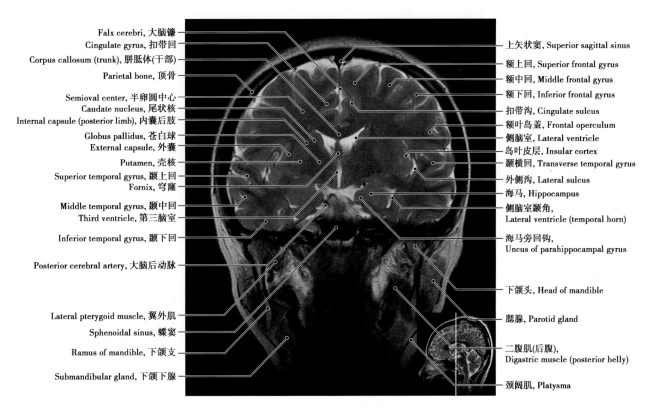

Falx cerebri, 大脑镰
Cingulate gyrus, 扣带回
Corpus callosum (trunk), 胼胝体(干部)
Parietal bone, 顶骨
Semioval center, 半卵圆中心
Caudate nucleus, 尾状核
Internal capsule (posterior limb), 内囊后肢
Globus pallidus, 苍白球
External capsule, 外囊
Putamen, 壳核
Superior temporal gyrus, 颞上回
Fornix, 穹窿
Middle temporal gyrus, 颞中回
Third ventricle, 第三脑室
Inferior temporal gyrus, 颞下回
Posterior cerebral artery, 大脑后动脉
Lateral pterygoid muscle, 翼外肌
Sphenoidal sinus, 蝶窦
Ramus of mandible, 下颌支
Submandibular gland, 下颌下腺

上矢状窦, Superior sagittal sinus
额上回, Superior frontal gyrus
额中回, Middle frontal gyrus
额下回, Inferior frontal gyrus
扣带沟, Cingulate sulcus
额叶岛盖, Frontal operculum
侧脑室, Lateral ventricle
岛叶皮层, Insular cortex
颞横回, Transverse temporal gyrus
外侧沟, Lateral sulcus
海马, Hippocampus
侧脑室颞角, Lateral ventricle (temporal horn)
海马旁回钩, Uncus of parahippocampal gyrus
下颌头, Head of mandible
腮腺, Parotid gland
二腹肌(后腹), Digastric muscle (posterior belly)
颈阔肌, Platysma

图 2-7-9 经下颌头冠状切面

大脑后动脉 起自基底动脉,皮层支供应枕叶、颞叶底部,深穿支供应脑干、丘脑、海马、膝状体。**第三脑室** 位于间脑中央,为两侧丘脑和下丘脑之间的矢状窄隙,前方借室间孔与侧脑室相通,后方与第四脑室相通

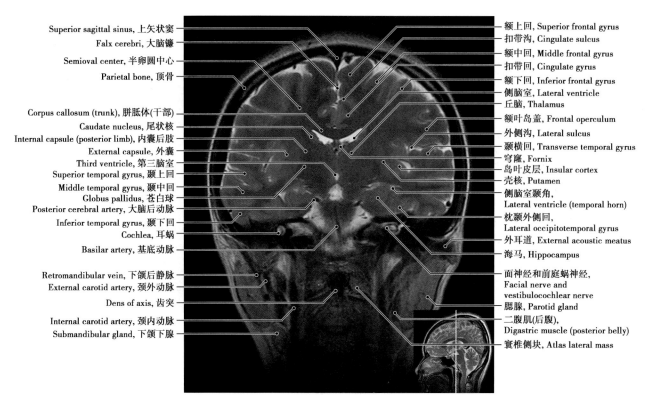

Superior sagittal sinus, 上矢状窦
Falx cerebri, 大脑镰
Semioval center, 半卵圆中心
Parietal bone, 顶骨
Corpus callosum (trunk), 胼胝体(干部)
Caudate nucleus, 尾状核
Internal capsule (posterior limb), 内囊后肢
External capsule, 外囊
Third ventricle, 第三脑室
Superior temporal gyrus, 颞上回
Middle temporal gyrus, 颞中回
Globus pallidus, 苍白球
Posterior cerebral artery, 大脑后动脉
Inferior temporal gyrus, 颞下回
Cochlea, 耳蜗
Basilar artery, 基底动脉
Retromandibular vein, 下颌后静脉
External carotid artery, 颈外动脉
Dens of axis, 齿突
Internal carotid artery, 颈内动脉
Submandibular gland, 下颌下腺

额上回, Superior frontal gyrus
扣带沟, Cingulate sulcus
额中回, Middle frontal gyrus
扣带回, Cingulate gyrus
额下回, Inferior frontal gyrus
侧脑室, Lateral ventricle
丘脑, Thalamus
额叶岛盖, Frontal operculum
外侧沟, Lateral sulcus
颞横回, Transverse temporal gyrus
穹窿, Fornix
岛叶皮层, Insular cortex
壳核, Putamen
侧脑室颞角, Lateral ventricle (temporal horn)
枕颞外侧回, Lateral occipitotemporal gyrus
外耳道, External acoustic meatus
海马, Hippocampus
面神经和前庭蜗神经, Facial nerve and vestibulocochlear nerve
腮腺, Parotid gland
二腹肌(后腹), Digastric muscle (posterior belly)
寰椎侧块, Atlas lateral mass

图 2-7-10　经基底动脉冠状切面

颈内动脉　分为颅外段和颅内段,颅外段又称颈段,自颈总动脉分叉处至颅底。颅内段分为七段:C_1颈段、C_2岩段、C_3破裂(孔)段、C_4海绵窦段、C_5床段、C_6眼段及 C_7交通段,分支分布于视器和脑

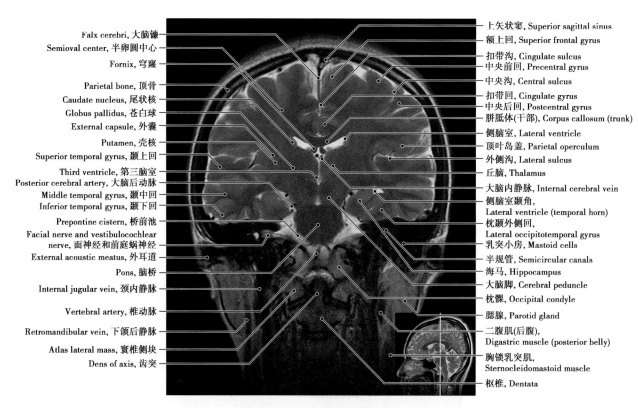

Falx cerebri, 大脑镰
Semioval center, 半卵圆中心
Fornix, 穹窿
Parietal bone, 顶骨
Caudate nucleus, 尾状核
Globus pallidus, 苍白球
External capsule, 外囊
Putamen, 壳核
Superior temporal gyrus, 颞上回
Third ventricle, 第三脑室
Posterior cerebral artery, 大脑后动脉
Middle temporal gyrus, 颞中回
Inferior temporal gyrus, 颞下回
Prepontine cistern, 桥前池
Facial nerve and vestibulocochlear nerve, 面神经和前庭蜗神经
External acoustic meatus, 外耳道
Pons, 脑桥
Internal jugular vein, 颈内静脉
Vertebral artery, 椎动脉
Retromandibular vein, 下颌后静脉
Atlas lateral mass, 寰椎侧块
Dens of axis, 齿突

上矢状窦, Superior sagittal sinus
额上回, Superior frontal gyrus
扣带沟, Cingulate sulcus
中央前回, Precentral gyrus
中央沟, Central sulcus
扣带回, Cingulate gyrus
中央后回, Postcentral gyrus
胼胝体(干部), Corpus callosum (trunk)
侧脑室, Lateral ventricle
顶叶盖, Parietal operculum
外侧沟, Lateral sulcus
丘脑, Thalamus
大脑内静脉, Internal cerebral vein
侧脑室颞角, Lateral ventricle (temporal horn)
枕颞外侧回, Lateral occipitotemporal gyrus
乳突小房, Mastoid cells
半规管, Semicircular canals
海马, Hippocampus
大脑脚, Cerebral peduncle
枕髁, Occipital condyle
腮腺, Parotid gland
二腹肌(后腹), Digastric muscle (posterior belly)
胸锁乳突肌, Sternocleidomastoid muscle
枢椎, Dentata

图 2-7-11　经大脑脚冠状切面

大脑内静脉　最大、最重要的大脑深部静脉,成对起自室间孔之后,靠近中线,在第三脑室顶部脉络丛组织(前髓肌)内。大脑内静脉向后行,接收一些小的室管膜下属支,终于四叠体池嘴部,两侧的大脑内静脉联合并与两侧的基底静脉联合,形成大脑大静脉(Galen 静脉)。收集大脑深部的髓质、基底核、间脑、脑室脉络丛等处的静脉血

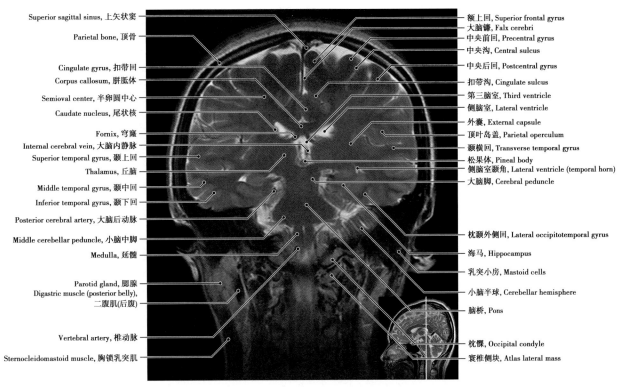

图 2-7-12 经松果体冠状切面

Superior sagittal sinus, 上矢状窦
Parietal bone, 顶骨
Cingulate gyrus, 扣带回
Corpus callosum, 胼胝体
Semioval center, 半卵圆中心
Caudate nucleus, 尾状核
Fornix, 穹窿
Internal cerebral vein, 大脑内静脉
Superior temporal gyrus, 颞上回
Thalamus, 丘脑
Middle temporal gyrus, 颞中回
Inferior temporal gyrus, 颞下回
Posterior cerebral artery, 大脑后动脉
Middle cerebellar peduncle, 小脑中脚
Medulla, 延髓
Parotid gland, 腮腺
Digastric muscle (posterior belly), 二腹肌(后腹)
Vertebral artery, 椎动脉
Sternocleidomastoid muscle, 胸锁乳突肌

额上回, Superior frontal gyrus
大脑镰, Falx cerebri
中央前回, Precentral gyrus
中央沟, Central sulcus
中央后回, Postcentral gyrus
扣带沟, Cingulate sulcus
第三脑室, Third ventricle
侧脑室, Lateral ventricle
外囊, External capsule
顶叶岛盖, Parietal operculum
颞横回, Transverse temporal gyrus
松果体, Pineal body
侧脑室颞角, Lateral ventricle (temporal horn)
大脑脚, Cerebral peduncle
枕颞外侧回, Lateral occipitotemporal gyrus
海马, Hippocampus
乳突小房, Mastoid cells
小脑半球, Cerebellar hemisphere
脑桥, Pons
枕髁, Occipital condyle
寰椎侧块, Atlas lateral mass

丘脑 为间脑最大的卵圆形灰质核团,位于第三脑室两侧,左、右丘脑借灰质团块(称中间块)相连,其被"Y"形内髓板分成前、内侧和外侧三大核群。受损时,对侧偏身感觉减退,对侧动作性(意向性)震颤或偏身共济失调伴舞蹈徐动症,情绪不稳等。**松果体** 位于间脑脑前丘和丘脑之间,为一豆状小体,位于第三脑室顶,其一端借细柄与第三脑室顶相连,第三脑室凸向柄内形成松果体隐窝。松果体通过分泌褪黑激素,影响和干预人类的许多神经活动,还可合成多种肽类激素

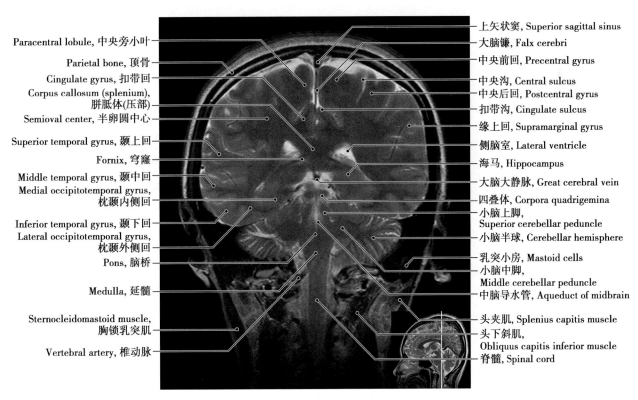

图 2-7-13 经胼胝体压部冠状切面

Paracentral lobule, 中央旁小叶
Parietal bone, 顶骨
Cingulate gyrus, 扣带回
Corpus callosum (splenium), 胼胝体(压部)
Semioval center, 半卵圆中心
Superior temporal gyrus, 颞上回
Fornix, 穹窿
Middle temporal gyrus, 颞中回
Medial occipitotemporal gyrus, 枕颞内侧回
Inferior temporal gyrus, 颞下回
Lateral occipitotemporal gyrus, 枕颞外侧回
Pons, 脑桥
Medulla, 延髓
Sternocleidomastoid muscle, 胸锁乳突肌
Vertebral artery, 椎动脉

上矢状窦, Superior sagittal sinus
大脑镰, Falx cerebri
中央前回, Precentral gyrus
中央沟, Central sulcus
中央后回, Postcentral gyrus
扣带沟, Cingulate sulcus
缘上回, Supramarginal gyrus
侧脑室, Lateral ventricle
海马, Hippocampus
大脑大静脉, Great cerebral vein
四叠体, Corpora quadrigemina
小脑上脚, Superior cerebellar peduncle
小脑半球, Cerebellar hemisphere
乳突小房, Mastoid cells
小脑中脚, Middle cerebellar peduncle
中脑导水管, Aqueduct of midbrain
头夹肌, Splenius capitis muscle
头下斜肌, Obliquus capitis inferior muscle
脊髓, Spinal cord

大脑大静脉 又称 Galen 静脉,是连接和汇入直窦的最大脑静脉,与直窦是脑静脉系统的重要组成部分,主要引流大脑深部的静脉血流。大脑内静脉与基底静脉在胼胝体压部之下联合形成大脑大静脉。**中脑导水管** 连接第三、第四脑室的细长管道,其前方为大脑脚,后方为四叠体,是脑室系统最狭窄的部分

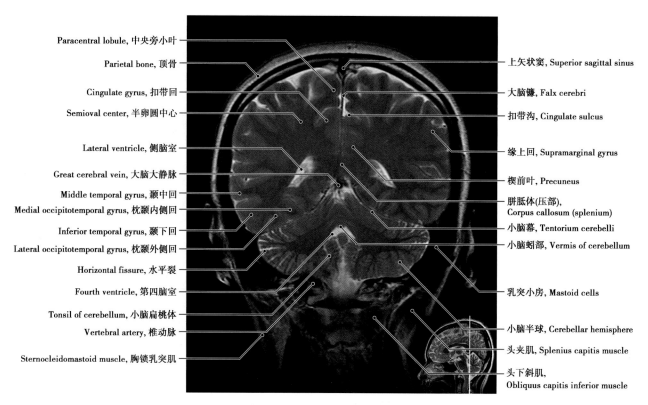

图 2-7-14 经侧脑室角三角区冠状切面

小脑半球 按功能可分为前庭小脑、脊髓小脑和大脑小脑。前庭小脑调整肌紧张,维持身体平衡;脊髓小脑控制肌肉的张力和协调;大脑小脑影响运动的起始、计划和协调。受损表现有共济失调、平衡障碍、肌张力降低等

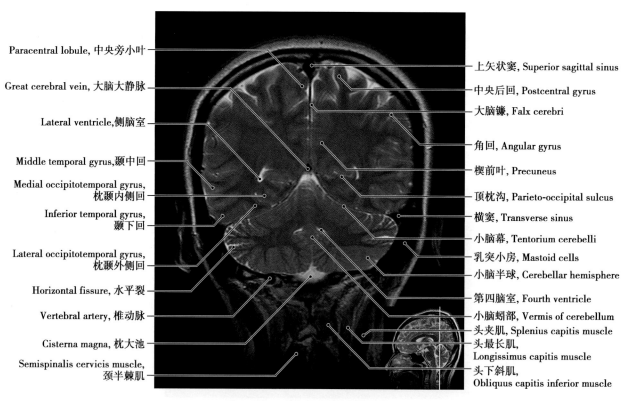

图 2-7-15 经侧脑室枕角冠状切面

枕大池 又称小脑延髓池,位于小脑下面、延髓背侧面与枕鳞下部三者之间。向前经小脑溪通第四脑室;向前外经延髓侧面通延髓池。**椎动脉** 由锁骨下动脉第一段发出,左右各一,沿前斜角肌内侧上行,穿上六位颈椎横突孔,经枕骨大孔上升到颅内,两条椎动脉在脑桥下缘汇合,形成基底动脉。供应外侧延髓、上部脊髓、小脑扁桃体、下部小脑半球及蚓部

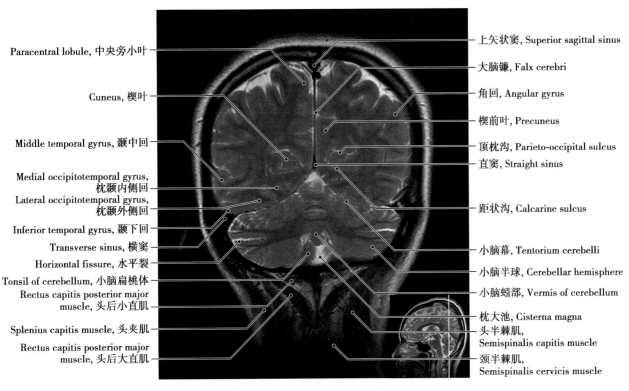

图 2-7-16 经小脑扁桃体冠状切面

小脑扁桃体 小脑下面靠小脑蚓两侧小脑半球的突起称小脑扁桃体。**直窦** 是下矢状窦与大脑大静脉汇合而成,其在大脑镰与小脑幕会合区以内向后下行走,当下降行向窦汇途中接受了一些小脑蚓部及小脑半球的属支,也接受源于小脑幕本身不恒定的静脉管道

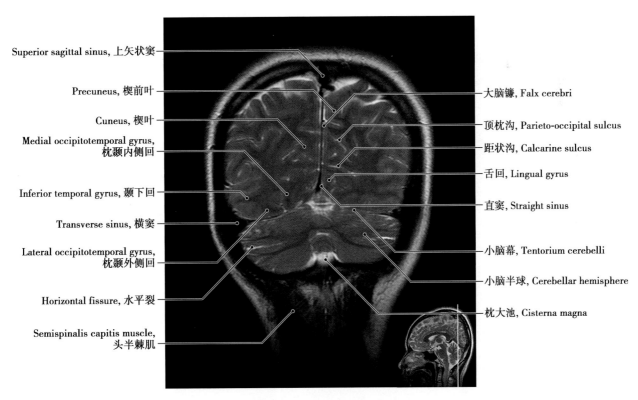

图 2-7-17 经枕大池冠状切面

距状沟 枕叶内侧面有一条深且恒定的脑沟,起于胼胝体压部的下方,斜向后上,与顶枕沟会合后,又弯向后下方,止于枕极内侧面,或绕过枕极至背外侧面。距状沟将枕叶分为楔回和舌回。**顶枕沟** 在端脑中部横断面上,为胼胝体钳后方最深的一条脑沟,是顶叶与枕叶的分界线

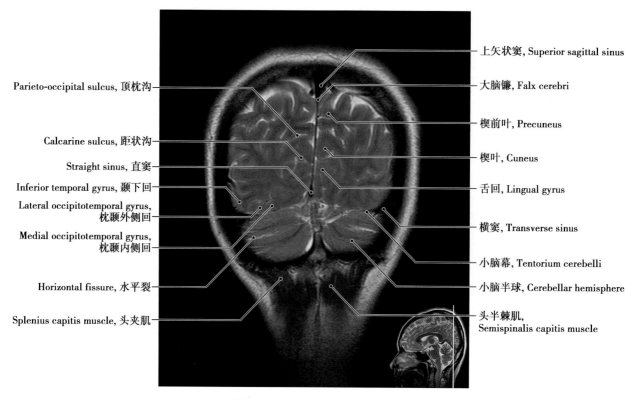

图 2-7-18　经顶叶和枕叶冠状切面

Parieto-occipital sulcus, 顶枕沟
Calcarine sulcus, 距状沟
Straight sinus, 直窦
Inferior temporal gyrus, 颞下回
Lateral occipitotemporal gyrus, 枕颞外侧回
Medial occipitotemporal gyrus, 枕颞内侧回
Horizontal fissure, 水平裂
Splenius capitis muscle, 头夹肌

上矢状窦, Superior sagittal sinus
大脑镰, Falx cerebri
楔前叶, Precuneus
楔叶, Cuneus
舌回, Lingual gyrus
横窦, Transverse sinus
小脑幕, Tentorium cerebelli
小脑半球, Cerebellar hemisphere
头半棘肌, Semispinalis capitis muscle

楔叶　距状沟将枕叶分为上下两回,上方为楔叶,其前界为顶枕沟,楔叶从对侧优越的视网膜接收视觉信号表示下视区域。

楔前叶　位于顶叶内侧部分,与许多高水平的认知功能有关,如情景记忆,自我相关的信息处理,以及意识的各个方面,但是并不确切

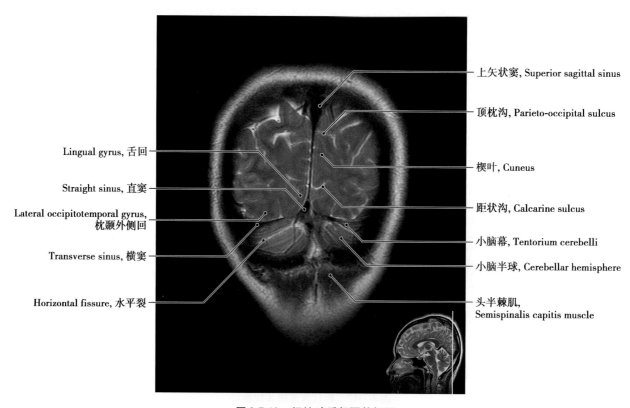

图 2-7-19　经枕叶后部冠状切面

Lingual gyrus, 舌回
Straight sinus, 直窦
Lateral occipitotemporal gyrus, 枕颞外侧回
Transverse sinus, 横窦
Horizontal fissure, 水平裂

上矢状窦, Superior sagittal sinus
顶枕沟, Parieto-occipital sulcus
楔叶, Cuneus
距状沟, Calcarine sulcus
小脑幕, Tentorium cerebelli
小脑半球, Cerebellar hemisphere
头半棘肌, Semispinalis capitis muscle

上矢状窦　为单一的硬脑膜静脉窦,位于大脑镰上缘内,前起于盲孔,后连于窦汇,收纳大脑上静脉、硬脑膜静脉和颅骨静脉的血液,注入窦汇或直接分流至左、右横窦,通过顶、枕部导血管与颅外静脉交通。此外,脑脊液经蛛网膜颗粒最后入矢状窦

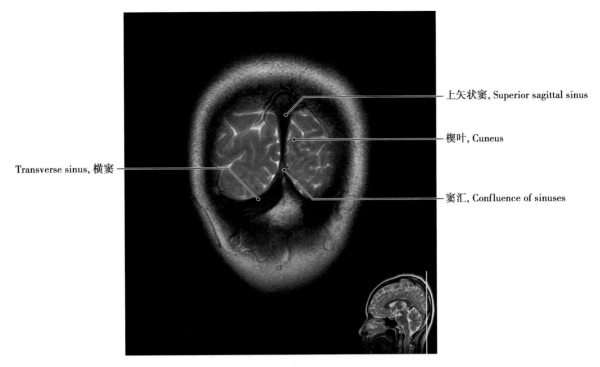

图 2-7-20　经窦汇冠状切面

横窦　位于枕骨内面的横窦沟内,向外、向前行至岩枕裂处急转向下而延续为乙状窦。**窦汇**　是由上矢状窦、直窦与横窦汇合而成,左右横窦间有不同交叉的管道相连,其不对称,有许多变异,属支也很不同

（八）T₂WI 反转序列冠状位解剖图

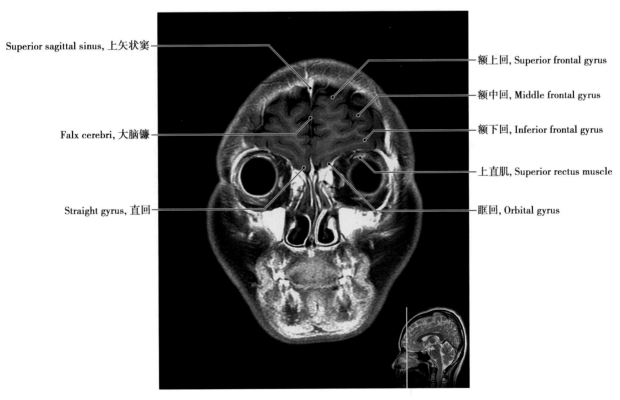

图 2-8-1　经额极冠状切面

上矢状窦　为单一的硬脑膜静脉窦,位于大脑镰上缘内,前起于盲孔,后连于窦汇,收纳大脑上静脉、硬脑膜静脉和颅骨静脉的血液,注入窦汇或直接分流至左、右横窦,通过顶、枕部导血管与颅外静脉交通。此外,脑脊液经蛛网膜颗粒最后入矢状窦

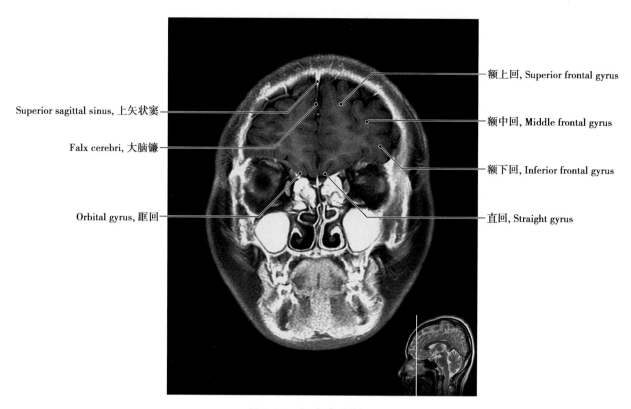

图 2-8-2 经嗅球冠状切面

额上回 在中央前沟的前方有额上沟和额下沟,被两沟分隔的是额上回、额中回和额下回。**额下回** 在中央前沟的前方有额上沟和额下沟,被两沟分隔的是额上回、额中回和额下回

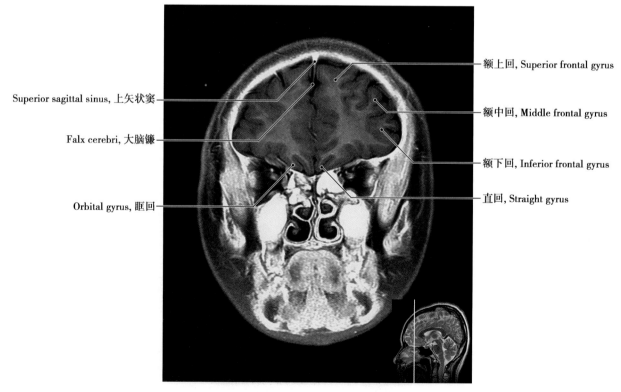

图 2-8-3 经扣带回前部冠状切面

眶回 额叶底面有嗅沟界出的直回和眶回,眶回位于外侧。**直回** 额叶底面有眶沟界出的直回和眶回。直回位于内侧

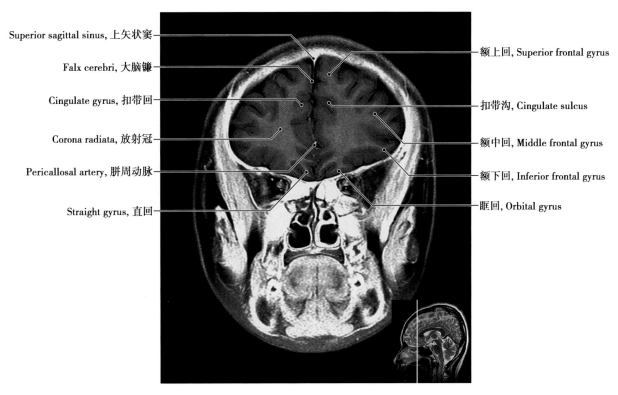

Superior sagittal sinus, 上矢状窦
Falx cerebri, 大脑镰
Cingulate gyrus, 扣带回
Corona radiata, 放射冠
Pericallosal artery, 胼周动脉
Straight gyrus, 直回

额上回, Superior frontal gyrus
扣带沟, Cingulate sulcus
额中回, Middle frontal gyrus
额下回, Inferior frontal gyrus
眶回, Orbital gyrus

图 2-8-4　经胼胝体前方冠状切面

胼周动脉　大脑前动脉双干型分为上干及下干,下干也叫胼周动脉。**放射冠**　由内囊到大脑皮层间的放射状纤维白质,不同功能的各种投射纤维在其间的空间排列规律目前尚不完全清楚,由于放射冠纤维排列较分散,此处的梗死常表现为局限的神经系统症状

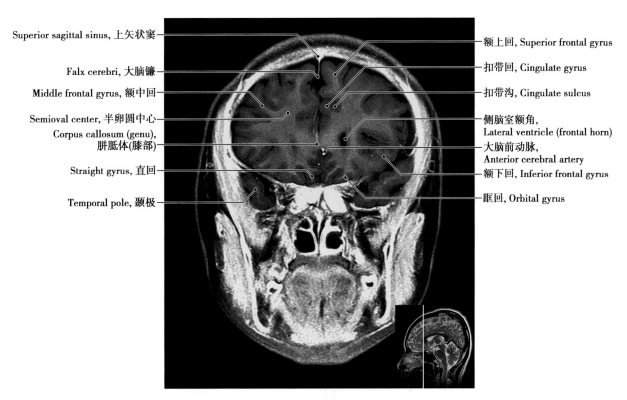

Superior sagittal sinus, 上矢状窦
Falx cerebri, 大脑镰
Middle frontal gyrus, 额中回
Semioval center, 半卵圆中心
Corpus callosum (genu),
胼胝体(膝部)
Straight gyrus, 直回
Temporal pole, 颞极

额上回, Superior frontal gyrus
扣带回, Cingulate gyrus
扣带沟, Cingulate sulcus
侧脑室额角,
Lateral ventricle (frontal horn)
大脑前动脉,
Anterior cerebral artery
额下回, Inferior frontal gyrus
眶回, Orbital gyrus

图 2-8-5　经颞极冠状切面

半卵圆中心　为大脑半球中心呈半卵圆形的白质区,有胼胝体辐射纤维及经内囊的投射纤维等组成,其髓质有三种纤维:
①投射纤维,连接大脑皮质和皮质下诸结构,呈扇形放射,称辐射冠;②联络纤维,连接一侧半球内各部皮质区纤维,人脑联络纤维极为发达,其数量最大;③联合纤维,连接左、右大脑半球的相应皮质区

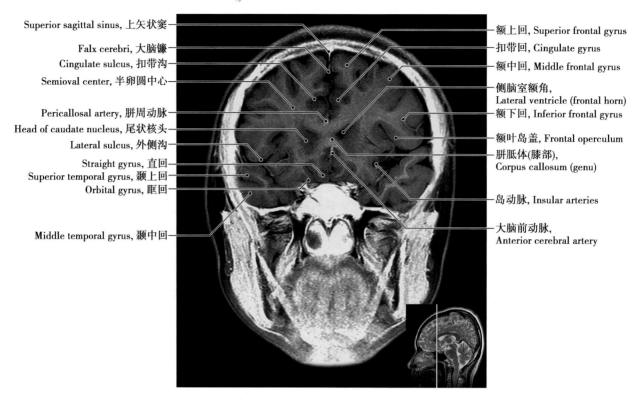

图 2-8-6　经胼胝体膝部冠状切面

胼胝体　位于大脑半球纵裂底,由连接左、右半球新皮质的纤维构成,在正中矢状断面上,呈弓形,由前向后分为嘴、膝、干、压部四部分。在经胼胝体的水平切面上,可见胼胝体纤维在两半球内向前、后、左、右放射,连接左右额叶、顶叶、颞叶和枕叶。主要连接运动中枢、运动性语言中枢、双侧相应视听中枢及参与共济运动,是综合和汇集双侧大脑半球认知功能通道

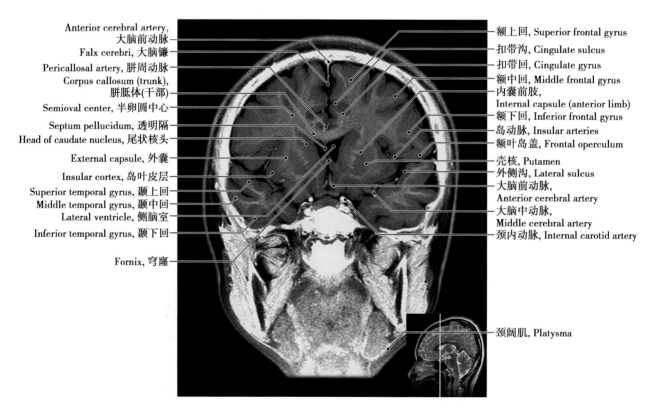

图 2-8-7　经侧脑室额角冠状切面

内囊　位于基底神经节与丘脑之间,在脑皮层水平切面上,为一横置的"V"形,其尖端向内侧,左右各一,分为前肢、膝部和后肢三部分。内囊是大脑皮层与脑干、脊髓联系的神经纤维通过的一个部位,通往大脑皮层的运动神经纤维和感觉神经纤维,均经内囊向上呈扇形放射状分布。当内囊损伤广泛时,可出现对侧偏身感觉丧失,对侧偏瘫和对侧偏盲的"三偏"症状

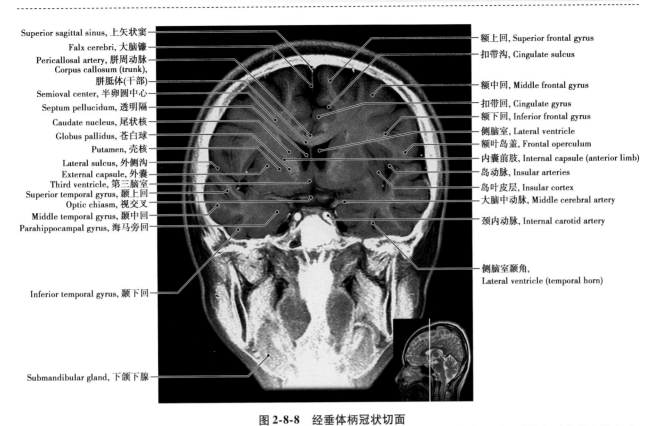

Superior sagittal sinus, 上矢状窦
Falx cerebri, 大脑镰
Pericallosal artery, 胼周动脉
Corpus callosum (trunk), 胼胝体(干部)
Semioval center, 半卵圆中心
Septum pellucidum, 透明隔
Caudate nucleus, 尾状核
Globus pallidus, 苍白球
Putamen, 壳核
Lateral sulcus, 外侧沟
External capsule, 外囊
Third ventricle, 第三脑室
Superior temporal gyrus, 颞上回
Optic chiasm, 视交叉
Middle temporal gyrus, 颞中回
Parahippocampal gyrus, 海马旁回

Inferior temporal gyrus, 颞下回

Submandibular gland, 下颌下腺

额上回, Superior frontal gyrus
扣带沟, Cingulate sulcus
额中回, Middle frontal gyrus
扣带回, Cingulate gyrus
额下回, Inferior frontal gyrus
侧脑室, Lateral ventricle
额叶岛盖, Frontal operculum
内囊前肢, Internal capsule (anterior limb)
岛动脉, Insular arteries
岛叶皮层, Insular cortex
大脑中动脉, Middle cerebral artery
颈内动脉, Internal carotid artery

侧脑室颞角,
Lateral ventricle (temporal horn)

图 2-8-8　经垂体柄冠状切面

视交叉　由双眼视网膜鼻侧半交叉纤维和双眼视网膜颞侧半不交叉纤维所共同组成。视交叉受压迫的主要症状为视力减退、视野损害和视神经萎缩。**下颌下腺**　位于下颌骨下缘及二腹肌前、后腹所围成的下颌下三角内，被颈深筋膜的浅层包绕。其导管自腺内侧面发出，沿口底黏膜深面前行，开口于舌下阜

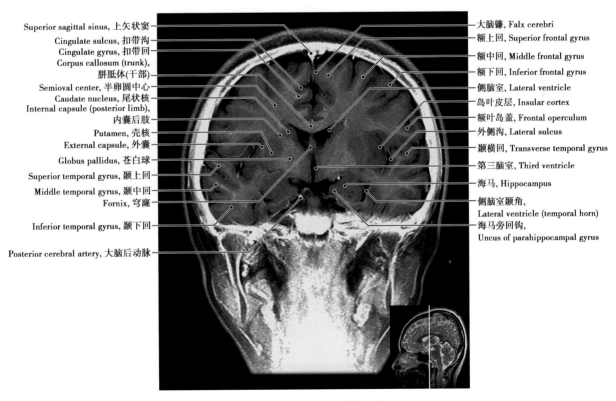

Superior sagittal sinus, 上矢状窦
Cingulate sulcus, 扣带沟
Cingulate gyrus, 扣带回
Corpus callosum (trunk), 胼胝体(干部)
Semioval center, 半卵圆中心
Caudate nucleus, 尾状核
Internal capsule (posterior limb), 内囊后肢
Putamen, 壳核
External capsule, 外囊
Globus pallidus, 苍白球
Superior temporal gyrus, 颞上回
Middle temporal gyrus, 颞中回
Fornix, 穹窿
Inferior temporal gyrus, 颞下回
Posterior cerebral artery, 大脑后动脉

大脑镰, Falx cerebri
额上回, Superior frontal gyrus
额中回, Middle frontal gyrus
额下回, Inferior frontal gyrus
侧脑室, Lateral ventricle
岛叶皮层, Insular cortex
额叶岛盖, Frontal operculum
外侧沟, Lateral sulcus
颞横回, Transverse temporal gyrus
第三脑室, Third ventricle
海马, Hippocampus
侧脑室颞角,
Lateral ventricle (temporal horn)
海马旁回钩,
Uncus of parahippocampal gyrus

图 2-8-9　经下颌头冠状切面

壳核和苍白球　二者构成豆状核，豆状核位于岛叶深部，在水平、额状切面上均呈尖向内侧的楔形，并被外侧白质板分为外部的壳和内部的苍白球。尾状核和壳称新纹状体。壳核与随意运动的稳定、肌紧张的调节密切相关，并有认知功能。受损时可导致多种运动和认知障碍，新纹状体病变可导致舞蹈症

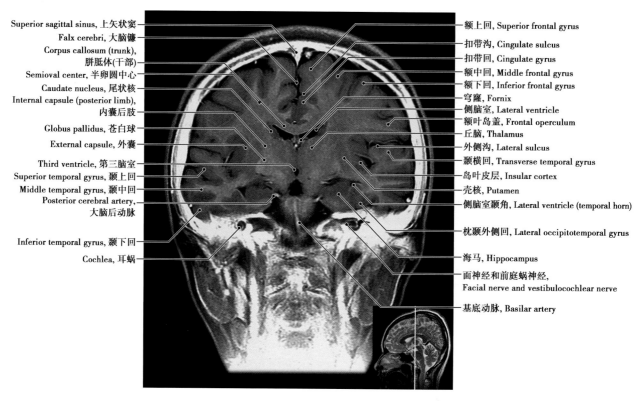

Superior sagittal sinus, 上矢状窦
Falx cerebri, 大脑镰
Corpus callosum (trunk), 胼胝体(干部)
Semioval center, 半卵圆中心
Caudate nucleus, 尾状核
Internal capsule (posterior limb), 内囊后肢
Globus pallidus, 苍白球
External capsule, 外囊
Third ventricle, 第三脑室
Superior temporal gyrus, 颞上回
Middle temporal gyrus, 颞中回
Posterior cerebral artery, 大脑后动脉
Inferior temporal gyrus, 颞下回
Cochlea, 耳蜗

额上回, Superior frontal gyrus
扣带沟, Cingulate sulcus
扣带回, Cingulate gyrus
额中回, Middle frontal gyrus
额下回, Inferior frontal gyrus
穹窿, Fornix
侧脑室, Lateral ventricle
额叶岛盖, Frontal operculum
丘脑, Thalamus
外侧沟, Lateral sulcus
颞横回, Transverse temporal gyrus
岛叶皮层, Insular cortex
壳核, Putamen
侧脑室颞角, Lateral ventricle (temporal horn)
枕颞外侧回, Lateral occipitotemporal gyrus
海马, Hippocampus
面神经和前庭蜗神经, Facial nerve and vestibulocochlear nerve
基底动脉, Basilar artery

图 2-8-10　经基底动脉冠状切面

面神经和前庭蜗神经　面神经是以运动神经为主的混合神经,主要支配面部表情肌和传导舌前 2/3 的味觉以及支配舌下腺、下颌下腺和泪腺的分泌。前庭蜗神经由蜗神经和前庭神经组成,属特殊躯体感觉神经

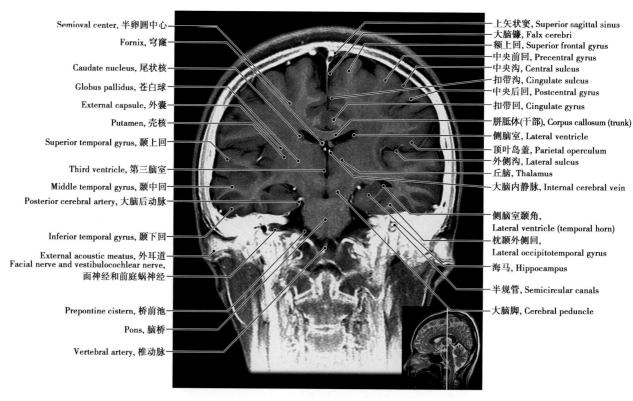

Semioval center, 半卵圆中心
Fornix, 穹窿
Caudate nucleus, 尾状核
Globus pallidus, 苍白球
External capsule, 外囊
Putamen, 壳核
Superior temporal gyrus, 颞上回
Third ventricle, 第三脑室
Middle temporal gyrus, 颞中回
Posterior cerebral artery, 大脑后动脉
Inferior temporal gyrus, 颞下回
External acoustic meatus, 外耳道
Facial nerve and vestibulocochlear nerve, 面神经和前庭蜗神经
Prepontine cistern, 桥前池
Pons, 脑桥
Vertebral artery, 椎动脉

上矢状窦, Superior sagittal sinus
大脑镰, Falx cerebri
额上回, Superior frontal gyrus
中央前回, Precentral gyrus
中央沟, Central sulcus
扣带沟, Cingulate sulcus
中央后回, Postcentral gyrus
扣带回, Cingulate gyrus
胼胝体(干部), Corpus callosum (trunk)
侧脑室, Lateral ventricle
顶叶岛盖, Parietal operculum
外侧沟, Lateral sulcus
丘脑, Thalamus
大脑内静脉, Internal cerebral vein
侧脑室颞角, Lateral ventricle (temporal horn)
枕颞外侧回, Lateral occipitotemporal gyrus
海马, Hippocampus
半规管, Semicircular canals
大脑脚, Cerebral peduncle

图 2-8-11　经大脑脚冠状切面

大脑内静脉　是最大、最重要的大脑深部静脉,成对起自室间孔之后,靠近中线,在第三脑室顶部脉络丛组织(前髓肌)内。大脑内静脉向后行,接收一些小的室管膜下属支,终于四叠体池嘴部,两侧的大脑内静脉联合并与两侧的基底静脉联合,形成大脑大静脉(Galen 静脉)。收集大脑深部的髓质、基底核、间脑、脑室脉络丛等处的静脉血

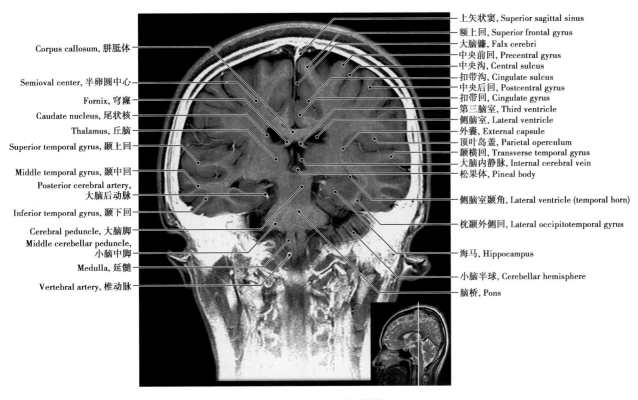

图 2-8-12 经松果体冠状切面

大脑后动脉 起自基底动脉,皮层支供应枕叶、颞叶底部,深穿支供应脑干、丘脑、海马、膝状体。闭塞时引起枕叶皮层闭塞,可有对侧偏盲(黄斑回避);中央支闭塞可导致丘脑梗死,表现为丘脑综合征:对侧偏身感觉减退,感觉异常和丘脑性疼痛及锥体外系症状

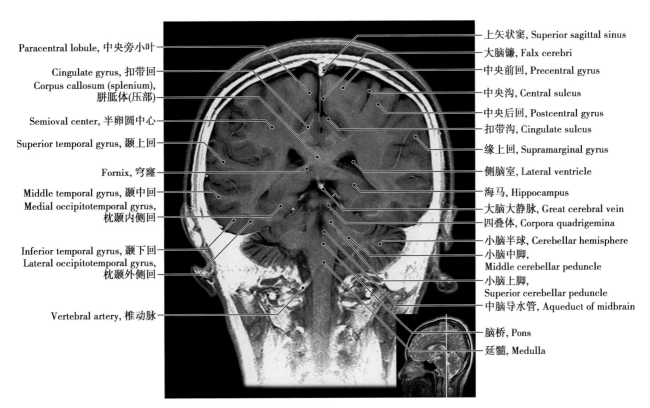

图 2-8-13 经胼胝体压部冠状切面

大脑大静脉 又称 Galen 静脉,是连接和汇入直窦的最大脑静脉,与直窦是脑静脉系统的重要组成部分,主要引流大脑深部的静脉血流。大脑内静脉与基底静脉在胼胝体压部之下联合形成大脑大静脉。大脑大静脉与下矢状窦汇合形成直窦。收集大脑深部的髓质、基底核、间脑、脑室脉络丛等处的静脉血

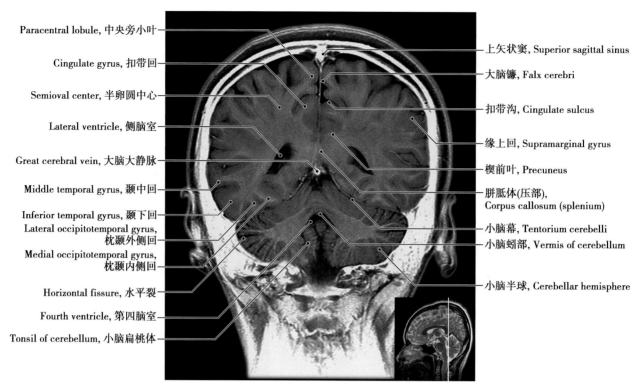

图 2-8-14　经侧脑室角三角区冠状切面

第四脑室　为脑内部的腔隙,位于小脑、延髓和脑桥之间,上接中脑导水管,下通脊髓中央管。接受由第三脑室通过中脑导水管流来的脑脊液,并通过中孔或侧孔流向蛛网膜下腔,再通过蛛网膜颗粒进入静脉系统。底部呈菱形,脑桥与延髓的神经核团多与此相毗邻,如脑桥的面神经核、三叉神经运动核和三叉神经感觉核等

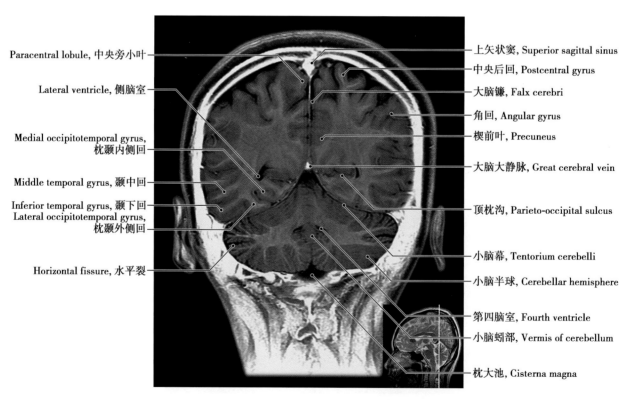

图 2-8-15　经侧脑室枕角冠状切面

小脑幕　由硬脑膜形成,呈帐篷状架于颅后窝上方,分隔端脑与小脑的结缔组织,其后外侧部附着于枕骨横窦沟和颞骨岩部上缘,前内侧缘游离形成幕切迹。切迹与鞍背之间形成一环形孔,称小脑幕裂孔,内有中脑通过。小脑幕将颅腔不完全地分割成上、下两部

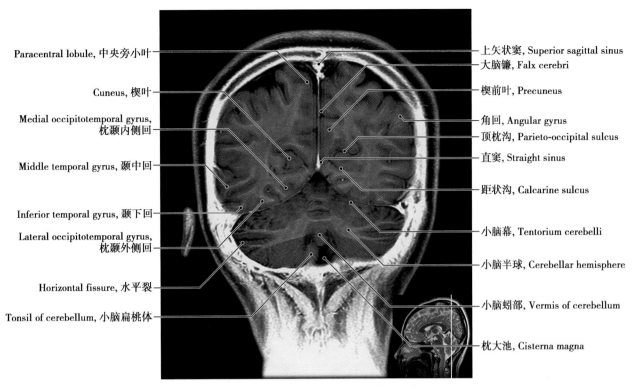

图 2-8-16　经小脑扁桃体冠状切面

直窦　是下矢状窦与大脑大静脉汇合而成,其在大脑镰与小脑幕会合区以内向后下行走,当下降行向窦汇途中接受了一些小脑蚓部及小脑半球的属支,也接受源于小脑幕本身不恒定的静脉管道。在解剖时,85%的直窦是一条位于中线小脑幕的管道,其余 15%中直窦是 2 条或 3 条管道。直窦在枕内隆凸处终结,变成左、右横窦

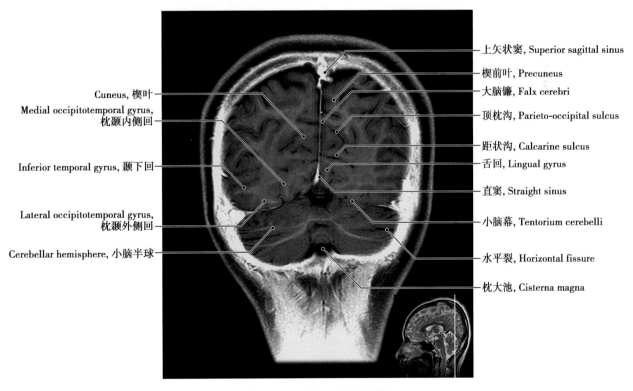

图 2-8-17　经枕大池冠状切面

舌回　为枕叶的一部分,位于距状沟和侧副沟后侧之间,其后侧与枕极相连,前侧与颞叶幕的表面相连,也与海马旁回有连接。具有视觉加工和单词加工作用。**楔前叶**　位于顶叶内侧部分,与许多高水平的认知功能有关,如情景记忆,自我相关的信息处理,以及意识的各个方面,但是并不确切

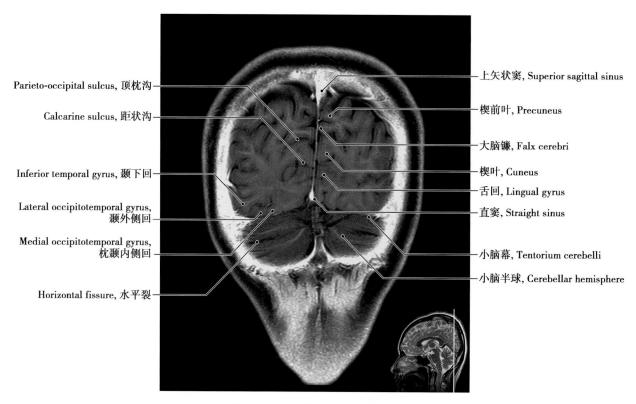

图 2-8-18 经顶叶和枕叶冠状切面

顶枕沟 在端脑中部横断面上,为胼胝体干或后钳后方最深的一条脑沟,自大脑半球内侧面斜向外;在正中及旁正中矢状断面上,位于半球后部自后上斜向前上的一条深沟,是顶叶与枕叶的分界线

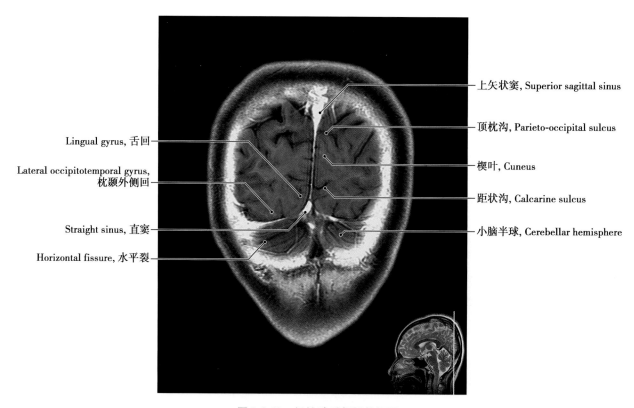

图 2-8-19 经枕叶后部冠状切面

楔叶 距状沟将枕叶分为上下两回,上方为楔叶,其前界为顶枕沟,楔叶从对侧优越的视网膜接收视觉信号表示下视区域。
水平裂 小脑表面有许多大致互相平行的脑沟,其中最显著的是水平裂,始自小脑中脚,以水平方向绕小脑半球的外侧缘和后缘,此裂为小脑上部和下部的界限

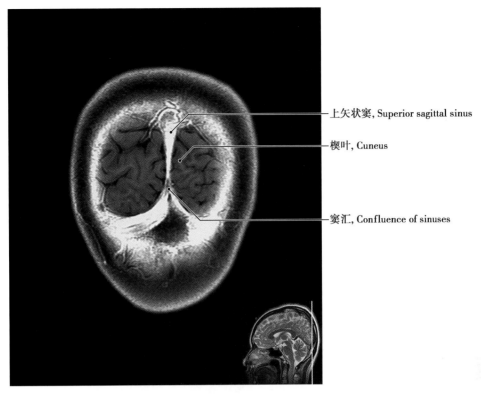

上矢状窦, Superior sagittal sinus

楔叶, Cuneus

窦汇, Confluence of sinuses

图 2-8-20　经窦汇冠状切面

窦汇　是由上矢状窦、直窦与横窦汇合而成,左右横窦间有不同交叉的管道相连,其不对称,有许多变异,属支也很不同

三、颈椎 MRI

概论

第三部分颈椎 MRI,包括 T_1WI 轴位、T_2WI 轴位各 14 个切面,T_1WI 矢状位、T_2WI 矢状位各 11 个切面,T_1WI 冠状位、T_2WI 冠状位各 12 个切面,共 74 幅影像图像,每幅图附有参考图及定位线,以及重要解剖部位的解释说明,以便广大读者学习、理解。

(一) T_1WI 轴位解剖图

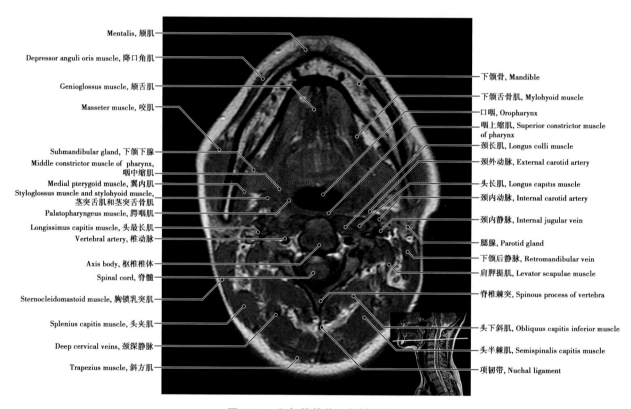

Mentalis, 颏肌
Depressor anguli oris muscle, 降口角肌
Genioglossus muscle, 颏舌肌
Masseter muscle, 咬肌

Submandibular gland, 下颌下腺
Middle constrictor muscle of pharynx, 咽中缩肌
Medial pterygoid muscle, 翼内肌
Styloglossus muscle and stylohyoid muscle, 茎突舌肌和茎突舌骨肌
Palatopharyngeus muscle, 腭咽肌
Longissimus capitis muscle, 头最长肌
Vertebral artery, 椎动脉
Axis body, 枢椎椎体
Spinal cord, 脊髓
Sternocleidomastoid muscle, 胸锁乳突肌
Splenius capitis muscle, 头夹肌
Deep cervical veins, 颈深静脉
Trapezius muscle, 斜方肌

下颌骨, Mandible
下颌舌骨肌, Mylohyoid muscle
口咽, Oropharynx
咽上缩肌, Superior constrictor muscle of pharynx
颈长肌, Longus colli muscle
颈外动脉, External carotid artery
头长肌, Longus capitis muscle
颈内动脉, Internal carotid artery
颈内静脉, Internal jugular vein
腮腺, Parotid gland
下颌后静脉, Retromandibular vein
肩胛提肌, Levator scapulae muscle
脊椎棘突, Spinous process of vertebra
头下斜肌, Obliquus capitis inferior muscle
头半棘肌, Semispinalis capitis muscle
项韧带, Nuchal ligament

图 3-1-1 经枢椎椎体下部轴位切面

枢椎 第 2 节颈椎,上方有齿突,齿突与寰椎前弓后面形成关节,椎体上方在齿突两侧各有一向上关节面与寰椎连接,枢椎棘突宽大且分叉,横突较小且朝下。第 2 颈神经从关节后方通过。**下颌骨** 分为体、升支部,两侧体部在正中联合,下颌升支部上方有两个骨性突起,后方为髁状突,前方为喙突,两者间凹缘为下颌切迹,升支部后缘与下颌骨下缘相交处

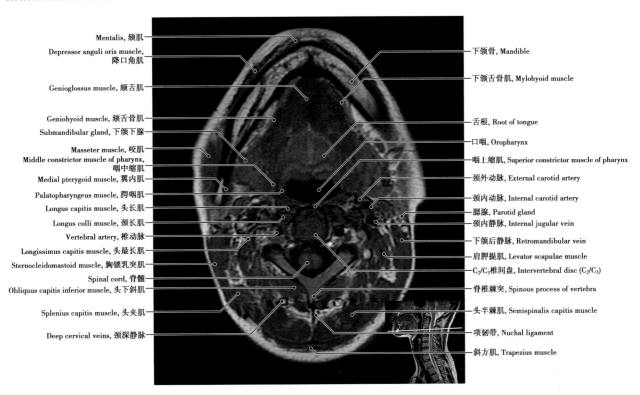

图 3-1-2 经 C₂/C₃ 椎间盘轴位切面

C₂/C₃ 椎间盘 位于第 2~3 节颈椎之间的椎间盘,椎间盘分为中央部的髓核,富于弹性的胶状物质;周围部的**纤维环**,由多层**纤维软骨**环按同心圆排列。颈腰部纤维环前厚后薄,髓核易向后外侧脱出,突入**椎管**或椎间孔,压迫**脊髓**或脊神经

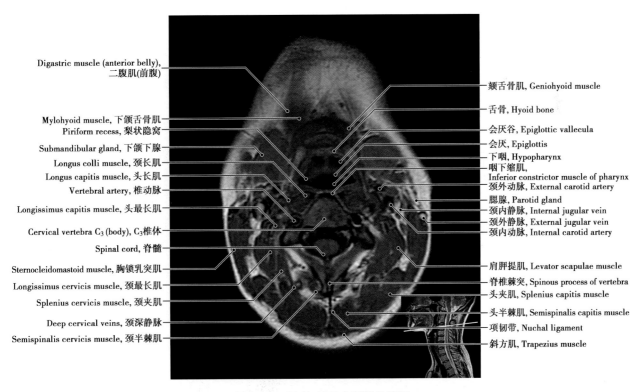

图 3-1-3 经 C₃ 椎体中部轴位切面

腮腺 为最大的一对唾液腺,位于外耳道前下方,上方为外耳道及颞下颌关节后缘;前内侧为咬肌、下颌支、翼内肌的后份;后内侧为乳突、胸锁乳突肌、二腹肌后腹、茎突、颈内动脉、颈内静脉、第IX~XII对脑神经。**会厌** 为舌根后方帽舌状的结构,为软骨被以黏膜,扁平如叶状,上缘游离呈弧形,茎在下端,附着于甲状软骨前角的内面,其与舌根之间有左右成对的凹窝,为骨刺容易进入的部位

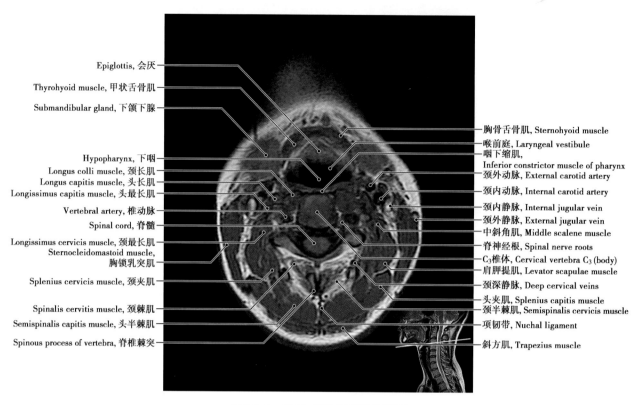

Epiglottis, 会厌
Thyrohyoid muscle, 甲状舌骨肌
Submandibular gland, 下颌下腺
Hypopharynx, 下咽
Longus colli muscle, 颈长肌
Longus capitis muscle, 头长肌
Longissimus capitis muscle, 头最长肌
Vertebral artery, 椎动脉
Spinal cord, 脊髓
Longissimus cervicis muscle, 颈最长肌
Sternocleidomastoid muscle, 胸锁乳突肌
Splenius cervicis muscle, 颈夹肌
Spinalis cervitis muscle, 颈棘肌
Semispinalis capitis muscle, 头半棘肌
Spinous process of vertebra, 脊椎棘突

胸骨舌骨肌, Sternohyoid muscle
喉前庭, Laryngeal vestibule
咽下缩肌, Inferior constrictor muscle of pharynx
颈外动脉, External carotid artery
颈内动脉, Internal carotid artery
颈内静脉, Internal jugular vein
颈外静脉, External jugular vein
中斜角肌, Middle scalene muscle
脊神经根, Spinal nerve roots
C3椎体, Cervical vertebra C3 (body)
肩胛提肌, Levator scapulae muscle
颈深静脉, Deep cervical veins
头夹肌, Splenius capitis muscle
颈半棘肌, Semispinalis cervicis muscle
项韧带, Nuchal ligament
斜方肌, Trapezius muscle

图 3-1-4　经 C₃ 椎体下部轴位切面

下颌下腺　属于唾液腺的一种，主要的功能是分泌唾液，位于下颌骨下缘及二腹肌前、后腹所围成的**下颌下三角**内，被颈深筋膜的浅层包绕，其导管自腺内侧面发出，沿口底黏膜深面前行，开口于舌下阜

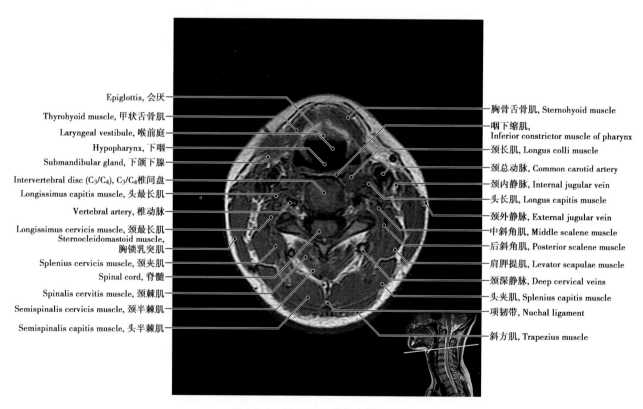

Epiglottis, 会厌
Thyrohyoid muscle, 甲状舌骨肌
Laryngeal vestibule, 喉前庭
Hypopharynx, 下咽
Submandibular gland, 下颌下腺
Intervertebral disc (C₃/C₄), C₃/C₄椎间盘
Longissimus capitis muscle, 头最长肌
Vertebral artery, 椎动脉
Longissimus cervicis muscle, 颈最长肌
Sternocleidomastoid muscle, 胸锁乳突肌
Splenius cervicis muscle, 颈夹肌
Spinal cord, 脊髓
Spinalis cervitis muscle, 颈棘肌
Semispinalis cervicis muscle, 颈半棘肌
Semispinalis capitis muscle, 头半棘肌

胸骨舌骨肌, Sternohyoid muscle
咽下缩肌, Inferior constrictor muscle of pharynx
颈长肌, Longus colli muscle
颈总动脉, Common carotid artery
颈内静脉, Internal jugular vein
头长肌, Longus capitis muscle
颈外静脉, External jugular vein
中斜角肌, Middle scalene muscle
后斜角肌, Posterior scalene muscle
肩胛提肌, Levator scapulae muscle
颈深静脉, Deep cervical veins
头夹肌, Splenius capitis muscle
项韧带, Nuchal ligament
斜方肌, Trapezius muscle

图 3-1-5　经 C₃/C₄ 椎间盘轴位切面

椎动脉　由**锁骨下动脉**第一段发出，左右各一，沿前斜角肌内侧上行，穿上六节颈椎双侧横突孔，经**枕骨大孔**上升到颅内后，两条椎动脉在脑桥下缘汇合形成**基底动脉**，主要供应颈髓、脑干、小脑及枕叶、颞叶的基底面及丘脑等部位的血液

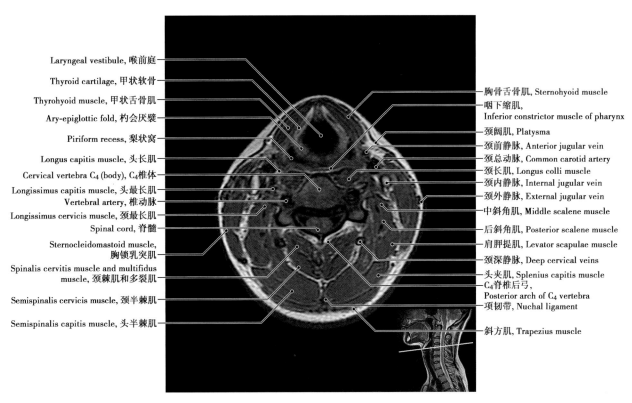

图 3-1-6　经 C₄ 椎体轴位切面

梨状窝　两侧杓会厌皱襞外下方的深窝,其前壁黏膜下有喉上神经内支经此入喉,两梨状窝之间,环状软骨板后方有环后隙与食管入口相通,当吞咽时梨状窝呈漏斗形张开,食物经环后隙入食管

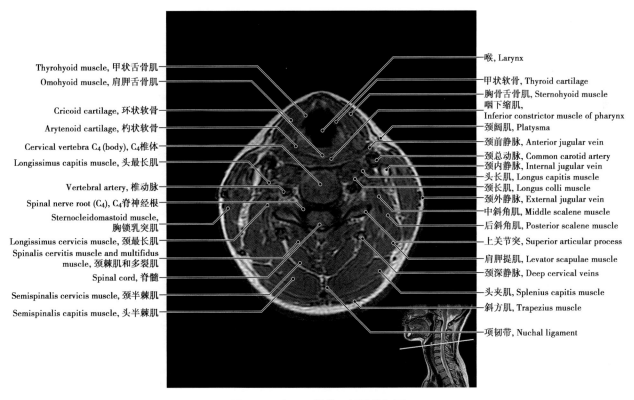

图 3-1-7　经 C₄ 椎体下部轴位切面

环状软骨　位于甲状软骨下方,由前部窄低的环状软骨弓和后部高而宽阔的环状软骨板构成,构成喉后壁的大部分,环状软骨弓平对第 6 颈椎,是颈部的重要标志之一,环状软骨为喉和气管中唯一呈完整环形的软骨,对支撑呼吸道有极为重要的作用

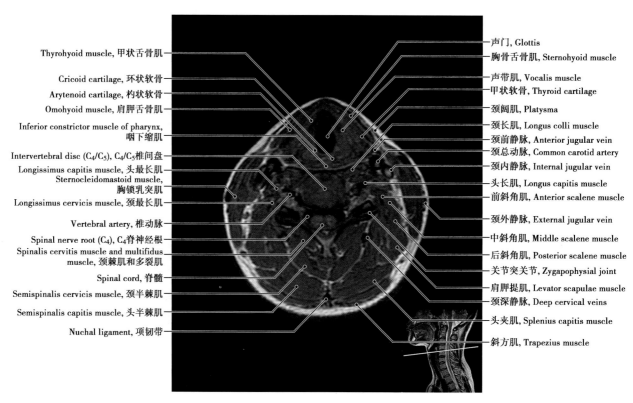

图 3-1-8 经 C₄/C₅ 椎间盘轴位切面

声门 声带位于室带下方,左右各一,由声韧带、声肌及黏膜组成,因缺乏黏膜下层,含血管少,在**间接喉镜**下呈白色带状,其游离缘薄而锐。两声带间的空隙称**声门裂**,即声门

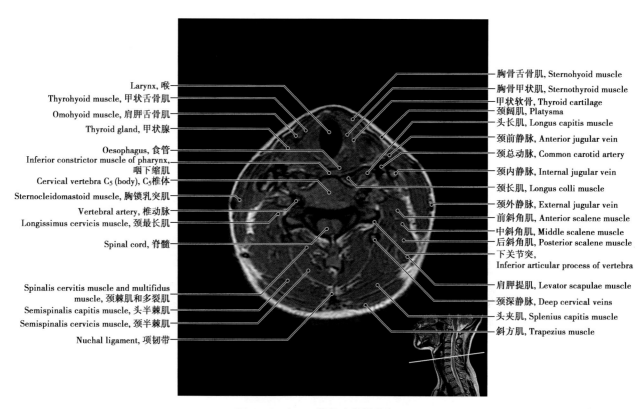

图 3-1-9 经 C₅ 椎体中部轴位切面

项韧带 从颈椎棘突尖向后扩展成三角形板状的弹性膜层,常被认为与棘上韧带和颈椎棘突间韧带同源,向上附着于枕外隆凸及枕外嵴,向下达第 7 颈椎棘突并续于棘上韧带,是颈部肌肉附着的双层致密弹性纤维隔。**斜方肌** 为位于中上背部的浅层肌肉,起于枕外隆凸、上项线、项韧带、第 7 颈椎及全部胸椎棘突,纤维分上、中、下三部分,分别止于锁骨外侧 1/3、肩胛冈和肩峰

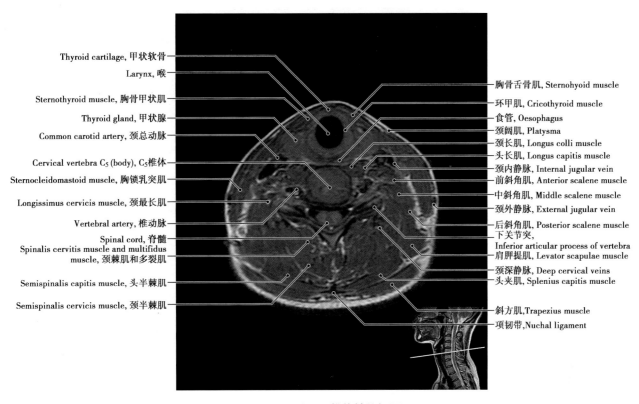

Thyroid cartilage, 甲状软骨
Larynx, 喉
Sternothyroid muscle, 胸骨甲状肌
Thyroid gland, 甲状腺
Common carotid artery, 颈总动脉
Cervical vertebra C₅ (body), C₅椎体
Sternocleidomastoid muscle, 胸锁乳突肌
Longissimus cervicis muscle, 颈最长肌
Vertebral artery, 椎动脉
Spinal cord, 脊髓
Spinalis cervitis muscle and multifidus muscle, 颈棘肌和多裂肌
Semispinalis capitis muscle, 头半棘肌
Semispinalis cervicis muscle, 颈半棘肌

胸骨舌骨肌, Sternohyoid muscle
环甲肌, Cricothyroid muscle
食管, Oesophagus
颈阔肌, Platysma
颈长肌, Longus colli muscle
头长肌, Longus capitis muscle
颈内静脉, Internal jugular vein
前斜角肌, Anterior scalene muscle
中斜角肌, Middle scalene muscle
颈外静脉, External jugular vein
后斜角肌, Posterior scalene muscle
下关节突, Inferior articular process of vertebra
肩胛提肌, Levator scapulae muscle
颈深静脉, Deep cervical veins
头夹肌, Splenius capitis muscle
斜方肌, Trapezius muscle
项韧带, Nuchal ligament

图 3-1-10　经 C₅ 椎体轴位切面

椎动脉　由锁骨下动脉第一段发出,左右各一,沿前斜角肌内侧上行,穿上六节颈椎双侧横突孔,经枕骨大孔上升到颅内后,两条椎动脉在脑桥下缘汇合形成基底动脉,主要供应颈髓、脑干、小脑及枕叶、颞叶的基底面及丘脑等部位的血液

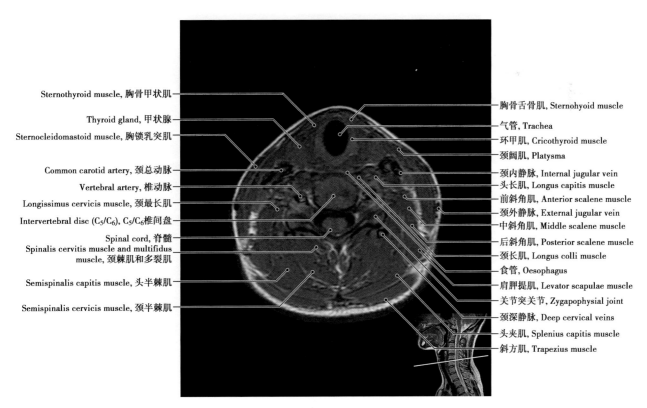

Sternothyroid muscle, 胸骨甲状肌
Thyroid gland, 甲状腺
Sternocleidomastoid muscle, 胸锁乳突肌
Common carotid artery, 颈总动脉
Vertebral artery, 椎动脉
Longissimus cervicis muscle, 颈最长肌
Intervertebral disc (C₅/C₆), C₅/C₆椎间盘
Spinal cord, 脊髓
Spinalis cervitis muscle and multifidus muscle, 颈棘肌和多裂肌
Semispinalis capitis muscle, 头半棘肌
Semispinalis cervicis muscle, 颈半棘肌

胸骨舌骨肌, Sternohyoid muscle
气管, Trachea
环甲肌, Cricothyroid muscle
颈阔肌, Platysma
颈内静脉, Internal jugular vein
头长肌, Longus capitis muscle
前斜角肌, Anterior scalene muscle
颈外静脉, External jugular vein
中斜角肌, Middle scalene muscle
后斜角肌, Posterior scalene muscle
颈长肌, Longus colli muscle
食管, Oesophagus
肩胛提肌, Levator scapulae muscle
关节突关节, Zygapophysial joint
颈深静脉, Deep cervical veins
头夹肌, Splenius capitis muscle
斜方肌, Trapezius muscle

图 3-1-11　经 C₅/C₆ 椎间盘轴位切面

脊髓　为中枢神经系统的一部分,位于椎管内,上端与延髓相连,下端呈圆锥形,中央有与脑室相通的中央管,成人脊髓终于第1腰椎下缘或第2腰椎上缘水平,初生儿则平第3腰椎水平,脊髓发出多对脊神经分布到全身皮肤、肌肉和内脏器官

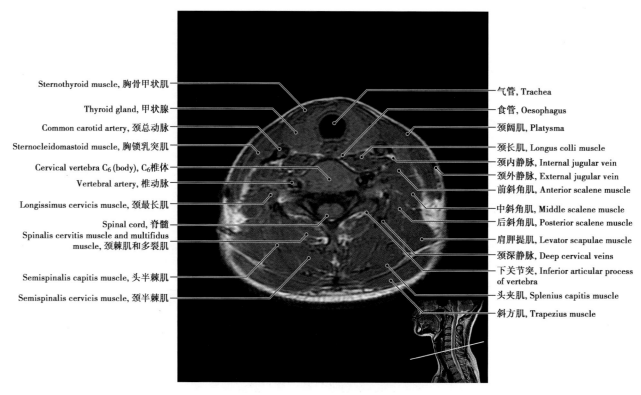

图 3-1-12　经 C₆ 椎体轴位切面

Sternothyroid muscle, 胸骨甲状肌
Thyroid gland, 甲状腺
Common carotid artery, 颈总动脉
Sternocleidomastoid muscle, 胸锁乳突肌
Cervical vertebra C₆ (body), C₆椎体
Vertebral artery, 椎动脉
Longissimus cervicis muscle, 颈最长肌
Spinal cord, 脊髓
Spinalis cervitis muscle and multifidus muscle, 颈棘肌和多裂肌
Semispinalis capitis muscle, 头半棘肌
Semispinalis cervicis muscle, 颈半棘肌

气管, Trachea
食管, Oesophagus
颈阔肌, Platysma
颈长肌, Longus colli muscle
颈内静脉, Internal jugular vein
颈外静脉, External jugular vein
前斜角肌, Anterior scalene muscle
中斜角肌, Middle scalene muscle
后斜角肌, Posterior scalene muscle
肩胛提肌, Levator scapulae muscle
颈深静脉, Deep cervical veins
下关节突, Inferior articular process of vertebra
头夹肌, Splenius capitis muscle
斜方肌, Trapezius muscle

气管　环状软骨下方喉腔移行为气管,由软骨、肌肉、结缔组织和黏膜构成,软骨为"C"形的软骨环,缺口向后,各软骨环以韧带连接起来,环后方缺口处由平滑肌和致密结缔组织连接,保持了持续张开状态。管腔衬以黏膜,表面覆盖纤毛上皮,黏膜分泌的黏液可黏附吸入空气中的灰尘颗粒,纤毛不断向咽部摆动将黏液与灰尘排出,以净化吸入的气体

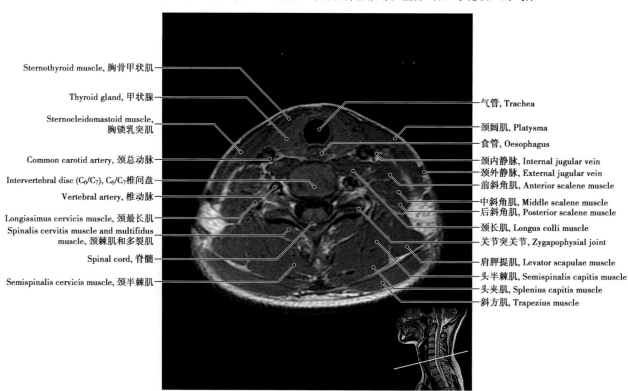

图 3-1-13　经 C₆/C₇ 椎间盘轴位切面(一)

Sternothyroid muscle, 胸骨甲状肌
Thyroid gland, 甲状腺
Sternocleidomastoid muscle, 胸锁乳突肌
Common carotid artery, 颈总动脉
Intervertebral disc (C₆/C₇), C₆/C₇椎间盘
Vertebral artery, 椎动脉
Longissimus cervicis muscle, 颈最长肌
Spinalis cervitis muscle and multifidus muscle, 颈棘肌和多裂肌
Spinal cord, 脊髓
Semispinalis cervicis muscle, 颈半棘肌

气管, Trachea
颈阔肌, Platysma
食管, Oesophagus
颈内静脉, Internal jugular vein
颈外静脉, External jugular vein
前斜角肌, Anterior scalene muscle
中斜角肌, Middle scalene muscle
后斜角肌, Posterior scalene muscle
颈长肌, Longus colli muscle
关节突关节, Zygapophysial joint
肩胛提肌, Levator scapulae muscle
头半棘肌, Semispinalis capitis muscle
头夹肌, Splenius capitis muscle
斜方肌, Trapezius muscle

头夹肌　起自项韧带下部和上位胸椎棘突,肌纤维斜向外上方,在胸锁乳突肌上端的深面,止于乳突下部和上项线的外侧部。**颈半棘肌**　位于项部及上背部,在夹肌之下,以一串腱起始于第 2 到第 6 胸椎横突的顶端,各腱结合成一块宽阔的肌肉向上,附着至第 2 到第 5 颈椎的棘突上,属于浅层横突棘肌

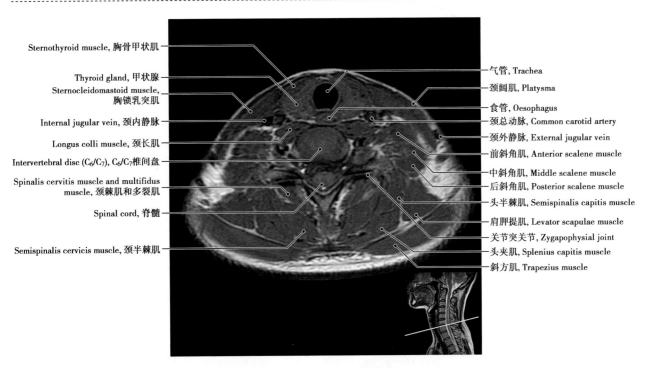

Sternothyroid muscle, 胸骨甲状肌
Thyroid gland, 甲状腺
Sternocleidomastoid muscle, 胸锁乳突肌
Internal jugular vein, 颈内静脉
Longus colli muscle, 颈长肌
Intervertebral disc (C$_6$/C$_7$), C$_6$/C$_7$椎间盘
Spinalis cervitis muscle and multifidus muscle, 颈棘肌和多裂肌
Spinal cord, 脊髓
Semispinalis cervicis muscle, 颈半棘肌

气管, Trachea
颈阔肌, Platysma
食管, Oesophagus
颈总动脉, Common carotid artery
颈外静脉, External jugular vein
前斜角肌, Anterior scalene muscle
中斜角肌, Middle scalene muscle
后斜角肌, Posterior scalene muscle
头半棘肌, Semispinalis capitis muscle
肩胛提肌, Levator scapulae muscle
关节突关节, Zygapophysial joint
头夹肌, Splenius capitis muscle
斜方肌, Trapezius muscle

图 3-1-14　经 C$_6$/C$_7$ 椎间盘轴位切面(二)

头半棘肌　位于颈部及上背部,在夹肌下方与头、颈最长肌的内侧,以一串腱起始于上方六节或七节胸椎和第7节颈椎横突的顶端,以及之后上方三节颈椎的关节突上;各腱结合成一块宽阔的肌肉向上,附着至枕骨的上项线和下项线之间,属于浅层横突棘肌

(二) T$_2$WI 轴位解剖图

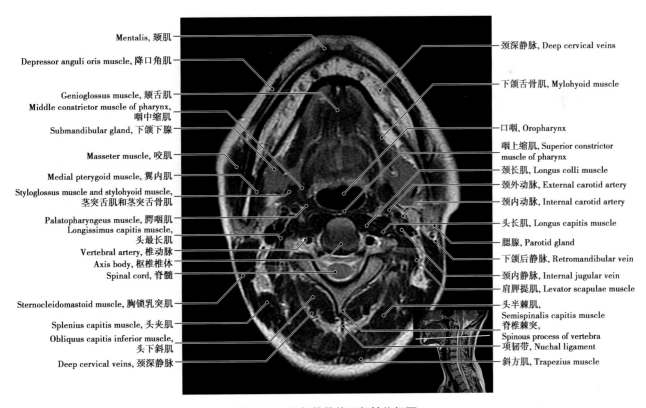

Mentalis, 颏肌
Depressor anguli oris muscle, 降口角肌
Genioglossus muscle, 颏舌肌
Middle constrictor muscle of pharynx, 咽中缩肌
Submandibular gland, 下颌下腺
Masseter muscle, 咬肌
Medial pterygoid muscle, 翼内肌
Styloglossus muscle and stylohyoid muscle, 茎突舌肌和茎突舌骨肌
Palatopharyngeus muscle, 腭咽肌
Longissimus capitis muscle, 头最长肌
Vertebral artery, 椎动脉
Axis body, 枢椎椎体
Spinal cord, 脊髓
Sternocleidomastoid muscle, 胸锁乳突肌
Splenius capitis muscle, 头夹肌
Obliquus capitis inferior muscle, 头下斜肌
Deep cervical veins, 颈深静脉

颈深静脉, Deep cervical veins
下颌舌骨肌, Mylohyoid muscle
口咽, Oropharynx
咽上缩肌, Superior constrictor muscle of pharynx
颈长肌, Longus colli muscle
颈外动脉, External carotid artery
颈内动脉, Internal carotid artery
头长肌, Longus capitis muscle
腮腺, Parotid gland
下颌后静脉, Retromandibular vein
颈内静脉, Internal jugular vein
肩胛提肌, Levator scapulae muscle
头半棘肌, Semispinalis capitis muscle
脊椎棘突, Spinous process of vertebra
项韧带, Nuchal ligament
斜方肌, Trapezius muscle

图 3-2-1　经枢椎椎体下部轴位切面

枢椎　为第2节颈椎,上方有齿突,齿突与寰椎前弓后面形成关节,椎体上方在齿突两侧各有一向上关节面与寰椎连接,第2颈神经从关节后方通过。**腮腺**　为最大的一对唾液腺,位于外耳道前下方,上方为外耳道及颞下颌关节的后缘;前内侧为咬肌、下颌支、翼内肌的后份;后内侧为乳突、胸锁乳突肌、二腹肌后腹、茎突、颈内动脉、颈内静脉、第Ⅸ~Ⅻ对脑神经

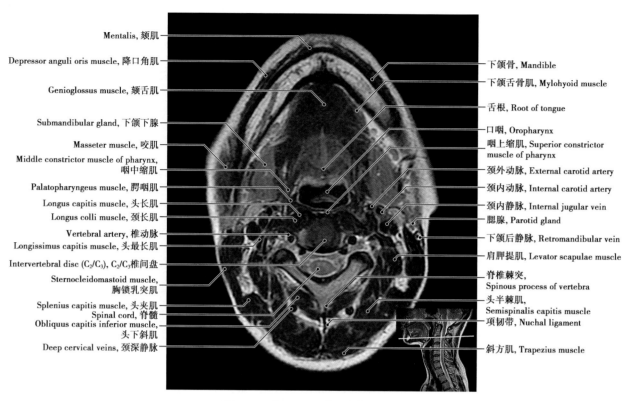

Mentalis, 颏肌
Depressor anguli oris muscle, 降口角肌
Genioglossus muscle, 颏舌肌
Submandibular gland, 下颌下腺
Masseter muscle, 咬肌
Middle constrictor muscle of pharynx, 咽中缩肌
Palatopharyngeus muscle, 腭咽肌
Longus capitis muscle, 头长肌
Longus colli muscle, 颈长肌
Vertebral artery, 椎动脉
Longissimus capitis muscle, 头最长肌
Intervertebral disc (C₂/C₃), C₂/C₃椎间盘
Sternocleidomastoid muscle, 胸锁乳突肌
Splenius capitis muscle, 头夹肌
Spinal cord, 脊髓
Obliquus capitis inferior muscle, 头下斜肌
Deep cervical veins, 颈深静脉

下颌骨, Mandible
下颌舌骨肌, Mylohyoid muscle
舌根, Root of tongue
口咽, Oropharynx
咽上缩肌, Superior constrictor muscle of pharynx
颈外动脉, External carotid artery
颈内动脉, Internal carotid artery
颈内静脉, Internal jugular vein
腮腺, Parotid gland
下颌后静脉, Retromandibular vein
肩胛提肌, Levator scapulae muscle
脊椎棘突, Spinous process of vertebra
头半棘肌, Semispinalis capitis muscle
项韧带, Nuchal ligament
斜方肌, Trapezius muscle

图 3-2-2　经 C₂/C₃ 椎间盘轴位切面

C₂/C₃ 椎间盘　位于第 2～3 节颈椎之间的椎间盘,椎间盘分为中央部的髓核,富于弹性的胶状物质;周围部的纤维环,由多层纤维软骨环按同心圆排列。颈腰部纤维环前厚后薄,髓核易向后外侧脱出,突入椎管或椎间孔,压迫脊髓或脊神经

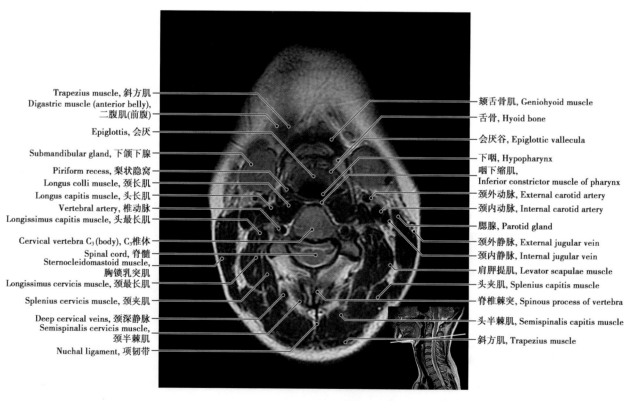

Trapezius muscle, 斜方肌
Digastric muscle (anterior belly), 二腹肌(前腹)
Epiglottis, 会厌
Submandibular gland, 下颌下腺
Piriform recess, 梨状隐窝
Longus colli muscle, 颈长肌
Longus capitis muscle, 头长肌
Vertebral artery, 椎动脉
Longissimus capitis muscle, 头最长肌
Cervical vertebra C₃ (body), C₃椎体
Spinal cord, 脊髓
Sternocleidomastoid muscle, 胸锁乳突肌
Longissimus cervicis muscle, 颈最长肌
Splenius cervicis muscle, 颈夹肌
Deep cervical veins, 颈深静脉
Semispinalis cervicis muscle, 颈半棘肌
Nuchal ligament, 项韧带

颏舌骨肌, Geniohyoid muscle
舌骨, Hyoid bone
会厌谷, Epiglottic vallecula
下咽, Hypopharynx
咽下缩肌, Inferior constrictor muscle of pharynx
颈外动脉, External carotid artery
颈内动脉, Internal carotid artery
腮腺, Parotid gland
颈外静脉, External jugular vein
颈内静脉, Internal jugular vein
肩胛提肌, Levator scapulae muscle
头夹肌, Splenius capitis muscle
脊椎棘突, Spinous process of vertebra
头半棘肌, Semispinalis capitis muscle
斜方肌, Trapezius muscle

图 3-2-3　经 C₃ 椎体中部轴位切面

会厌　为舌根后方帽舌状的结构,为软骨被以黏膜,扁平如叶状,上缘游离呈弧形,茎在下端,附着于甲状软骨前角的内面,其与舌根之间有左右成对的凹窝,为骨刺容易进入的部位。**舌骨**　位于颈部,在下颌骨与喉之间支持舌,并当作某些舌肌的附着处,舌骨以韧带及肌肉悬挂于颞骨的茎突

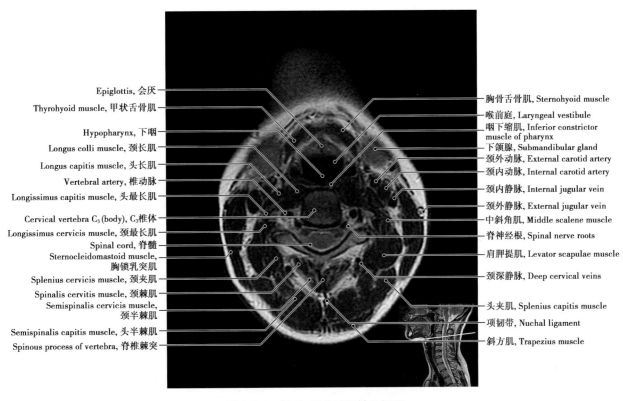

图 3-2-4　经 C₃ 椎体下部轴位切面

下颌下腺　属于唾液腺的一种,主要的功能是分泌唾液,位于下颌骨下缘及二腹肌前、后腹所围成的下颌下三角内,被颈深筋膜的浅层包绕,其导管自腺内侧面发出,沿口底黏膜深面前行,开口于舌下阜

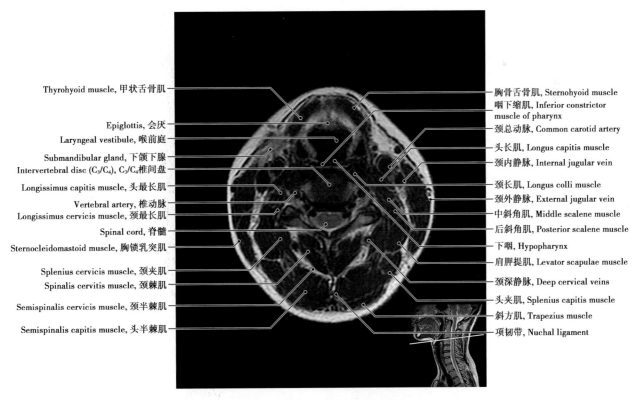

图 3-2-5　经 C₃/C₄ 椎间盘轴位切面

椎动脉　由锁骨下动脉第一段发出,左右各一,沿前斜角肌内侧上行,穿上六节颈椎双侧横突孔,经枕骨大孔上升到颅内后,两条椎动脉在脑桥下缘汇合形成基底动脉,主要供应颈髓、脑干、小脑及枕叶、颞叶的基底面及丘脑等部位的血液

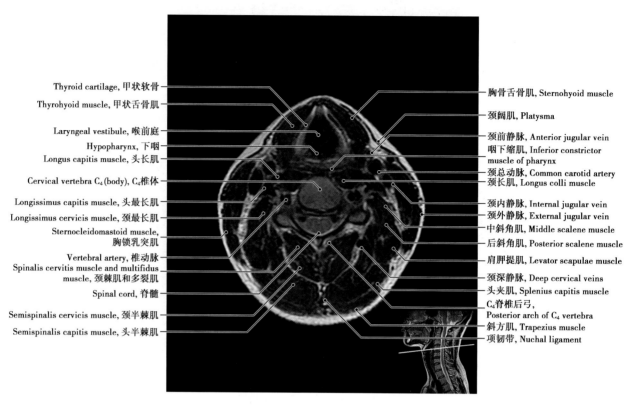

图 3-2-6　经 C₄ 椎体轴位切面

梨状窝　两侧杓会厌襞襞外下方的深窝,其前壁黏膜下有喉上神经内支经此入喉,两梨状窝之间,环状软骨板后方有环后隙与食管入口相通,当吞咽时梨状窝呈漏斗形张开,食物经环后隙入食管

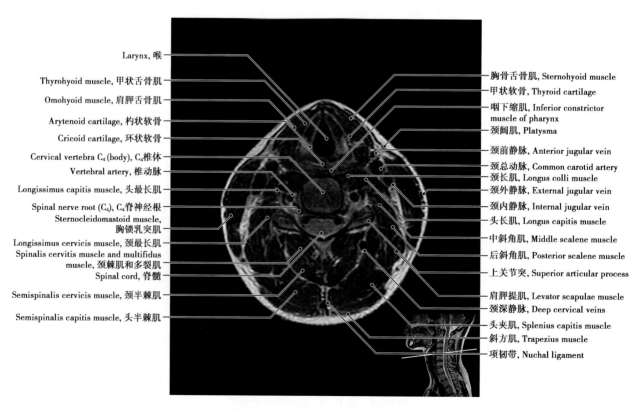

图 3-2-7　经 C₄ 椎体下部轴位切面

甲状软骨　是喉软骨中最大的一块,由两块前缘相互融合的近似四边形的软骨板组成,构成喉的前壁和侧壁,左、右板的后缘均向上下发出突起,称上角和下角,上角较长,借韧带与舌骨大角相连,下角较短,内侧面有关节面,与环状软骨相关节

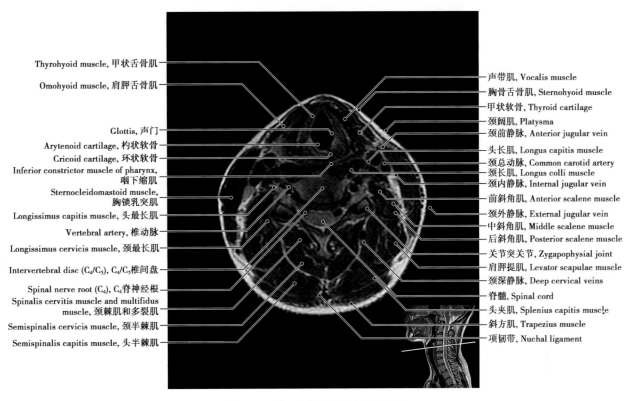

图 3-2-8 经 C₄/C₅ 椎间盘轴位切面

声门 声带位于室带下方,左右各一,由声韧带、声肌及黏膜组成,因缺乏黏膜下层,含血管少,在间接喉镜下呈白色带状,其游离缘薄而锐。两声带间的空隙称声门裂,即声门

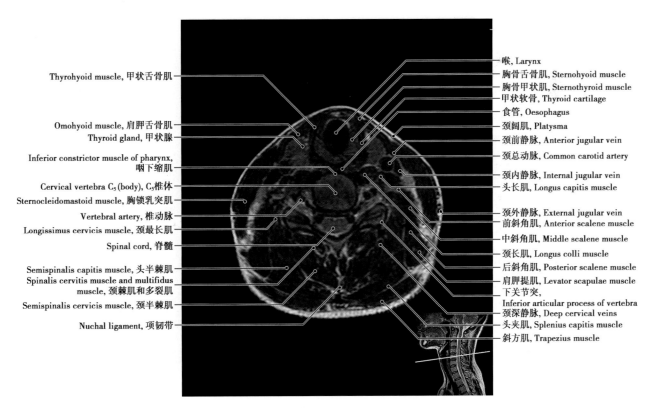

图 3-2-9 经 C₅ 椎体中部轴位切面

项韧带 从颈椎棘突尖向后扩展成三角形板状的弹性膜层,常被认为与棘上韧带和颈椎棘突间韧带同源,向上附着于枕外隆凸及枕外嵴,向下达第 7 颈椎棘突并续于棘上韧带,是颈部肌肉附着的双层致密弹性纤维隔

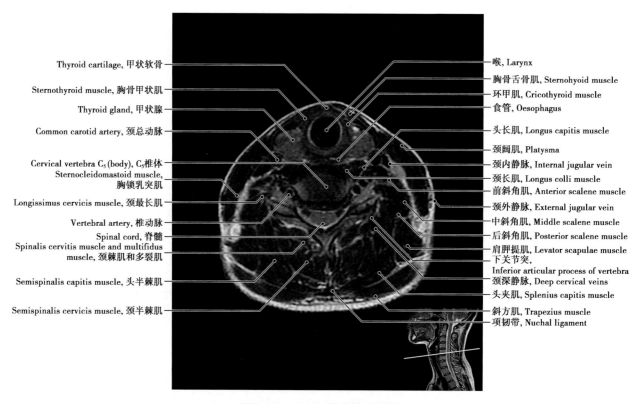

图 3-2-10　经 C₅ 椎体轴位切面

左颈总动脉　起自主动脉弓,为头颈部动脉主干,沿食管、气管和喉的外侧上升,到甲状软骨上缘处分为颈内动脉和颈外动脉。**椎动脉**　由锁骨下动脉第一段发出,左右各一,沿前斜角肌内侧上行,穿上六节颈椎双侧横突孔,经枕骨大孔上升到颅内后,两条椎动脉在脑桥下缘汇合形成基底动脉,主要供应颈髓、脑干、小脑及枕叶、颞叶的基底面及丘脑等部位的血液

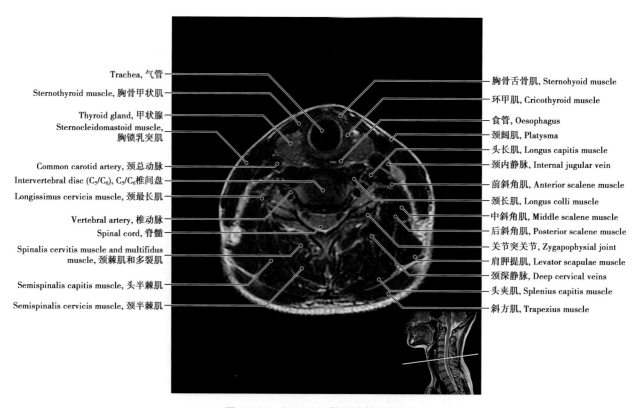

图 3-2-11　经 C₅/C₆ 椎间盘轴位切面

脊髓　为中枢神经系统的一部分,位于椎管内,上端与延髓相连,下端呈圆锥形,中央有与脑室相通的中央管,成人脊髓终于第 1 腰椎下缘或第 2 腰椎上缘水平,初生儿则平第 3 腰椎水平,脊髓发出多对脊神经分布到全身皮肤、肌肉和内脏器官

116

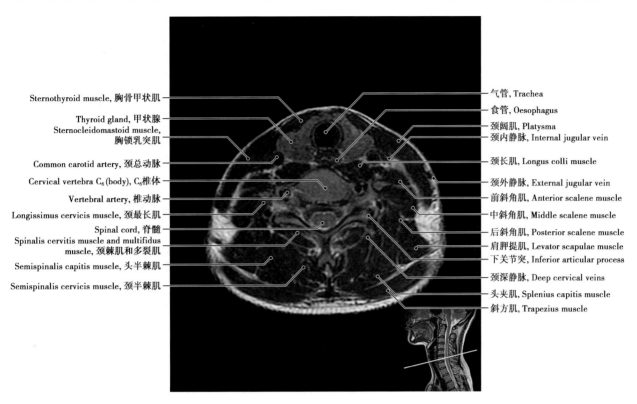

Sternothyroid muscle, 胸骨甲状肌
Thyroid gland, 甲状腺
Sternocleidomastoid muscle, 胸锁乳突肌
Common carotid artery, 颈总动脉
Cervical vertebra C₆(body), C₆椎体
Vertebral artery, 椎动脉
Longissimus cervicis muscle, 颈最长肌
Spinal cord, 脊髓
Spinalis cervitis muscle and multifidus muscle, 颈棘肌和多裂肌
Semispinalis capitis muscle, 头半棘肌
Semispinalis cervicis muscle, 颈半棘肌

气管, Trachea
食管, Oesophagus
颈阔肌, Platysma
颈内静脉, Internal jugular vein
颈长肌, Longus colli muscle
颈外静脉, External jugular vein
前斜角肌, Anterior scalene muscle
中斜角肌, Middle scalene muscle
后斜角肌, Posterior scalene muscle
肩胛提肌, Levator scapulae muscle
下关节突, Inferior articular process
颈深静脉, Deep cervical veins
头夹肌, Splenius capitis muscle
斜方肌, Trapezius muscle

图 3-2-12 经 C₆ 椎体轴位切面

气管 环状软骨下方喉腔移行为气管,由软骨、肌肉、结缔组织和黏膜构成,软骨为"C"形的软骨环,缺口向后,各软骨环以韧带连接起来,环后方缺口处由平滑肌和致密结缔组织连接,保持了持续张开状态。管腔衬以黏膜,表面覆盖纤毛上皮,黏膜分泌的黏液可黏附吸入空气中的灰尘颗粒,纤毛不断向咽部摆动将黏液与灰尘排出,以净化吸入的气体

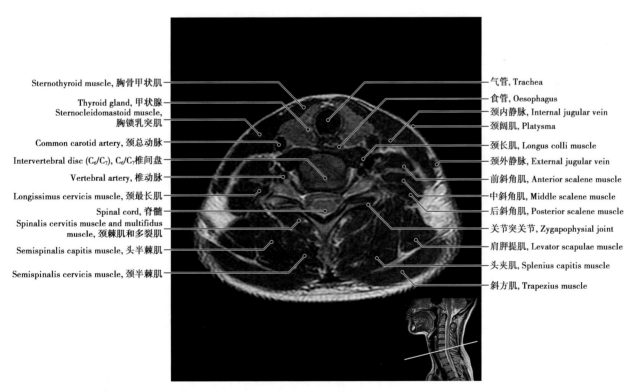

Sternothyroid muscle, 胸骨甲状肌
Thyroid gland, 甲状腺
Sternocleidomastoid muscle, 胸锁乳突肌
Common carotid artery, 颈总动脉
Intervertebral disc (C₆/C₇), C₆/C₇椎间盘
Vertebral artery, 椎动脉
Longissimus cervicis muscle, 颈最长肌
Spinal cord, 脊髓
Spinalis cervitis muscle and multifidus muscle, 颈棘肌和多裂肌
Semispinalis capitis muscle, 头半棘肌
Semispinalis cervicis muscle, 颈半棘肌

气管, Trachea
食管, Oesophagus
颈内静脉, Internal jugular vein
颈阔肌, Platysma
颈长肌, Longus colli muscle
颈外静脉, External jugular vein
前斜角肌, Anterior scalene muscle
中斜角肌, Middle scalene muscle
后斜角肌, Posterior scalene muscle
关节突关节, Zygapophysial joint
肩胛提肌, Levator scapulae muscle
头夹肌, Splenius capitis muscle
斜方肌, Trapezius muscle

图 3-2-13 经 C₆/C₇ 椎间盘轴位切面(一)

头夹肌 起自项韧带下部和上位胸椎棘突,肌纤维斜向外上方,在胸锁乳突肌上端的深面,止于乳突下部和上项线的外侧部。**颈半棘肌** 位于项部及上背部,在夹肌之下,以一串腱起始于第 1 到第 6 胸椎横突的顶端,各腱结合成一块宽阔的肌肉向上,附着至第 2 到第 5 颈椎的棘突上,属于浅层横突棘肌

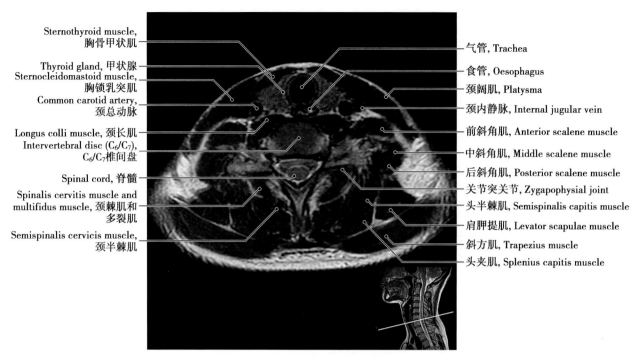

图 3-2-14 经 C₆/C₇ 椎间盘轴位切面（二）

头半棘肌　位于项部及上背部，在夹肌下方与头、颈最长肌的内侧，以一串腱起始于上方六节或七节胸椎和第 7 节颈椎横突的顶端，以及之后上方三节颈椎的关节突上；各腱结合成一块宽阔的肌肉向上，附着至枕骨的上项线和下项线之间，属于浅层横突棘肌

（三）T₁WI 矢状位解剖图

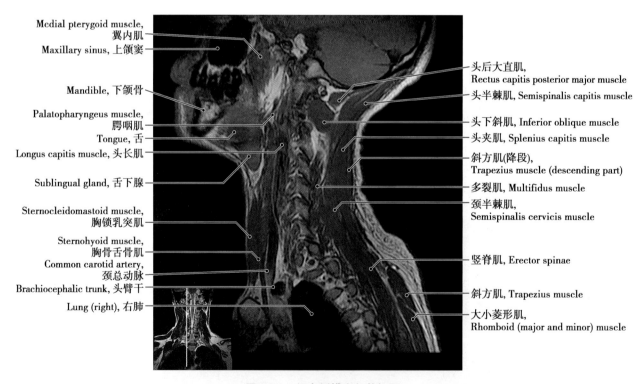

图 3-3-1 经右侧横突矢状切面

头半棘肌　位于项部及上背部，在夹肌下方与头、颈最长肌内侧，以一串腱起于上方六节或七节胸椎和第 7 节**颈椎**横突顶端，以及之后上方三节颈椎关节突上；各腱结合成一块宽阔的肌肉向上，附着至**枕骨**上项线和下项线之间，属于浅层横突棘肌。
头夹肌　起自项韧带下部和上位胸椎棘突，肌纤维斜向外上方，在胸锁乳突肌上端深面，止于乳突下部和上项线的外侧部

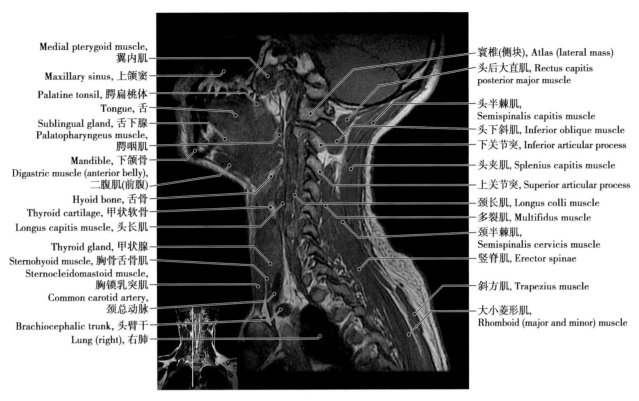

Medial pterygoid muscle, 翼内肌
Maxillary sinus, 上颌窦
Palatine tonsil, 腭扁桃体
Tongue, 舌
Sublingual gland, 舌下腺
Palatopharyngeus muscle, 腭咽肌
Mandible, 下颌骨
Digastric muscle (anterior belly), 二腹肌(前腹)
Hyoid bone, 舌骨
Thyroid cartilage, 甲状软骨
Longus capitis muscle, 头长肌
Thyroid gland, 甲状腺
Sternohyoid muscle, 胸骨舌骨肌
Sternocleidomastoid muscle, 胸锁乳突肌
Common carotid artery, 颈总动脉
Brachiocephalic trunk, 头臂干
Lung (right), 右肺

寰椎(侧块), Atlas (lateral mass)
头后大直肌, Rectus capitis posterior major muscle
头半棘肌, Semispinalis capitis muscle
头下斜肌, Inferior oblique muscle
下关节突, Inferior articular process
头夹肌, Splenius capitis muscle
上关节突, Superior articular process
颈长肌, Longus colli muscle
多裂肌, Multifidus muscle
颈半棘肌, Semispinalis cervicis muscle
竖脊肌, Erector spinae
斜方肌, Trapezius muscle
大小菱形肌, Rhomboid (major and minor) muscle

图 3-3-2　经右侧横突孔矢状切面

竖脊肌　为脊柱后方的长肌,下起骶骨背面,上达枕骨后方,以总腱起自骶骨背面、腰椎棘突、髂嵴后部和胸腰筋膜,分为三部:外侧为髂肋肌,止于肋角;中间为最长肌,止于横突及其附近肋骨;内侧为棘肌,止于棘突

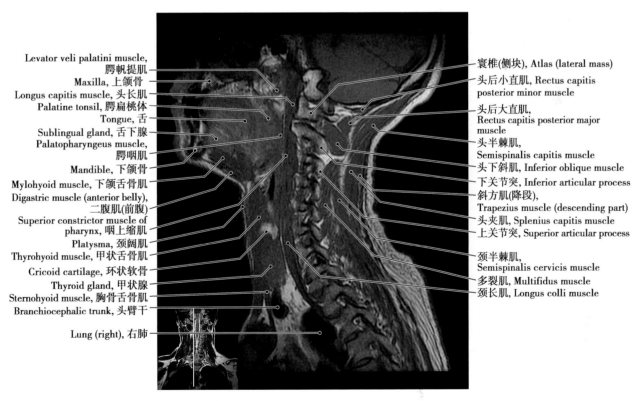

Levator veli palatini muscle, 腭帆提肌
Maxilla, 上颌骨
Longus capitis muscle, 头长肌
Palatine tonsil, 腭扁桃体
Tongue, 舌
Sublingual gland, 舌下腺
Palatopharyngeus muscle, 腭咽肌
Mandible, 下颌骨
Mylohyoid muscle, 下颌舌骨肌
Digastric muscle (anterior belly), 二腹肌(前腹)
Superior constrictor muscle of pharynx, 咽上缩肌
Platysma, 颈阔肌
Thyrohyoid muscle, 甲状舌骨肌
Cricoid cartilage, 环状软骨
Thyroid gland, 甲状腺
Sternohyoid muscle, 胸骨舌骨肌
Brachiocephalic trunk, 头臂干
Lung (right), 右肺

寰椎(侧块), Atlas (lateral mass)
头后小直肌, Rectus capitis posterior minor muscle
头后大直肌, Rectus capitis posterior major muscle
头半棘肌, Semispinalis capitis muscle
头下斜肌, Inferior oblique muscle
下关节突, Inferior articular process
斜方肌(降段), Trapezius muscle (descending part)
头夹肌, Splenius capitis muscle
上关节突, Superior articular process
颈半棘肌, Semispinalis cervicis muscle
多裂肌, Multifidus muscle
颈长肌, Longus colli muscle

图 3-3-3　经右侧椎间孔矢状切面

寰椎　为第1节颈椎,无椎体结构,由前、后弓及侧块组成,前弓后方有关节面与枢椎齿突形成寰枢关节,侧块与枕骨形成寰枕关节。**头后大直肌**　起于枢椎棘突侧面,向上止于枕骨下项线下骨面的外侧份。**头后小直肌**　起于寰椎后结节,向上止于枕骨下项线下骨面的内侧份

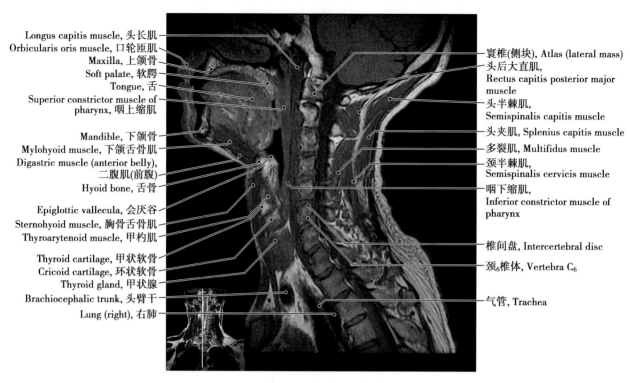

Longus capitis muscle, 头长肌
Orbicularis oris muscle, 口轮匝肌
Maxilla, 上颌骨
Soft palate, 软腭
Tongue, 舌
Superior constrictor muscle of pharynx, 咽上缩肌
Mandible, 下颌骨
Mylohyoid muscle, 下颌舌骨肌
Digastric muscle (anterior belly), 二腹肌(前腹)
Hyoid bone, 舌骨
Epiglottic vallecula, 会厌谷
Sternohyoid muscle, 胸骨舌骨肌
Thyroarytenoid muscle, 甲杓肌
Thyroid cartilage, 甲状软骨
Cricoid cartilage, 环状软骨
Thyroid gland, 甲状腺
Brachiocephalic trunk, 头臂干
Lung (right), 右肺

寰椎(侧块), Atlas (lateral mass)
头后大直肌, Rectus capitis posterior major muscle
头半棘肌, Semispinalis capitis muscle
头夹肌, Splenius capitis muscle
多裂肌, Multifidus muscle
颈半棘肌, Semispinalis cervicis muscle
咽下缩肌, Inferior constrictor muscle of pharynx
椎间盘, Intercertebral disc
颈$_6$椎体, Vertebra C$_6$
气管, Trachea

图 3-3-4　经右侧侧隐窝矢状切面

会厌谷　位于舌根与会厌软骨之间正中的舌会厌韧带两侧,常为异物存留的部位。**环状软骨**　位于甲状软骨下方,由前部窄低的环状软骨弓和后部高而宽阔的环状软骨板构成,构成喉后壁的大部分,环状软骨弓平对第 6 颈椎,是颈部的重要标志之一,环状软骨为喉和气管中唯一呈完整环形的软骨,对支撑呼吸道有极为重要的作用

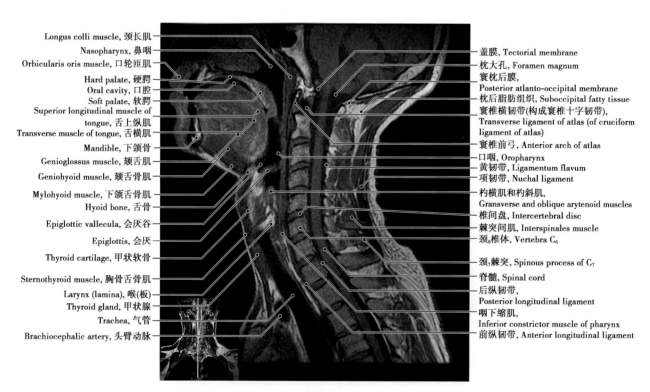

Longus colli muscle, 颈长肌
Nasopharynx, 鼻咽
Orbicularis oris muscle, 口轮匝肌
Hard palate, 硬腭
Oral cavity, 口腔
Soft palate, 软腭
Superior longitudinal muscle of tongue, 舌上纵肌
Transverse muscle of tongue, 舌横肌
Mandible, 下颌骨
Genioglossus muscle, 颏舌肌
Geniohyoid muscle, 颏舌骨肌
Mylohyoid muscle, 下颌舌骨肌
Hyoid bone, 舌骨
Epiglottic vallecula, 会厌谷
Epiglottis, 会厌
Thyroid cartilage, 甲状软骨
Sternothyroid muscle, 胸骨舌骨肌
Larynx (lamina), 喉(板)
Thyroid gland, 甲状腺
Trachea, 气管
Brachiocephalic artery, 头臂动脉

盖膜, Tectorial membrane
枕大孔, Foramen magnum
寰枕后膜, Posterior atlanto-occipital membrane
枕后脂肪组织, Suboccipital fatty tissue
寰椎横韧带(构成寰椎十字韧带), Transverse ligament of atlas (of cruciform ligament of atlas)
寰椎前弓, Anterior arch of atlas
口咽, Oropharynx
黄韧带, Ligamentum flavum
项韧带, Nuchal ligament
杓横肌和杓斜肌, Gransverse and oblique arytenoid muscles
椎间盘, Intercertebral disc
棘突间肌, Interspinales muscle
颈$_6$椎体, Vertebra C$_6$
颈$_7$棘突, Spinous process of C$_7$
脊髓, Spinal cord
后纵韧带, Posterior longitudinal ligament
咽下缩肌, Inferior constrictor muscle of pharynx
前纵韧带, Anterior longitudinal ligament

图 3-3-5　经右侧旁正中矢状切面

寰椎横韧带　连接寰椎左、右侧块,防止齿突后退,从韧带中部向上有纤维束附于枕骨大孔前缘,向下有纤维束连接枢椎体后面,因此寰椎横韧带与其上、下两纵行纤维索,共同构成寰椎十字韧带。**枕大孔**　为枕骨下面中央的一个大孔,脑和脊髓在此处相续

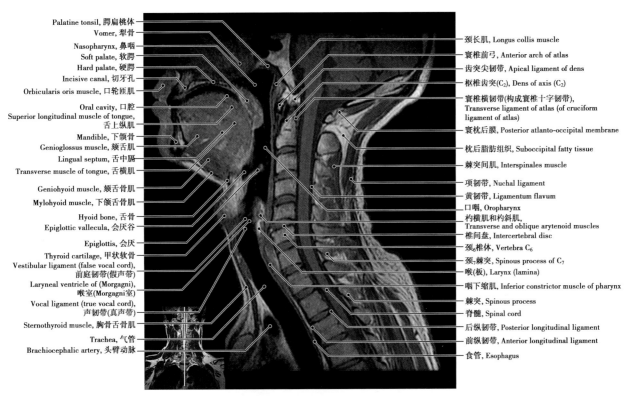

图 3-3-6　经正中矢状切面

齿突尖韧带　由齿突尖延到枕骨大孔前缘。**项韧带**　从颈椎棘突尖向后扩展成三角形板状的弹性膜层,常被认为与棘上韧带和颈椎棘突间韧带同源,向上附着于枕外隆凸及枕外嵴,向下达第 7 颈椎棘突并续于棘上韧带,是颈部肌肉附着的双层致密弹性纤维隔

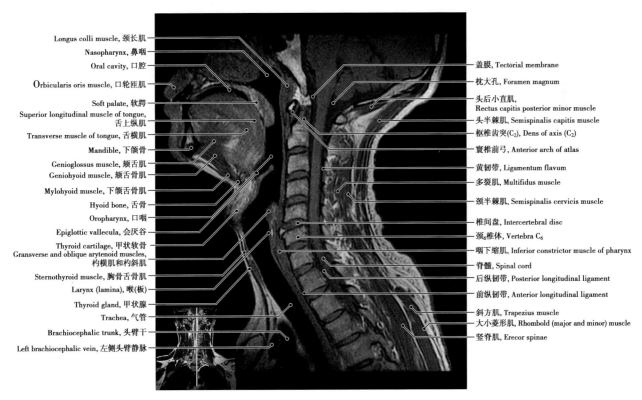

图 3-3-7　经左侧旁正中矢状切面

脊髓　为中枢神经系统的一部分,位于椎管内,上端与延髓相连,下端呈圆锥形,中央有与脑室相通的中央管,成人脊髓终于第 1 腰椎下缘或第 2 腰椎上缘水平,初生儿则平第 3 腰椎水平,脊髓发出多对脊神经分布到全身皮肤、肌肉和内脏器官。

椎间盘　中央部为髓核,是富有弹性的胶状物质;周围部为纤维环,由多层纤维软骨环按同心圆排列

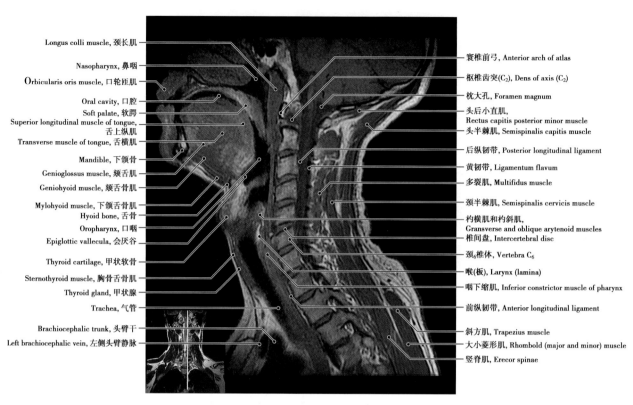

图 3-3-8 经左侧侧隐窝矢状切面

甲状软骨 是喉软骨中最大的一块,由两块前缘相互融合的近似四边形的软骨板组成,构成喉的前壁和侧壁,左、右板的后缘均向上下发出突起,称上角和下角,上角较长,借韧带与舌骨大角相连,下角较短,内侧面有关节面,与环状软骨相关节

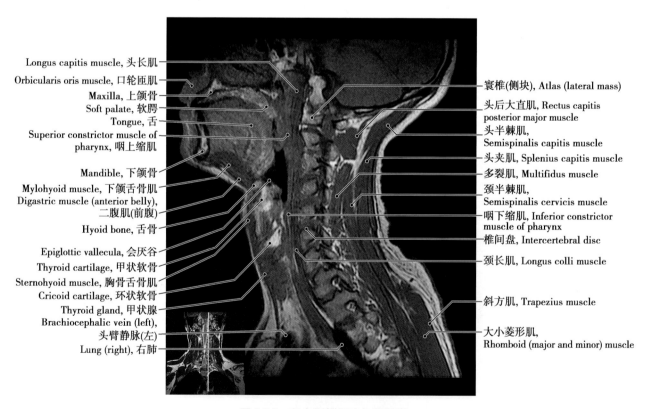

图 3-3-9 经左侧椎间孔矢状切面

甲状腺 是人体最大的内分泌腺。位于甲状软骨下方气管两侧,分左右两叶,中间以峡部相连,吞咽时可随喉部上下移动,通过分泌甲状腺激素调节代谢。**舌骨** 位于颈部,在下颌骨与喉之间支持舌,并当作某些舌肌的附着处,舌骨以韧带及肌肉悬挂于颞骨的茎突

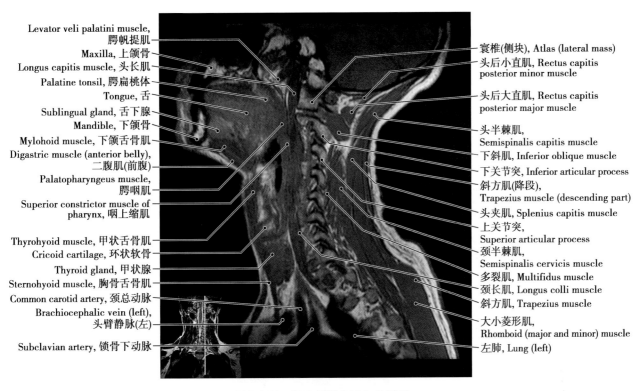

图 3-3-10　经左侧横突孔矢状切面

舌下腺　为混合性腺,扁长圆形,位于口腔底舌下襞深面,导管有大、小两种,大管 1 对,与下颌下腺管共同开口于舌下阜,小管约 10 条,开口于舌下襞表面,与味觉神经密切关联。**二腹肌**　在下颌骨的下方,有前、后二腹,前腹起自下颌骨二腹肌窝,斜向后下方;后腹起自乳突内侧,斜向前下;两个肌腹以中间腱相连,中间腱借筋膜形成滑车系于舌骨,是颈动脉三角与下颌下三角的分界标志,也是颈部及颌面部手术的主要标志

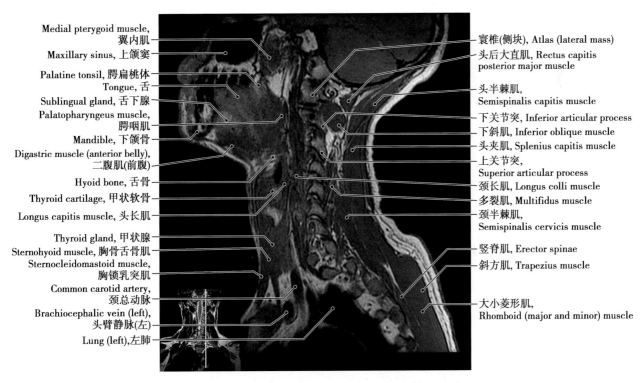

图 3-3-11　经左侧横突矢状切面

斜方肌　为位于中上背部的浅层肌肉,起于枕外隆凸、上项线、项韧带、第 7 颈椎及全部胸椎棘突,纤维分上、中、下三部分,分别止于锁骨外侧 1/3、肩胛冈和肩峰。**大菱形肌**　起于胸椎 1~4 棘突,止于肩胛骨脊柱缘,为菱形肌的一部分,和小菱形肌共同构成菱形肌

（四）T₂WI 矢状位解剖图

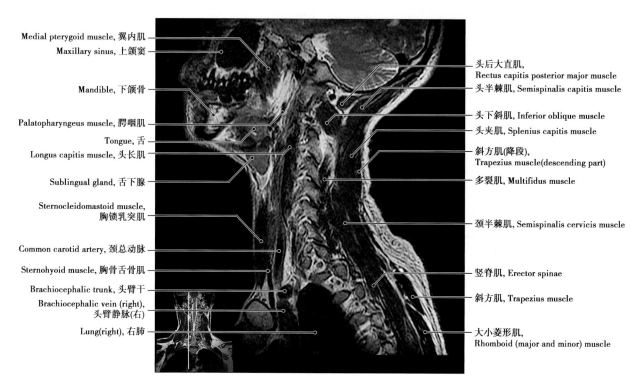

图 3-4-1　经右侧横突矢状切面

头半棘肌　位于项部及上背部,在夹肌下方与头、颈最长肌的内侧,以一串腱起始于上方六节或七节胸椎和第 7 节颈椎横突的顶端,以及之后上方三节颈椎的关节突上;各腱结合成一块宽阔的肌肉向上,附着至枕骨的上项线和下项线之间,属于浅层横突棘肌

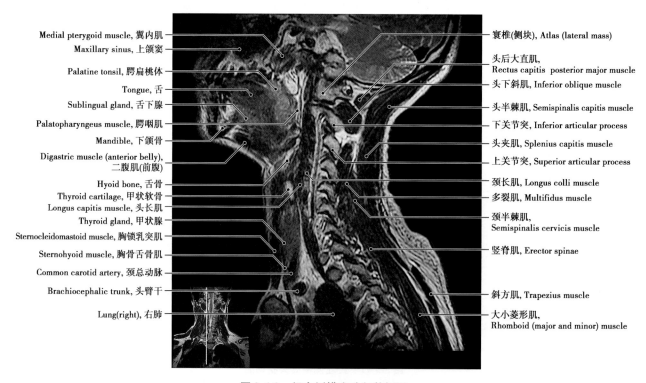

图 3-4-2　经右侧横突孔矢状切面

竖脊肌　为脊柱后方的长肌,下起骶骨背面,上达枕骨后方,以总腱起自骶骨背面、腰椎棘突、髂嵴后部和胸腰筋膜,分为三部:外侧为髂肋肌,止于肋角;中间为最长肌,止于横突及其附近肋骨;内侧为棘肌,止于棘突

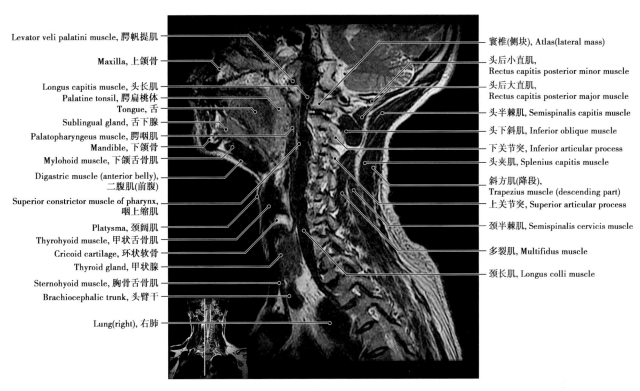

Levator veli palatini muscle, 腭帆提肌
Maxilla, 上颌骨
Longus capitis muscle, 头长肌
Palatine tonsil, 腭扁桃体
Tongue, 舌
Sublingual gland, 舌下腺
Palatopharyngeus muscle, 腭咽肌
Mandible, 下颌骨
Mylohoid muscle, 下颌舌骨肌
Digastric muscle (anterior belly), 二腹肌(前腹)
Superior constrictor muscle of pharynx, 咽上缩肌
Platysma, 颈阔肌
Thyrohyoid muscle, 甲状舌骨肌
Cricoid cartilage, 环状软骨
Thyroid gland, 甲状腺
Sternohyoid muscle, 胸骨舌骨肌
Brachiocephalic trunk, 头臂干
Lung(right), 右肺

寰椎(侧块), Atlas(lateral mass)
头后小直肌, Rectus capitis posterior minor muscle
头后大直肌, Rectus capitis posterior major muscle
头半棘肌, Semispinalis capitis muscle
头下斜肌, Inferior oblique muscle
下关节突, Inferior articular process
头夹肌, Splenius capitis muscle
斜方肌(降段), Trapezius muscle (descending part)
上关节突, Superior articular process
颈半棘肌, Semispinalis cervicis muscle
多裂肌, Multifidus muscle
颈长肌, Longus colli muscle

图 3-4-3 经右侧椎间孔矢状切面

寰椎 为第 1 节颈椎,无椎体结构,由前、后弓及侧块组成,前弓后方有关节面与枢椎齿突形成寰枢关节,侧块与枕骨形成寰枕关节。**头后大直肌** 起于枢椎棘突侧面,向上止于枕骨下项线下骨面的外侧份。**头后小直肌** 起于寰椎后结节,向上止于枕骨下项线下骨面的内侧份

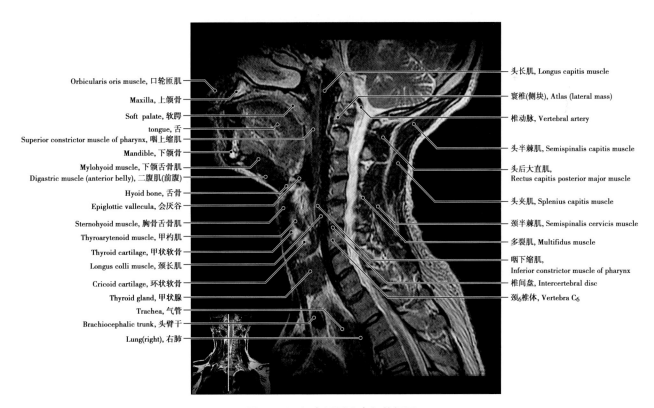

Orbicularis oris muscle, 口轮匝肌
Maxilla, 上颌骨
Soft palate, 软腭
tongue, 舌
Superior constrictor muscle of pharynx, 咽上缩肌
Mandible, 下颌骨
Mylohyoid muscle, 下颌舌骨肌
Digastric muscle (anterior belly), 二腹肌(前腹)
Hyoid bone, 舌骨
Epiglottic vallecula, 会厌谷
Sternohyoid muscle, 胸骨舌骨肌
Thyroarytenoid muscle, 甲杓肌
Thyroid cartilage, 甲状软骨
Longus colli muscle, 颈长肌
Cricoid cartilage, 环状软骨
Thyroid gland, 甲状腺
Trachea, 气管
Brachiocephalic trunk, 头臂干
Lung(right), 右肺

头长肌, Longus capitis muscle
寰椎(侧块), Atlas (lateral mass)
椎动脉, Vertebral artery
头半棘肌, Semispinalis capitis muscle
头后大直肌, Rectus capitis posterior major muscle
头夹肌, Splenius capitis muscle
颈半棘肌, Semispinalis cervicis muscle
多裂肌, Multifidus muscle
咽下缩肌, Inferior constrictor muscle of pharynx
椎间盘, Intercertebral disc
颈$_6$椎体, Vertebra C$_6$

图 3-4-4 经右侧侧隐窝矢状切面

会厌谷 位于舌根与会厌软骨之间正中的舌会厌韧带两侧,常为异物存留的部位。**环状软骨** 位于甲状软骨下方,由前部窄低的环状软骨弓和后部高而宽阔的环状软骨板构成,构成喉后壁的大部分,环状软骨弓平对第 6 颈椎,是颈部的重要标志之一,环状软骨为喉和气管中唯一呈完整环形的软骨,对支撑呼吸道有极为重要的作用

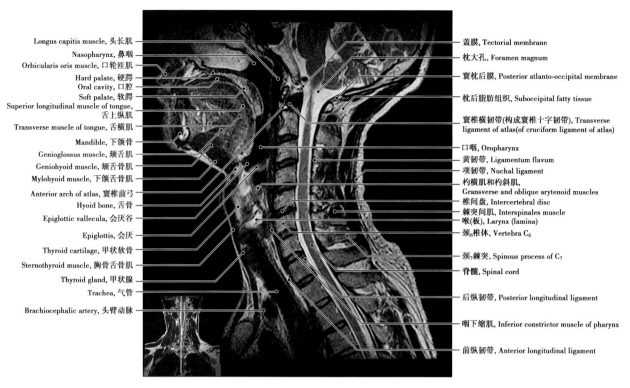

Longus capitis muscle, 头长肌
Nasopharynx, 鼻咽
Orbicularis oris muscle, 口轮匝肌
Hard palate, 硬腭
Oral cavity, 口腔
Soft palate, 软腭
Superior longitudinal muscle of tongue, 舌上纵肌
Transverse muscle of tongue, 舌横肌
Mandible, 下颌骨
Genioglossus muscle, 颏舌肌
Geniohyoid muscle, 颏舌骨肌
Mylohyoid muscle, 下颌舌骨肌
Anterior arch of atlas, 寰椎前弓
Hyoid bone, 舌骨
Epiglottic vallecula, 会厌谷
Epiglottis, 会厌
Thyroid cartilage, 甲状软骨
Sternothyroid muscle, 胸骨舌骨肌
Thyroid gland, 甲状腺
Trachea, 气管
Brachiocephalic artery, 头臂动脉

盖膜, Tectorial membrane
枕大孔, Foramen magnum
寰枕后膜, Posterior atlanto-occipital membrane
枕后脂肪组织, Suboccipital fatty tissue
寰椎横韧带(构成寰椎十字韧带), Transverse ligament of atlas(of cruciform ligament of atlas)
口咽, Oropharynx
黄韧带, Ligamentum flavum
项韧带, Nuchal ligament
杓横肌和杓斜肌, Gransverse and oblique arytenoid muscles
椎间盘, Intercerbral disc
棘突间肌, Interspinales muscle
喉(板), Larynx (lamina)
颈6椎体, Vertebra C_6
颈7棘突, Spinous process of C_7
脊髓, Spinal cord
后纵韧带, Posterior longitudinal ligament
咽下缩肌, Inferior constrictor muscle of pharynx
前纵韧带, Anterior longitudinal ligament

图 3-4-5 经右侧旁正中矢状切面

寰椎横韧带 连接寰椎左、右侧块,防止齿突后退,从韧带中部向上有纤维束附于枕骨大孔前缘,向下有纤维束连接枢椎椎体后面,因此寰椎横韧带与其上、下两纵行纤维索,共同构成寰椎十字韧带。**枕大孔** 为枕骨下面中央的一个大孔,脑和脊髓在此处相续

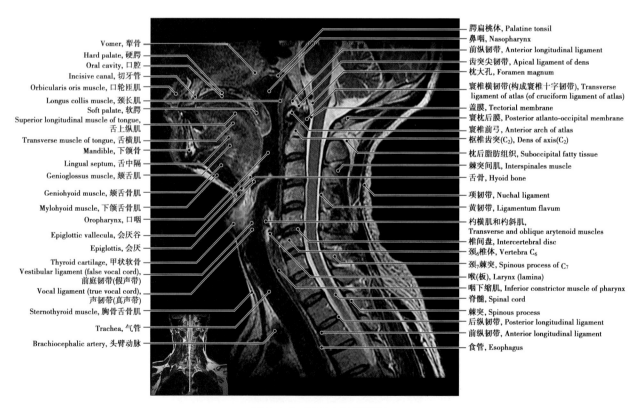

Vomer, 犁骨
Hard palate, 硬腭
Oral cavity, 口腔
Incisive canal, 切牙管
Orbicularis oris muscle, 口轮匝肌
Longus collis muscle, 颈长肌
Soft palate, 软腭
Superior longitudinal muscle of tongue, 舌上纵肌
Transverse muscle of tongue, 舌横肌
Mandible, 下颌骨
Lingual septum, 舌中隔
Genioglossus muscle, 颏舌肌
Geniohyoid muscle, 颏舌骨肌
Mylohyoid muscle, 下颌舌骨肌
Oropharynx, 口咽
Epiglottic vallecula, 会厌谷
Epiglottis, 会厌
Thyroid cartilage, 甲状软骨
Vestibular ligament (false vocal cord), 前庭韧带(假声带)
Vocal ligament (true vocal cord), 声韧带(真声带)
Sternothyroid muscle, 胸骨舌骨肌
Trachea, 气管
Brachiocephalic artery, 头臂动脉

腭扁桃体, Palatine tonsil
鼻咽, Nasopharynx
前纵韧带, Anterior longitudinal ligament
齿突尖韧带, Apical ligament of dens
枕大孔, Foramen magnum
寰椎横韧带(构成寰椎十字韧带), Transverse ligament of atlas (of cruciform ligament of atlas)
盖膜, Tectorial membrane
寰枕后膜, Posterior atlanto-occipital membrane
寰椎前弓, Anterior arch of atlas
枢椎齿突(C_2), Dens of axis(C_2)
枕后脂肪组织, Suboccipital fatty tissue
棘突间肌, Interspinales muscle
舌骨, Hyoid bone
项韧带, Nuchal ligament
黄韧带, Ligamentum flavum
杓横肌和杓斜肌, Transverse and oblique arytenoid muscles
椎间盘, Intercertebral disc
颈6椎体, Vertebra C_6
颈7棘突, Spinous process of C_7
喉(板), Larynx (lamina)
咽下缩肌, Inferior constrictor muscle of pharynx
脊髓, Spinal cord
棘突, Spinous process
后纵韧带, Posterior longitudinal ligament
前纵韧带, Anterior longitudinal ligament
食管, Esophagus

图 3-4-6 经正中矢状切面

枢椎 即第 2 颈椎,其椎体有一个向上的齿突,齿突与寰椎前弓后面形成关节,椎体上方在齿突两侧各有一向上关节面与寰椎连接,枢椎棘突宽大且分叉。**齿突尖韧带** 由齿突尖延到枕骨大孔前缘。**项韧带** 从颈椎棘突尖向后扩展成三角形板状的弹性膜层,常被认为与棘上韧带和颈椎棘突间韧带同源,向上附着于枕外隆凸及枕外嵴,向下达第 7 颈椎棘突并续于棘上韧带,是颈部肌肉附着的双层致密弹性纤维隔

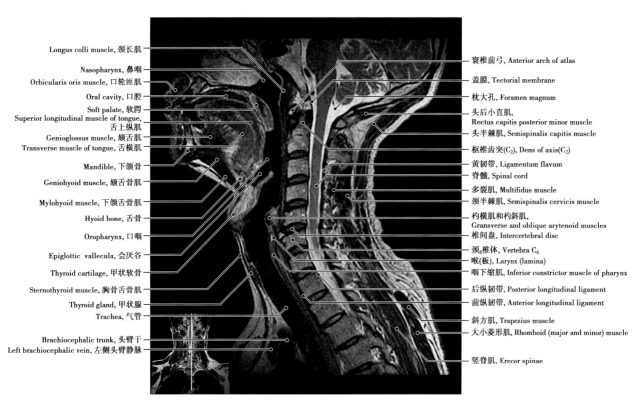

图 3-4-7　经左侧旁正中矢状切面

脊髓　为中枢神经系统的一部分,位于椎管内,上端与延髓相连,下端呈圆锥形,中央有与脑室相通的中央管,成人脊髓终于第 1 腰椎下缘或第 2 腰椎上缘水平,初生儿则平第 3 腰椎水平,脊髓发出多对脊神经分布到全身皮肤、肌肉和内脏器官

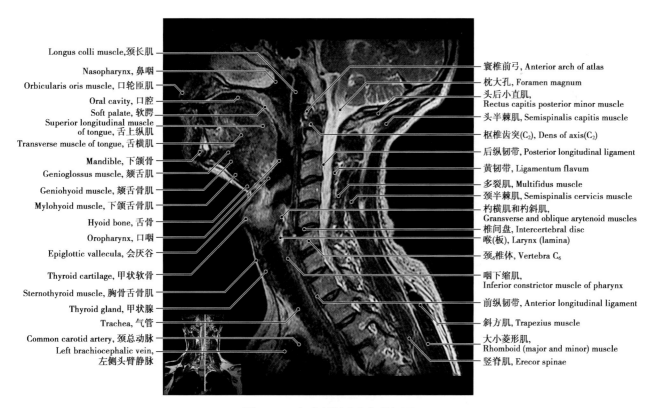

图 3-4-8　经左侧侧隐窝矢状切面

甲状软骨　是喉软骨中最大的一块,由两块前缘相互融合的近似四边形的软骨板组成,构成喉的前壁和侧壁,左、右板的后缘均向上下发出突起,称上角和下角,上角较长,借韧带与舌骨大角相连,下角较短,内侧面有关节面,与环状软骨相关节

127

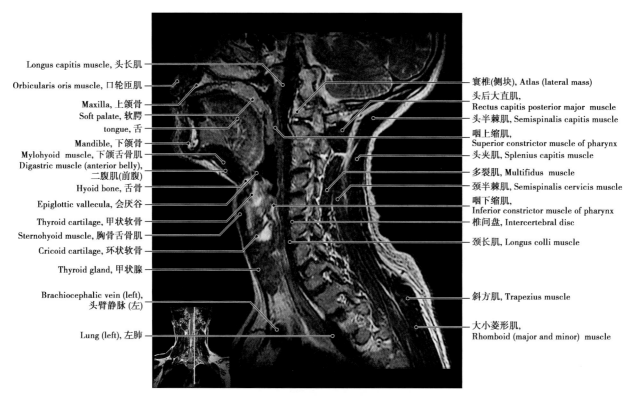

图 3-4-9 经左侧椎间孔矢状切面

甲状腺 是人体最大的内分泌腺。位于甲状软骨下方气管两侧,分左右两叶,中间以峡部相连,吞咽时可随喉部上下移动,通过分泌甲状腺激素调节代谢。**舌骨** 位于颈部,在下颌骨与喉之间支持舌,并当作某些舌肌的附着处,舌骨以韧带及肌肉悬挂于颞骨的茎突

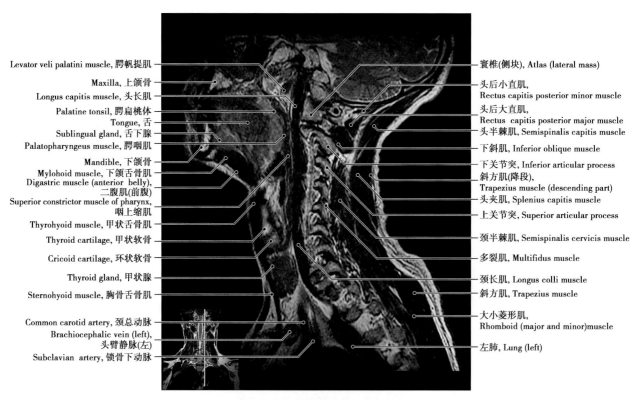

图 3-4-10 经左侧横突孔矢状切面

二腹肌 在下颌骨的下方,有前、后二腹,前腹起自下颌骨二腹肌窝,斜向后下方;后腹起自乳突内侧,斜向前下;两个肌腹以中间腱相连,中间腱借筋膜形成滑车系于舌骨,是颈动脉三角与下颌下三角的分界标志,也是颈部及颌面部手术的主要标志

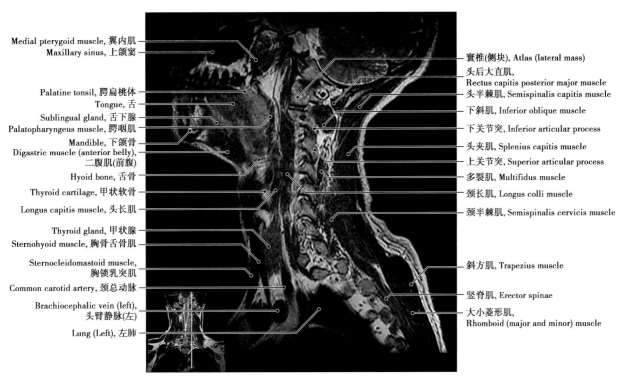

Medial pterygoid muscle, 翼内肌
Maxillary sinus, 上颌窦

Palatine tonsil, 腭扁桃体
Tongue, 舌
Sublingual gland, 舌下腺
Palatopharyngeus muscle, 腭咽肌
Mandible, 下颌骨
Digastric muscle (anterior belly), 二腹肌(前腹)
Hyoid bone, 舌骨
Thyroid cartilage, 甲状软骨
Longus capitis muscle, 头长肌
Thyroid gland, 甲状腺
Sternohyoid muscle, 胸骨舌骨肌
Sternocleidomastoid muscle, 胸锁乳突肌
Common carotid artery, 颈总动脉
Brachiocephalic vein (left), 头臂静脉(左)
Lung (Left), 左肺

寰椎(侧块), Atlas (lateral mass)
头后大直肌, Rectus capitis posterior major muscle
头半棘肌, Semispinalis capitis muscle
下斜肌, Inferior oblique muscle
下关节突, Inferior articular process
头夹肌, Splenius capitis muscle
上关节突, Superior articular process
多裂肌, Multifidus muscle
颈长肌, Longus colli muscle
颈半棘肌, Semispinalis cervicis muscle
斜方肌, Trapezius muscle
竖脊肌, Erector spinae
大小菱形肌, Rhomboid (major and minor) muscle

图 3-4-11　经左侧横突矢状切面

斜方肌　为位于中上背部的浅层肌肉,起于枕外隆凸、上项线、项韧带、第 7 颈椎及全部胸椎棘突,纤维分上、中、下三部分,分别止于锁骨外侧 1/3、肩胛冈和肩峰。**大菱形肌**　起于胸椎 1～4 棘突,止于肩胛骨脊柱缘,为菱形肌的一部分,和小菱形肌共同构成菱形肌

（五）T₁WI 冠状位解剖图

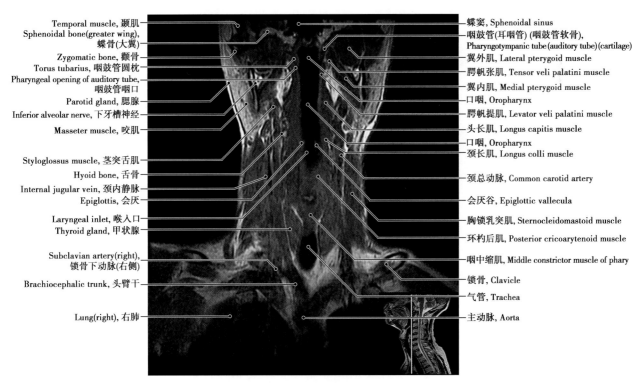

Temporal muscle, 颞肌
Sphenoidal bone(greater wing), 蝶骨(大翼)
Zygomatic bone, 颧骨
Torus tubarius, 咽鼓管圆枕
Pharyngeal opening of auditory tube, 咽鼓管咽口
Parotid gland, 腮腺
Inferior alveolar nerve, 下牙槽神经
Masseter muscle, 咬肌
Styloglossus muscle, 茎突舌肌
Hyoid bone, 舌骨
Internal jugular vein, 颈内静脉
Epiglottis, 会厌
Laryngeal inlet, 喉入口
Thyroid gland, 甲状腺
Subclavian artery(right), 锁骨下动脉(右侧)
Brachiocephalic trunk, 头臂干
Lung(right), 右肺

蝶窦, Sphenoidal sinus
咽鼓管(耳咽管) (咽鼓管软骨), Pharyngotympanic tube (auditory tube) (cartilage)
翼外肌, Lateral pterygoid muscle
腭帆张肌, Tensor veli palatini muscle
翼内肌, Medial pterygoid muscle
口咽, Oropharynx
腭帆提肌, Levator veli palatini muscle
头长肌, Longus capitis muscle
口咽, Oropharynx
颈长肌, Longus colli muscle
颈总动脉, Common carotid artery
会厌谷, Epiglottic vallecula
胸锁乳突肌, Sternocleidomastoid muscle
环杓后肌, Posterior cricoarytenoid muscle
咽中缩肌, Middle constrictor muscle of phary
锁骨, Clavicle
气管, Trachea
主动脉, Aorta

图 3-5-1　经颈椎前软组织冠状切面

气管　环状软骨下方喉腔移行为气管,由软骨、肌肉、结缔组织和黏膜构成,软骨为"C"形的软骨环,缺口向后,各软骨环以韧带连接起来,环后方缺口处由平滑肌和致密结缔组织连接,保持了持续张开状态。管腔衬以黏膜,表面覆盖纤毛上皮,黏膜分泌的黏液可黏附吸入空气中的灰尘颗粒,纤毛不断向咽部摆动将黏液与灰尘排出,以净化吸入的气体

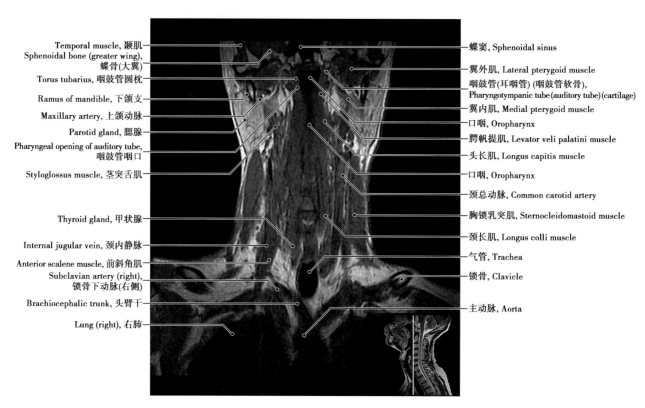

图 3-5-2　经颈椎前缘冠状切面

腮腺　最大的一对唾液腺,位于外耳道的前下方,下颌后窝内及下颌支的深面,处于耳屏、下颌角、颧弓组成的三角形区域内,腮腺导管由腮腺浅部前缘发出,于颧弓下 1.5cm 处横行,越过咬肌浅面,穿过颊肌,开口于平对上颌第 2 磨牙相对处的颊黏膜

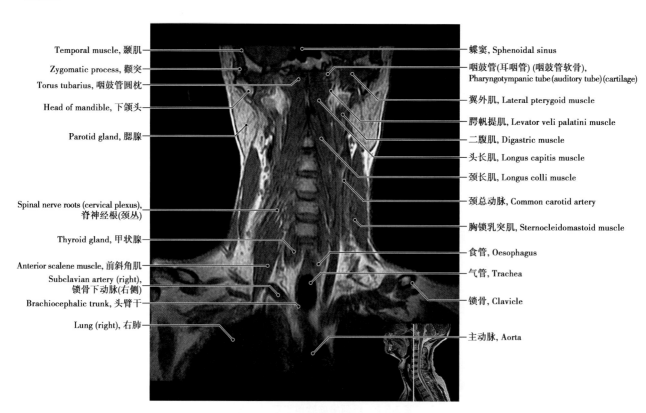

图 3-5-3　经颈椎椎体前部冠状切面

颈丛　由第 1~4 颈神经的前支构成,位于胸锁乳突肌上部的深方,中斜角肌和肩胛提肌起端的前方。**食管**　位于咽和胃之间的消化管,颈段走行于气管后方和脊柱前方,胸段位于脊柱前方纵隔内,腹段较短,穿膈肌的食管裂孔连接胃腔

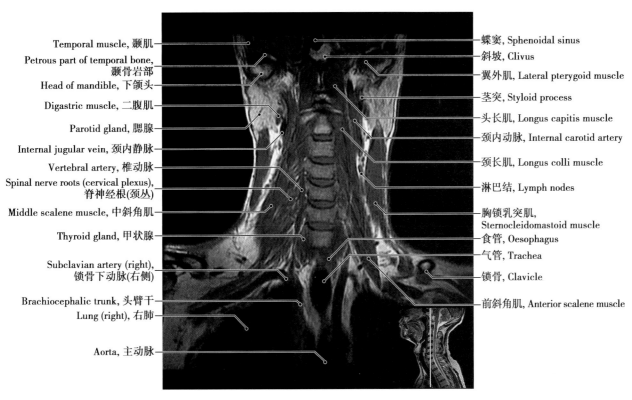

图 3-5-4　经颈椎椎体冠状切面

前斜角肌　起自第 3~6 颈椎横突,向下并稍向前外侧止于第 1 肋上面的前斜角肌结节,前斜角肌与其后方的中斜角肌及第 1 肋之间夹成斜角肌间隙,臂丛神经根和锁骨下动脉通行此间隙。**胸锁乳突肌**　起自胸骨柄前面及锁骨内 1/3 段上缘,行向上后外方,止于乳突外面及上项线外侧 1/3

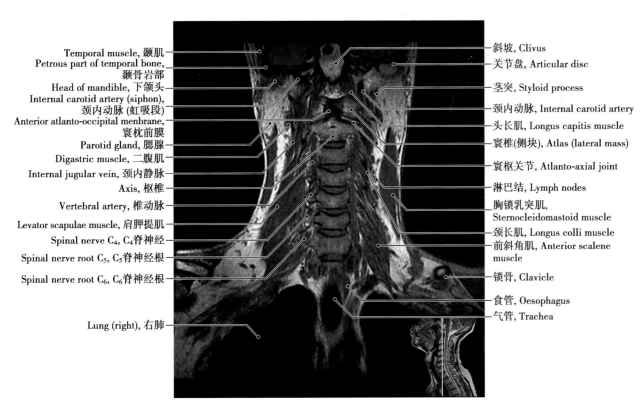

图 3-5-5　经寰椎齿突关节冠状切面

寰椎　为第 1 节颈椎,无椎体结构,由前、后弓及侧块组成,前弓后方有关节面与枢椎齿突形成寰枢关节,侧块与枕骨形成寰枕关节。**枢椎**　即第 2 颈椎,其椎体有一个向上的齿突,齿突与寰椎前弓后面形成关节,椎体上方在齿突两侧各有一向上关节面与寰椎连接,枢椎棘突宽大且分叉

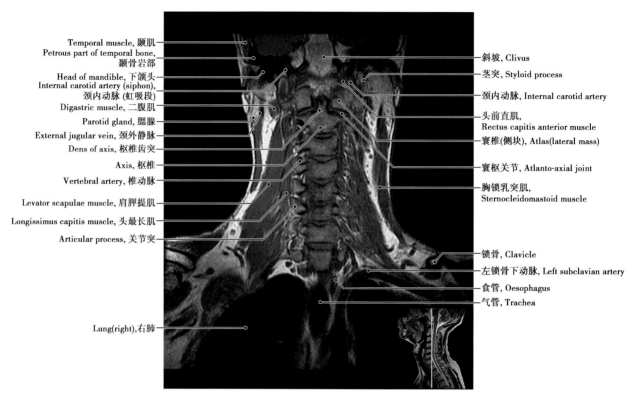

图 3-5-6　经齿突冠状切面

左锁骨下动脉　起自主动脉弓,出胸廓上口弯向外,在锁骨与第 1 肋之间通过,到第 1 肋外缘处移行为腋动脉,其最主要的分支为椎动脉。**关节突**　椎弓上下各有一对突起,为上关节突和下关节突,相邻椎骨的上、下关节突相对,以关节面组成关节突关节

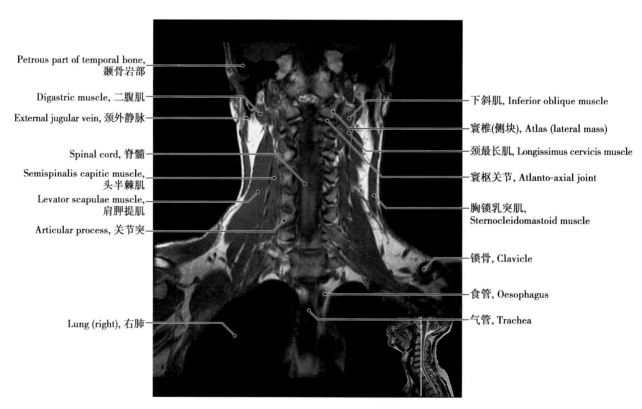

图 3-5-7　经颈椎椎体后缘冠状切面

寰枢关节　为第 1 颈椎寰椎和第 1 颈椎枢椎之间连接的总称,包括 2 个寰枢外侧关节和 1 个寰枢正中关节。寰枢外侧关节由寰椎下关节凹和枢椎上关节突构成,关节囊的后部及内侧均有韧带加强;寰枢正中关节由枢椎齿突与寰椎前弓后面的后关节面和寰椎横韧带之间构成

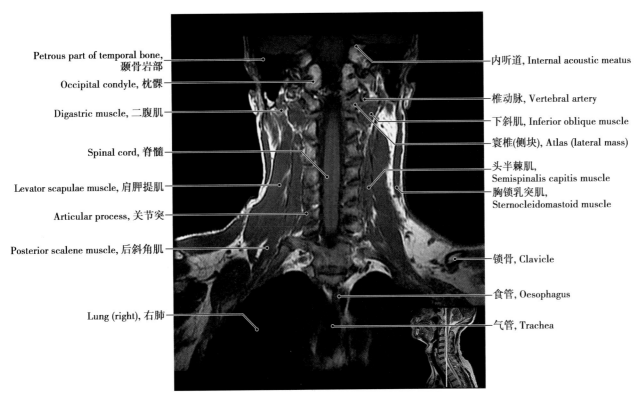

图 3-5-8 经颈髓冠状切面

脊髓 为中枢神经系统的一部分,位于椎管内,上端与延髓相连,下端呈圆锥形,中央有与脑室相通的中央管,成人脊髓终于第 1 腰椎下缘或第 2 腰椎上缘水平,初生儿则平第 3 腰椎水平,脊髓发出多对脊神经分布到全身皮肤、肌肉和内脏器官

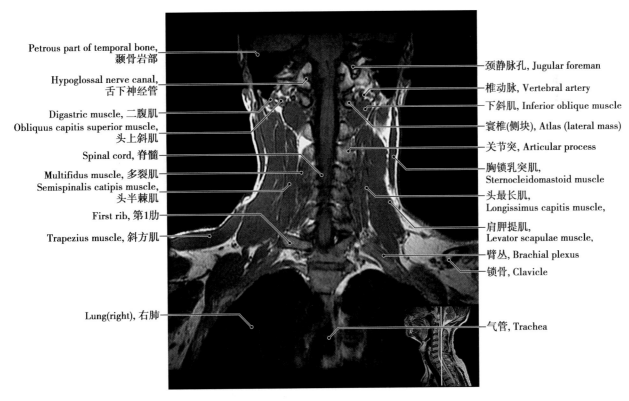

图 3-5-9 经颈椎椎管后部冠状切面

臂丛 由第 5~8 颈神经前支和第 1 胸神经前支的大部分纤维组成,经斜角肌间隙走出,行于锁骨下动脉后上方,经锁骨后方进入腋窝。**颈静脉孔** 位于枕髁外侧,岩枕缝后端,枕骨与颞骨岩部交界处的一不规则骨性孔道,其内有颈内静脉与第Ⅸ~Ⅺ对脑神经通过

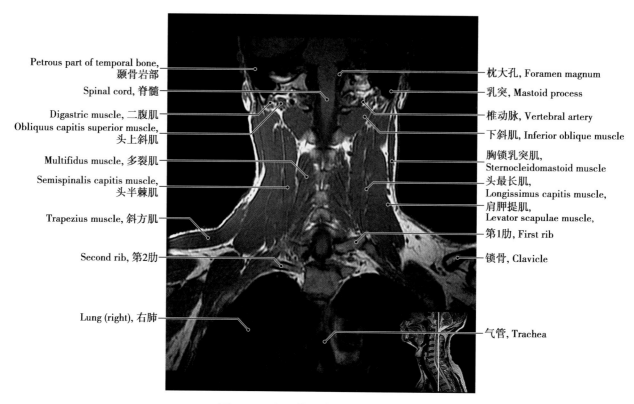

图 3-5-10　经颈椎硬膜外脂肪冠状切面

乳突　位于鼓室的后下方,为颞骨外耳门后方的骨性突起,含有许多大小不等的气房,称乳突小房,各气房彼此相通,与鼓室之间的鼓窦相通

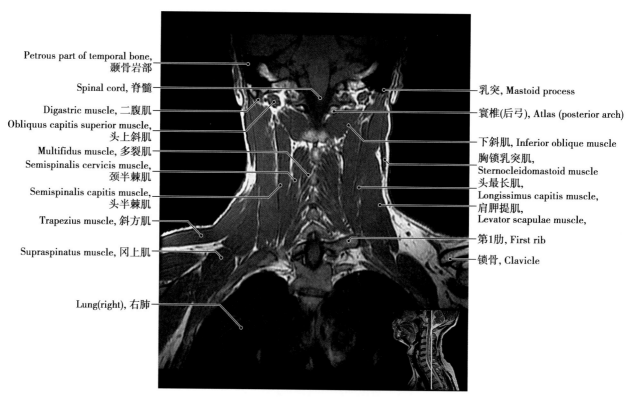

图 3-5-11　经颈椎棘突冠状切面(一)

头半棘肌　位于项部及上背部,在夹肌下方与头、颈最长肌的内侧,以一串腱起始于上方六节或七节胸椎和第 7 节颈椎横突的顶端,以及之后上方三节颈椎的关节突上;各腱结合成一块宽阔的肌肉向上,附着至枕骨的上项线和下项线之间,属于浅层横突棘肌

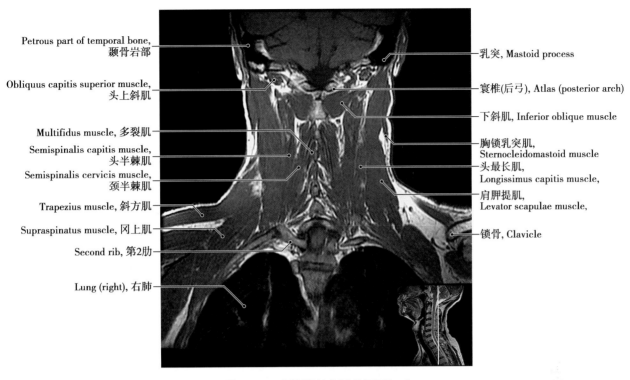

图 3-5-12　经颈椎棘突冠状切面(二)

多裂肌　属于横突棘肌,横突棘肌由多个斜肌束组成,排列于由骶骨至枕骨的整个脊柱的背面,为竖脊肌所掩盖。肌束起自下位椎骨的横突,斜向内上方,跨越 1~6 个椎骨不等,止于棘突,由浅而深可分为三层:浅层为半棘肌,位于项背部,中层为多裂肌,深层为回旋肌

(六) T₂WI 冠状位解剖图

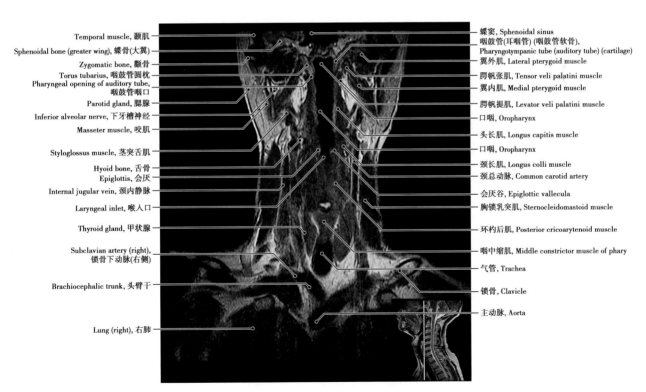

图 3-6-1　经颈椎前软组织冠状切面

气管　环状软骨下方喉腔移行为气管,由软骨、肌肉、结缔组织和黏膜构成,软骨为"C"形的软骨环,缺口向后,各软骨环以韧带连接起来,环后方缺口处由平滑肌和致密结缔组织连接,保持了持续张开的状态。管腔衬以黏膜,表面覆盖纤毛上皮,黏膜分泌的黏液可黏附吸入空气中的灰尘颗粒,纤毛不断向咽部摆动将黏液与灰尘排出,以净化吸入的气体

135

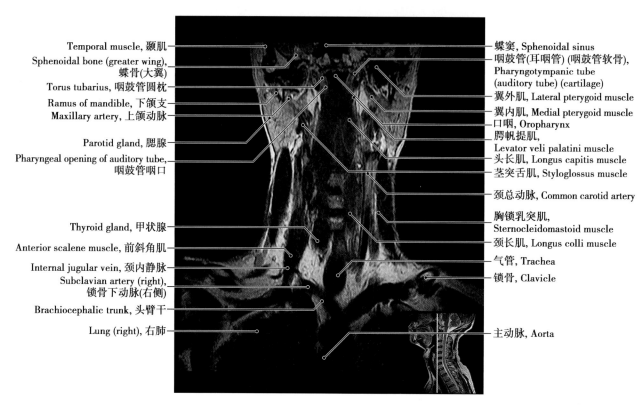

图 3-6-2 经颈椎前缘冠状切面

　　腮腺　最大的一对唾液腺,位于外耳道的前下方,下颌后窝内及下颌支的深面,处于耳屏、下颌角、颧弓组成的三角形区域内,腮腺导管由腮腺浅部前缘发出,于颧弓下 1.5cm 处横行,越过咬肌浅面,穿过颊肌,开口于平对上颌第 2 磨牙相对处的颊黏膜

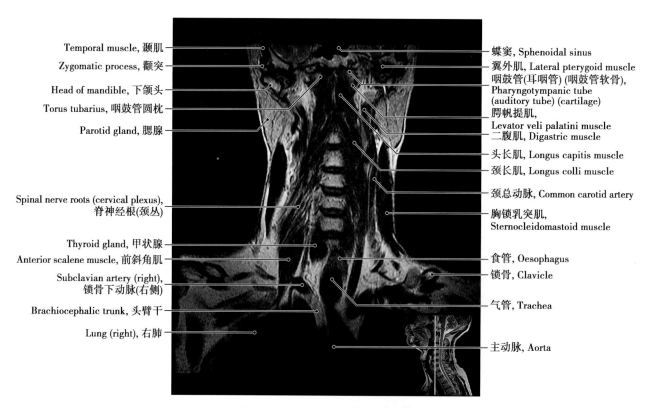

图 3-6-3 经颈椎椎体前部冠状切面

　　颈丛　由第 1～4 颈神经的前支构成,位于胸锁乳突肌上部的深方,中斜角肌和肩胛提肌起端的前方。**食管**　位于咽和胃之间的消化管,颈段走行于气管后方和脊柱前方,胸段位于脊柱前方纵隔内,腹段较短,穿膈肌的食管裂孔连接胃腔

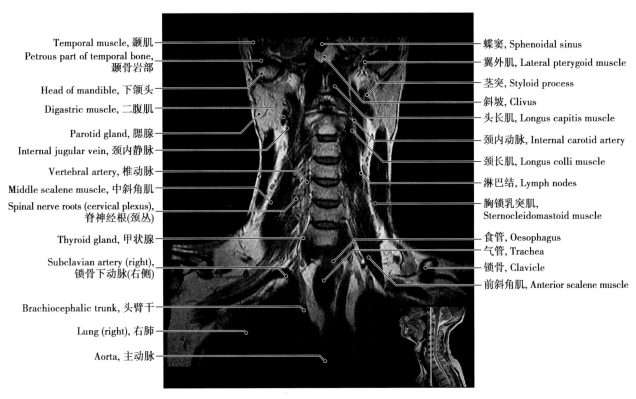

图 3-6-4 经颈椎椎体冠状切面

前斜角肌 起自第 3～6 颈椎横突,向下并稍向前外侧止于第 1 肋上面的前斜角肌结节,前斜角肌与其后方的中斜角肌及第 1 肋之间夹成斜角肌间隙,臂丛神经根和锁骨下动脉通行此间隙。**胸锁乳突肌** 起自胸骨柄前面及锁骨内 1/3 段上缘,行向上后外方,止于乳突外面及上项线外侧 1/3

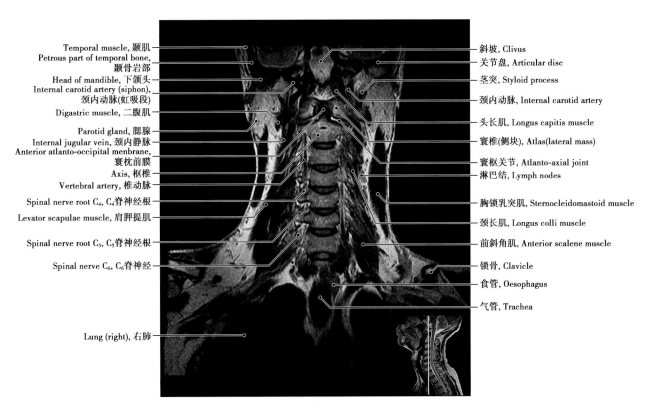

图 3-6-5 经寰椎齿突关节冠状切面

寰椎 为第 1 颈椎,无椎体结构,由前、后弓及侧块组成,前弓后方有关节面与枢椎齿突形成寰枢关节,侧块与枕骨形成寰枕关节。**枢椎** 即第 2 颈椎,其椎体有一个向上的齿突,齿突与寰椎前弓后面形成关节,椎体上方在齿突两侧各有一向上关节面与寰椎连接,枢椎棘突宽大且分叉

137

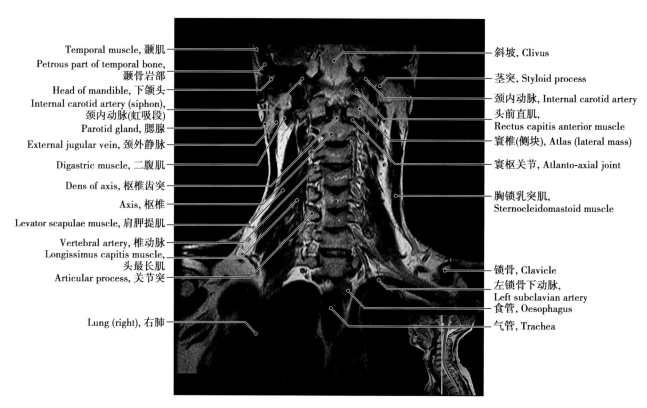

图 3-6-6　经齿突冠状切面

左锁骨下动脉　起自主动脉弓,出胸廓上口弯向外,在锁骨与第 1 肋之间通过,到第 1 肋外缘处移行为腋动脉,其最主要的分支为椎动脉。**关节突**　椎弓上下各有一对突起,为上关节突和下关节突,相邻椎骨的上、下关节突相对,以关节面组成关节突关节

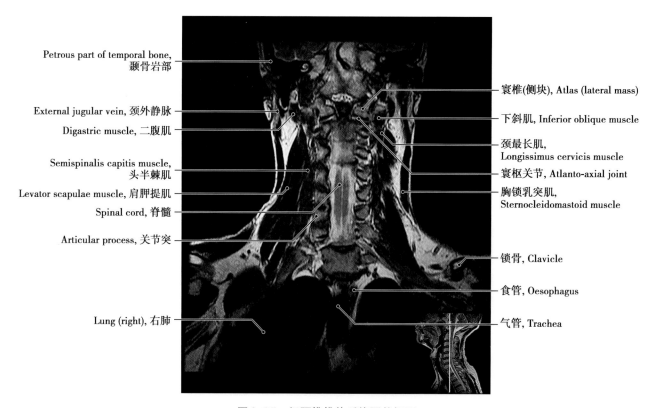

图 3-6-7　经颈椎椎体后缘冠状切面

寰枢关节　为第 1 颈椎寰椎和第 2 颈椎枢椎之间连接的总称,包括 2 个寰枢外侧关节和 1 个寰枢正中关节。寰枢外侧关节由寰椎下关节凹和枢椎上关节突构成,关节囊的后部及内侧均有韧带加强;寰枢正中关节由枢椎齿突与寰椎前弓后面的后关节面和寰椎横韧带之间构成

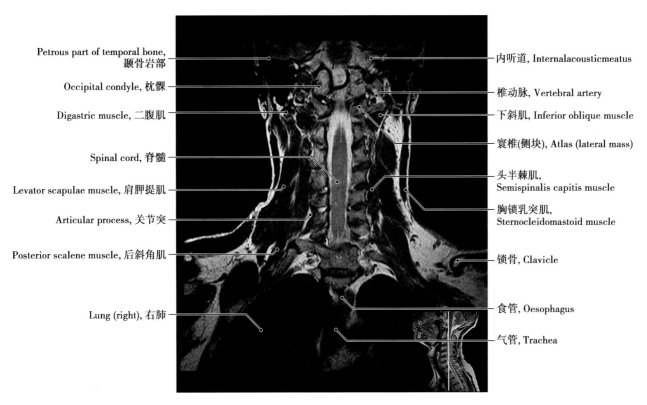

图 3-6-8 经颈髓冠状切面

脊髓 为中枢神经系统的一部分,位于椎管内,上端与延髓相连,下端呈圆锥形,中央有与脑室相通的中央管,成人脊髓终于第 1 腰椎下缘或第 2 腰椎上缘水平,初生儿则平第 3 腰椎水平,脊髓发出多对脊神经分布到全身皮肤、肌肉和内脏器官

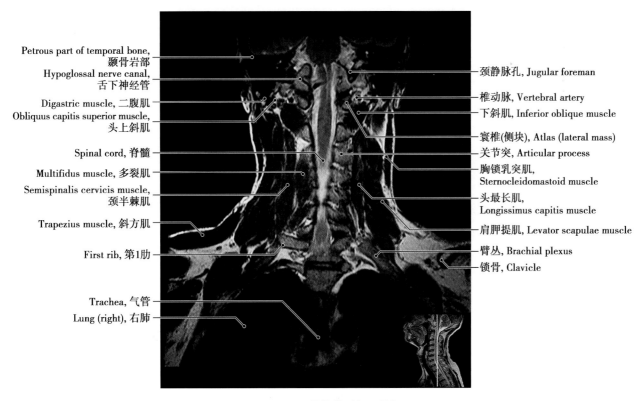

图 3-6-9 经颈椎椎管后部冠状切面

臂丛 由第 5~8 颈神经前支和第 1 胸神经前支的大部分纤维组成,经斜角肌间隙走出,行于锁骨下动脉后上方,经锁骨后方进入腋窝。**颈静脉孔** 位于枕髁外侧,岩枕缝后端,枕骨与颞骨岩部交界处的一不规则骨性孔道,其内有颈内静脉与第 Ⅸ~Ⅺ对脑神经通过

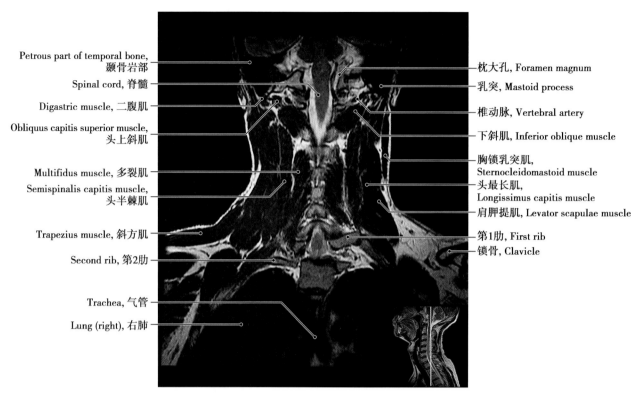

图 3-6-10　经颈椎硬膜外脂肪冠状切面

乳突　位于鼓室的后下方,为颞骨外耳门后方的骨性突起,含有许多大小不等的气房,称乳突小房,各气房彼此相通,与鼓室之间的鼓窦相通

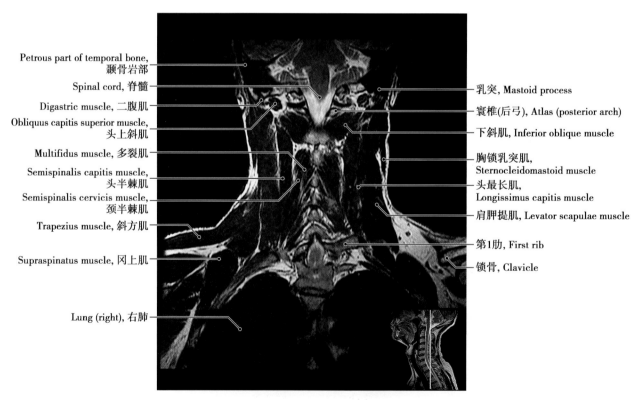

图 3-6-11　经颈椎棘突冠状切面(一)

头半棘肌　位于项部及上背部,在夹肌下方与头、颈最长肌的内侧,以一串腱起始于上方六节或七节胸椎和第 7 节颈椎横突的顶端,以及之后上方三节颈椎的关节突上;各腱结合成一块宽阔的肌肉向上,附着至枕骨的上项线和下项线之间,属于浅层横突棘肌

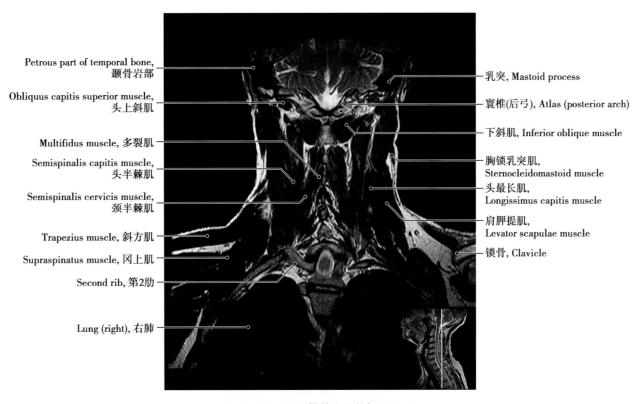

Petrous part of temporal bone, 颞骨岩部

Obliquus capitis superior muscle, 头上斜肌

Multifidus muscle, 多裂肌

Semispinalis capitis muscle, 头半棘肌

Semispinalis cervicis muscle, 颈半棘肌

Trapezius muscle, 斜方肌

Supraspinatus muscle, 冈上肌

Second rib, 第2肋

Lung (right), 右肺

乳突, Mastoid process

寰椎(后弓), Atlas (posterior arch)

下斜肌, Inferior oblique muscle

胸锁乳突肌, Sternocleidomastoid muscle

头最长肌, Longissimus capitis muscle

肩胛提肌, Levator scapulae muscle

锁骨, Clavicle

图 3-6-12　经颈椎棘突冠状切面(二)

多裂肌　属于横突棘肌,横突棘肌由多个斜肌束组成,排列于由骶骨至枕骨的整个脊柱的背面,为竖脊肌所掩盖。肌束起自下位椎骨的横突,斜向内上方,跨越 1~6 个椎骨不等,止于棘突,由浅而深可分为三层:浅层为半棘肌,位于项背部,中层为多裂肌,深层为回旋肌

四、胸椎 MRI

概论

第四部分胸椎 MRI,包括 T_1WI 轴位、T_2WI 轴位各 12 个切面,T_1WI 矢状位、T_2WI 矢状位各 11 个切面,T_1WI 冠状位、T_2WI 冠状位各 12 个切面,共 70 幅影像图像,每幅图附有参考图及定位线,以及重要解剖部位的解释说明,以便广大读者学习、理解。

（一）T_1WI 轴位解剖图

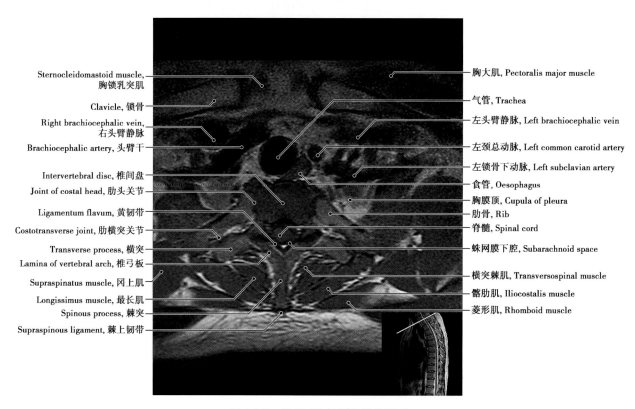

Sternocleidomastoid muscle, 胸锁乳突肌
Clavicle, 锁骨
Right brachiocephalic vein, 右头臂静脉
Brachiocephalic artery, 头臂干
Intervertebral disc, 椎间盘
Joint of costal head, 肋头关节
Ligamentum flavum, 黄韧带
Costotransverse joint, 肋横突关节
Transverse process, 横突
Lamina of vertebral arch, 椎弓板
Supraspinatus muscle, 冈上肌
Longissimus muscle, 最长肌
Spinous process, 棘突
Supraspinous ligament, 棘上韧带

胸大肌, Pectoralis major muscle
气管, Trachea
左头臂静脉, Left brachiocephalic vein
左颈总动脉, Left common carotid artery
左锁骨下动脉, Left subclavian artery
食管, Oesophagus
胸膜顶, Cupula of pleura
肋骨, Rib
脊髓, Spinal cord
蛛网膜下腔, Subarachnoid space
横突棘肌, Transversospinal muscle
髂肋肌, Iliocostalis muscle
菱形肌, Rhomboid muscle

图 4-1-1　经 C_7/T_1 椎间盘轴位切面

气管　环状软骨下方喉腔移行为气管,由软骨、肌肉、结缔组织和黏膜构成,软骨为"C"形的软骨环,缺口向后,各软骨环以韧带连接起来,环后方缺口处由平滑肌和致密结缔组织连接,保持了持续张开状态。管腔衬以黏膜,表面覆盖纤毛上皮,黏膜分泌的黏液可黏附吸入空气中的灰尘颗粒,纤毛不断向咽部摆动将黏液与灰尘排出,以净化吸入的气体

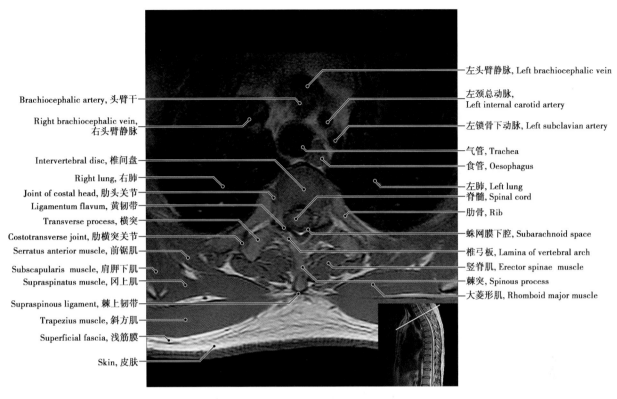

Brachiocephalic artery, 头臂干
Right brachiocephalic vein, 右头臂静脉
Intervertebral disc, 椎间盘
Right lung, 右肺
Joint of costal head, 肋头关节
Ligamentum flavum, 黄韧带
Transverse process, 横突
Costotransverse joint, 肋横突关节
Serratus anterior muscle, 前锯肌
Subscapularis muscle, 肩胛下肌
Supraspinatus muscle, 冈上肌
Supraspinous ligament, 棘上韧带
Trapezius muscle, 斜方肌
Superficial fascia, 浅筋膜
Skin, 皮肤

左头臂静脉, Left brachiocephalic vein
左颈总动脉, Left internal carotid artery
左锁骨下动脉, Left subclavian artery
气管, Trachea
食管, Oesophagus
左肺, Left lung
脊髓, Spinal cord
肋骨, Rib
蛛网膜下腔, Subarachnoid space
椎弓板, Lamina of vertebral arch
竖脊肌, Erector spinae muscle
棘突, Spinous process
大菱形肌, Rhomboid major muscle

图 4-1-2　经 T_1/T_2 椎间盘轴位切面

头臂干　起自主动脉弓,发出右侧锁骨下动脉及右侧颈总动脉。**左颈总动脉**　起自主动脉弓,为头颈部动脉主干,沿食管、气管和喉的外侧上升,到甲状软骨上缘处分为颈内动脉和颈外动脉。**左锁骨下动脉**　起自主动脉弓,出胸廓上口弯向外,在锁骨与第1肋之间通过,到第1肋外缘处移行为腋动脉,其最主要的分支为椎动脉

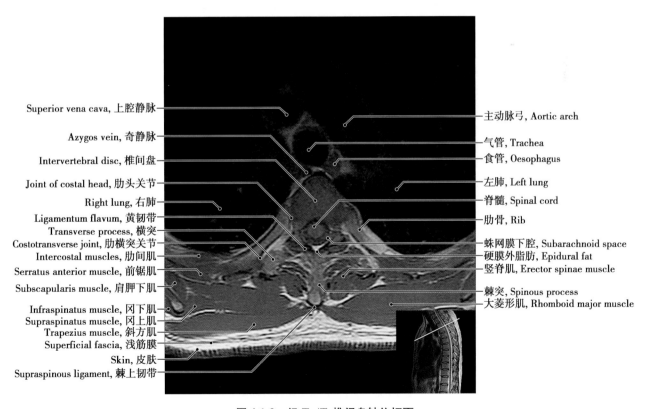

Superior vena cava, 上腔静脉
Azygos vein, 奇静脉
Intervertebral disc, 椎间盘
Joint of costal head, 肋头关节
Right lung, 右肺
Ligamentum flavum, 黄韧带
Transverse process, 横突
Costotransverse joint, 肋横突关节
Intercostal muscles, 肋间肌
Serratus anterior muscle, 前锯肌
Subscapularis muscle, 肩胛下肌
Infraspinatus muscle, 冈下肌
Supraspinatus muscle, 冈上肌
Trapezius muscle, 斜方肌
Superficial fascia, 浅筋膜
Skin, 皮肤
Supraspinous ligament, 棘上韧带

主动脉弓, Aortic arch
气管, Trachea
食管, Oesophagus
左肺, Left lung
脊髓, Spinal cord
肋骨, Rib
蛛网膜下腔, Subarachnoid space
硬膜外脂肪, Epidural fat
竖脊肌, Erector spinae muscle
棘突, Spinous process
大菱形肌, Rhomboid major muscle

图 4-1-3　经 T_2/T_3 椎间盘轴位切面

主动脉弓　平右第2胸肋关节后方接升主动脉,呈弓形向左后行,至脊柱左侧 T_4 椎体下缘续为胸主动脉,上缘平胸骨柄中部或稍上方,下缘平胸骨角,小儿主动脉弓位置略高

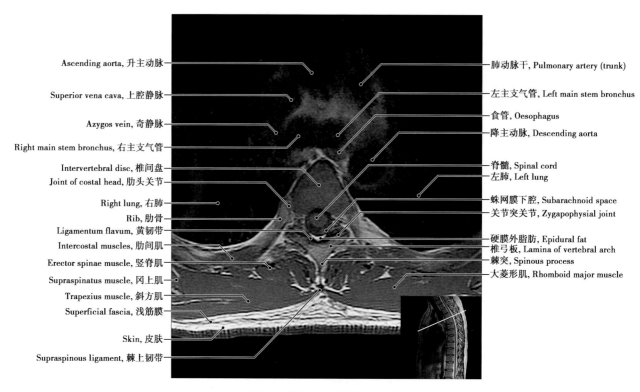

图 4-1-4　经 T_3/T_4 椎间盘轴位切面

奇静脉　起自右腰升静脉,在右侧上升至 $T_7 \sim T_8$ 高度,接受左侧的半奇静脉和副半奇静脉的横干,于 T_4 水平形成奇静脉弓转向前行,跨越右肺根上缘,注入上腔静脉,沿途收纳食管、纵隔、心包和支气管来的静脉,还接受右侧的除第 1 肋间静脉以外的肋间静脉的汇入

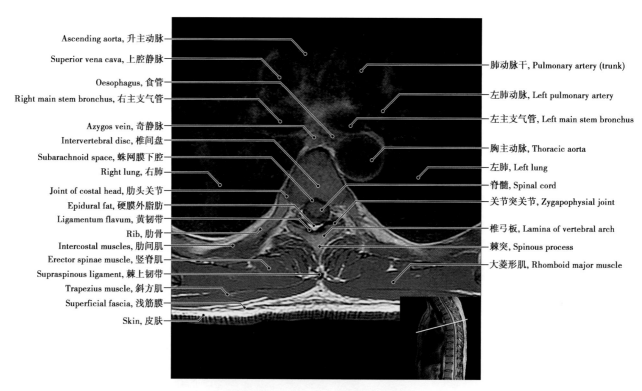

图 4-1-5　经 T_4/T_5 椎间盘轴位切面

肺动脉　位于心包内,为一粗短的动脉干,起自右心室,在升主动脉前方向左后上方斜行,至主动脉弓下方分为左、右肺动脉。左肺动脉较短,在左主支气管前方横行,分两支进入左肺上、下叶。右肺动脉较长而粗,经升主动脉和上腔静脉后方向右横行,至右肺门处分为三支进入右肺上、中、下叶

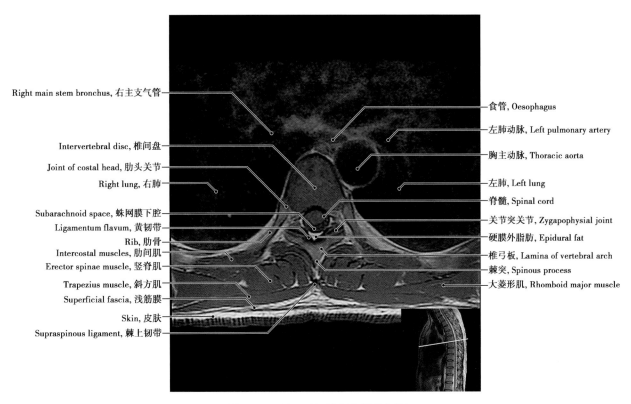

图 4-1-6　经 T₅/T₆椎间盘轴位切面

食管　位于咽和胃之间的消化管,颈段走行于气管后方和脊柱前方,胸段位于脊柱前方纵隔内,腹段较短,穿膈肌的食管裂孔连接胃腔

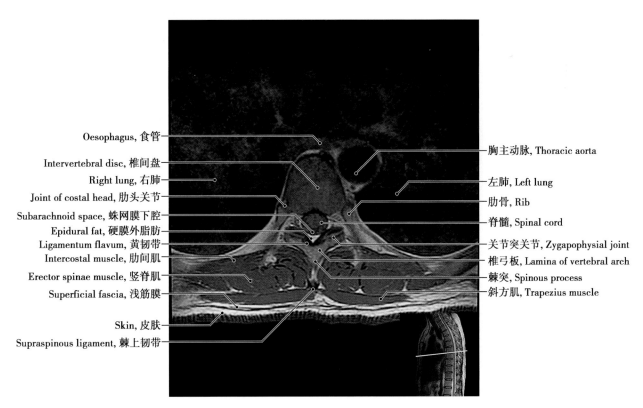

图 4-1-7　经 T₆/T₇椎间盘轴位切面

斜方肌　为位于中上背部的浅层肌肉,起于枕外隆凸、上项线、项韧带、第 7 颈椎及全部胸椎棘突,纤维分上、中、下三部分,分别止于锁骨外侧 1/3、肩胛冈和肩峰

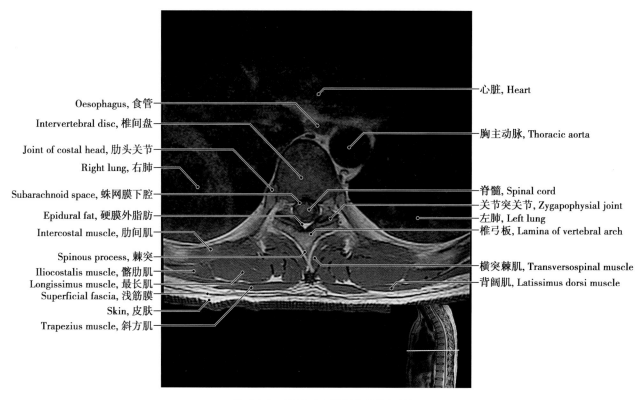

图 4-1-8 经 T₇/T₈椎间盘轴位切面

胸主动脉 即降主动脉的胸腔部分,在第4胸椎下缘处接主动脉弓,沿脊柱偏左侧前方下行,穿膈肌主动脉裂孔移行为腹主动脉

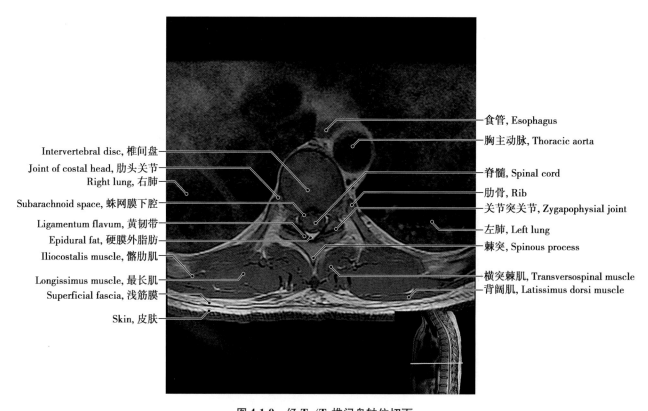

图 4-1-9 经 T₈/T₉椎间盘轴位切面

蛛网膜下腔 位于蛛网膜与软脊膜之间的腔隙,内含脑脊液,与颅内蛛网膜下腔相通

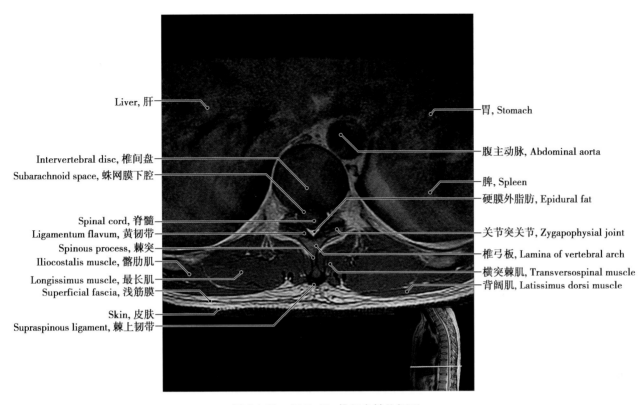

图 4-1-10 经 T₉/T₁₀ 椎间盘轴位切面

硬膜外隙 位于硬脊膜与椎管内面的骨膜及黄韧带之间的狭窄腔隙,其内有疏松结缔组织、脂肪、淋巴管、椎内静脉丛,并有脊神经根通过

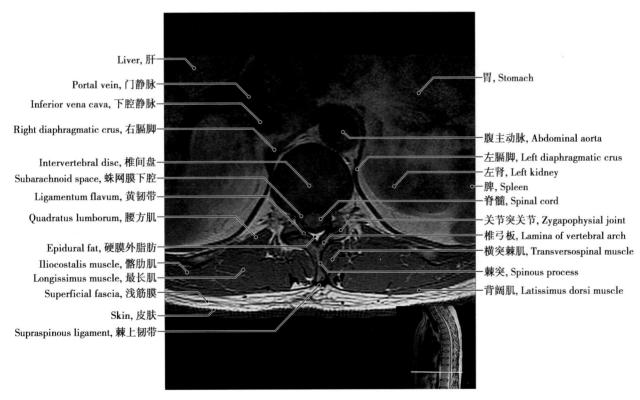

图 4-1-11 经 T₁₀/T₁₁ 椎间盘轴位切面

横突棘肌 由多个斜肌束组成,排列于由骶骨至枕骨的整个脊柱的背面,为竖脊肌所掩盖。肌束起自下位椎骨的横突,斜向内上方,跨越 1~6 个椎骨不等,止于棘突,由浅而深可分为三层:浅层为半棘肌,位于项背部,中层为多裂肌,深层为回旋肌

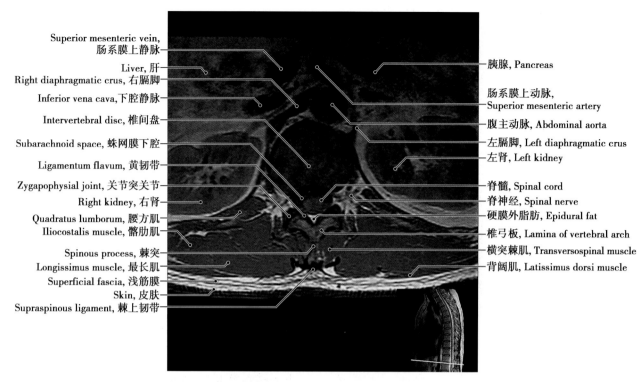

Superior mesenteric vein, 肠系膜上静脉
Liver, 肝
Right diaphragmatic crus, 右膈脚
Inferior vena cava, 下腔静脉
Intervertebral disc, 椎间盘
Subarachnoid space, 蛛网膜下腔
Ligamentum flavum, 黄韧带
Zygapophysial joint, 关节突关节
Right kidney, 右肾
Quadratus lumborum, 腰方肌
Iliocostalis muscle, 髂肋肌
Spinous process, 棘突
Longissimus muscle, 最长肌
Superficial fascia, 浅筋膜
Skin, 皮肤
Supraspinous ligament, 棘上韧带

胰腺, Pancreas
肠系膜上动脉, Superior mesenteric artery
腹主动脉, Abdominal aorta
左膈脚, Left diaphragmatic crus
左肾, Left kidney
脊髓, Spinal cord
脊神经, Spinal nerve
硬膜外脂肪, Epidural fat
椎弓板, Lamina of vertebral arch
横突棘肌, Transversospinal muscle
背阔肌, Latissimus dorsi muscle

图 4-1-12 经 T_{11}/T_{12} 椎间盘轴位切面

脊髓　为中枢神经系统的一部分,位于椎管内,上端与延髓相连,下端呈圆锥形,中央有与脑室相通的中央管,成人脊髓终于第1腰椎下缘或第2腰椎上缘水平,初生儿则平第3腰椎水平,脊髓发出多对脊神经分布到全身皮肤、肌肉和内脏器官

(二) T_2WI 轴位解剖图

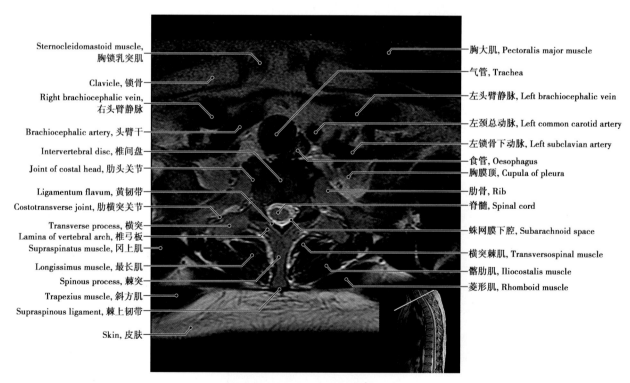

Sternocleidomastoid muscle, 胸锁乳突肌
Clavicle, 锁骨
Right brachiocephalic vein, 右头臂静脉
Brachiocephalic artery, 头臂干
Intervertebral disc, 椎间盘
Joint of costal head, 肋头关节
Ligamentum flavum, 黄韧带
Costotransverse joint, 肋横突关节
Transverse process, 横突
Lamina of vertebral arch, 椎弓板
Supraspinatus muscle, 冈上肌
Longissimus muscle, 最长肌
Spinous process, 棘突
Trapezius muscle, 斜方肌
Supraspinous ligament, 棘上韧带
Skin, 皮肤

胸大肌, Pectoralis major muscle
气管, Trachea
左头臂静脉, Left brachiocephalic vein
左颈总动脉, Left common carotid artery
左锁骨下动脉, Left subclavian artery
食管, Oesophagus
胸膜顶, Cupula of pleura
肋骨, Rib
脊髓, Spinal cord
蛛网膜下腔, Subarachnoid space
横突棘肌, Transversospinal muscle
髂肋肌, Iliocostalis muscle
菱形肌, Rhomboid muscle

图 4-2-1 经 C_7/T_1 椎间盘轴位切面

气管　环状软骨下方喉腔移行为气管,由软骨、肌肉、结缔组织和黏膜构成,软骨为"C"形的软骨环,缺口向后,各软骨环以韧带连接起来,环后方缺口处由平滑肌和致密结缔组织连接,保持了持续张开状态。管腔衬以黏膜,表面覆盖纤毛上皮,黏膜分泌的黏液可黏附吸入空气中的灰尘颗粒,纤毛不断向咽部摆动将黏液与灰尘排出,以净化吸入的气体

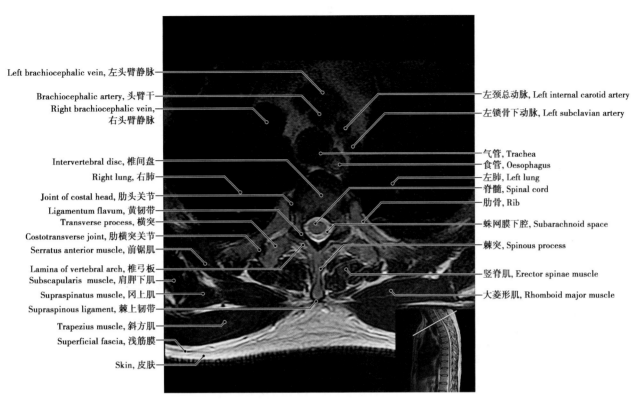

图 4-2-2　经 T_1/T_2 椎间盘轴位切面

头臂干　起自主动脉弓,发出右侧锁骨下动脉及右侧颈总动脉。**左颈总动脉**　起自主动脉弓,为头颈部动脉主干,沿食管、气管和喉的外侧上升,到甲状软骨上缘处分为颈内动脉和颈外动脉。**左锁骨下动脉**　起自主动脉弓,出胸廓上口弯向外,在锁骨与第 1 肋之间通过,到第 1 肋外缘处移行为腋动脉,其最主要的分支为椎动脉

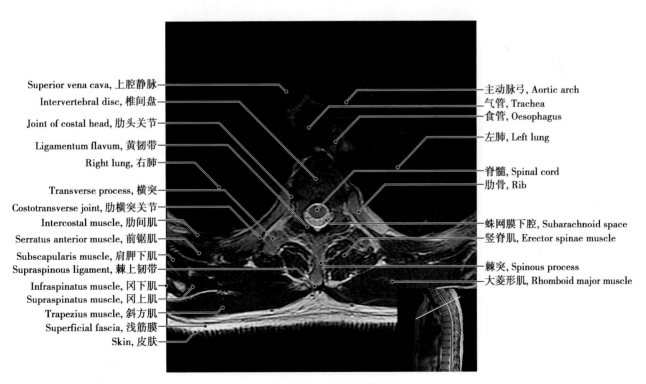

图 4-2-3　经 T_2/T_3 椎间盘轴位切面

主动脉弓　平右第 2 胸肋关节后方接升主动脉,呈弓形向左后行,至脊柱左侧 T_4 椎体下缘续为胸主动脉,上缘平胸骨柄中部或稍上方,下缘平胸骨角,小儿主动脉弓位置略高

149

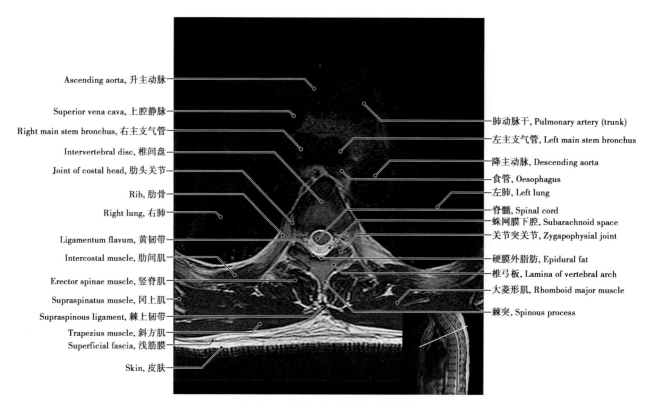

图 4-2-4 经 T₃/T₄椎间盘轴位切面

Ascending aorta, 升主动脉
Superior vena cava, 上腔静脉
Right main stem bronchus, 右主支气管
Intervertebral disc, 椎间盘
Joint of costal head, 肋头关节
Rib, 肋骨
Right lung, 右肺
Ligamentum flavum, 黄韧带
Intercostal muscle, 肋间肌
Erector spinae muscle, 竖脊肌
Supraspinatus muscle, 冈上肌
Supraspinous ligament, 棘上韧带
Trapezius muscle, 斜方肌
Superficial fascia, 浅筋膜
Skin, 皮肤

肺动脉干, Pulmonary artery (trunk)
左主支气管, Left main stem bronchus
降主动脉, Descending aorta
食管, Oesophagus
左肺, Left lung
脊髓, Spinal cord
蛛网膜下腔, Subarachnoid space
关节突关节, Zygapophysial joint
硬膜外脂肪, Epidural fat
椎弓板, Lamina of vertebral arch
大菱形肌, Rhomboid major muscle
棘突, Spinous process

奇静脉 起自右腰升静脉,在右侧上升至 T₇~T₈高度,接受左侧的半奇静脉和副半奇静脉的横干,于 T₄水平形成奇静脉弓转向前行,跨越右肺根上缘,注入上腔静脉,沿途收纳食管、纵隔、心包和支气管来的静脉,还接受右侧的除第 1 肋间静脉以外的肋间静脉的汇入

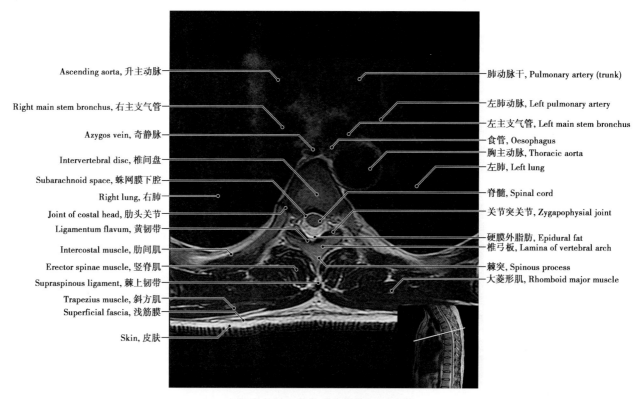

图 4-2-5 经 T₄/T₅椎间盘轴位切面

Ascending aorta, 升主动脉
Right main stem bronchus, 右主支气管
Azygos vein, 奇静脉
Intervertebral disc, 椎间盘
Subarachnoid space, 蛛网膜下腔
Right lung, 右肺
Joint of costal head, 肋头关节
Ligamentum flavum, 黄韧带
Intercostal muscle, 肋间肌
Erector spinae muscle, 竖脊肌
Supraspinous ligament, 棘上韧带
Trapezius muscle, 斜方肌
Superficial fascia, 浅筋膜
Skin, 皮肤

肺动脉干, Pulmonary artery (trunk)
左肺动脉, Left pulmonary artery
左主支气管, Left main stem bronchus
食管, Oesophagus
胸主动脉, Thoracic aorta
左肺, Left lung
脊髓, Spinal cord
关节突关节, Zygapophysial joint
硬膜外脂肪, Epidural fat
椎弓板, Lamina of vertebral arch
棘突, Spinous process
大菱形肌, Rhomboid major muscle

肺动脉 位于心包内,为一粗短的动脉干,起自右心室,在升主动脉前方向左后上方斜行,至主动脉弓下方分为左、右肺动脉。左肺动脉较短,在左主支气管前方横行,分两支进入左肺上、下叶。右肺动脉较长而粗,经升主动脉和上腔静脉后方向右横行,至右肺门处分为三支进入右肺上、中、下叶

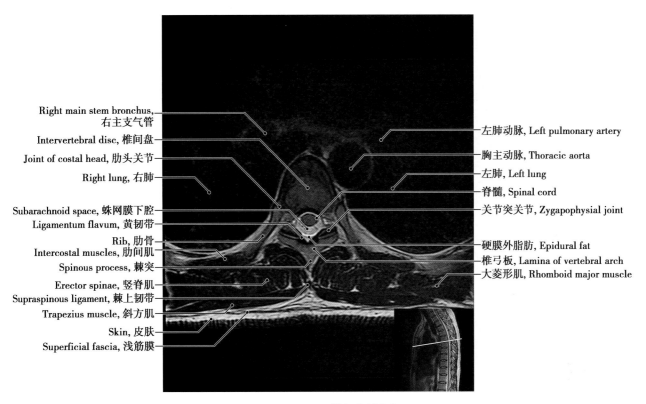

Right main stem bronchus, 右主支气管
Intervertebral disc, 椎间盘
Joint of costal head, 肋头关节
Right lung, 右肺
Subarachnoid space, 蛛网膜下腔
Ligamentum flavum, 黄韧带
Rib, 肋骨
Intercostal muscles, 肋间肌
Spinous process, 棘突
Erector spinae, 竖脊肌
Supraspinous ligament, 棘上韧带
Trapezius muscle, 斜方肌
Skin, 皮肤
Superficial fascia, 浅筋膜

左肺动脉, Left pulmonary artery
胸主动脉, Thoracic aorta
左肺, Left lung
脊髓, Spinal cord
关节突关节, Zygapophysial joint
硬膜外脂肪, Epidural fat
椎弓板, Lamina of vertebral arch
大菱形肌, Rhomboid major muscle

图 4-2-6　经 T_5/T_6 椎间盘轴位切面

食管　位于咽和胃之间的消化管,颈段走行于气管后方和脊柱前方,胸段位于脊柱前方纵隔内,腹段较短,穿膈肌的食管裂孔连接胃腔

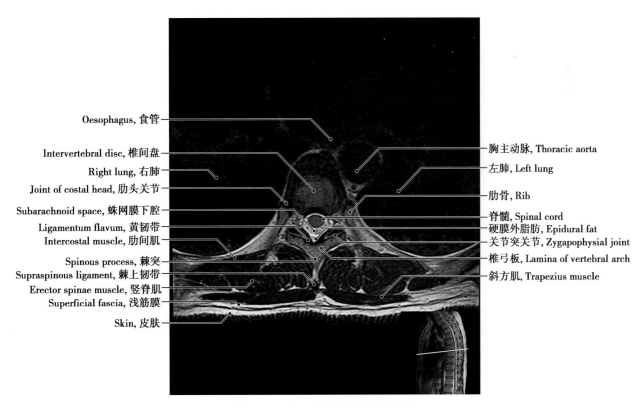

Oesophagus, 食管
Intervertebral disc, 椎间盘
Right lung, 右肺
Joint of costal head, 肋头关节
Subarachnoid space, 蛛网膜下腔
Ligamentum flavum, 黄韧带
Intercostal muscle, 肋间肌
Spinous process, 棘突
Supraspinous ligament, 棘上韧带
Erector spinae muscle, 竖脊肌
Superficial fascia, 浅筋膜
Skin, 皮肤

胸主动脉, Thoracic aorta
左肺, Left lung
肋骨, Rib
脊髓, Spinal cord
硬膜外脂肪, Epidural fat
关节突关节, Zygapophysial joint
椎弓板, Lamina of vertebral arch
斜方肌, Trapezius muscle

图 4-2-7　经 T_5/T_6 椎间盘轴位切面

斜方肌　为位于中上背部的浅层肌肉,起于枕外隆凸、上项线、项韧带、第 7 颈椎及全部胸椎棘突,纤维分上、中、下三部分,分别止于锁骨外侧 1/3、肩胛冈和肩峰

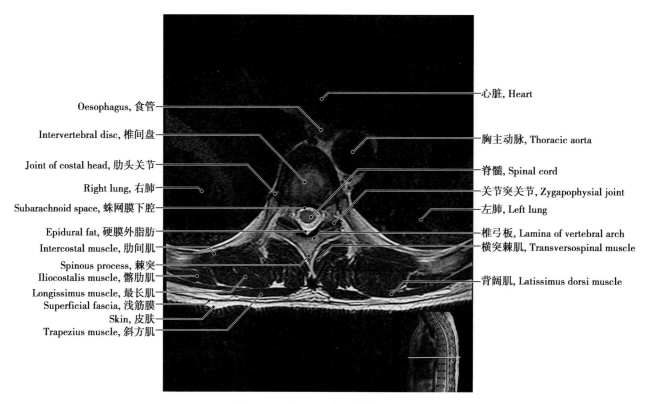

图 4-2-8　经 T_7/T_8 椎间盘轴位切面

Oesophagus, 食管　Intervertebral disc, 椎间盘　Joint of costal head, 肋头关节　Right lung, 右肺　Subarachnoid space, 蛛网膜下腔　Epidural fat, 硬膜外脂肪　Intercostal muscle, 肋间肌　Spinous process, 棘突　Iliocostalis muscle, 髂肋肌　Longissimus muscle, 最长肌　Superficial fascia, 浅筋膜　Skin, 皮肤　Trapezius muscle, 斜方肌　心脏, Heart　胸主动脉, Thoracic aorta　脊髓, Spinal cord　关节突关节, Zygapophysial joint　左肺, Left lung　椎弓板, Lamina of vertebral arch　横突棘肌, Transversospinal muscle　背阔肌, Latissimus dorsi muscle

胸主动脉　即降主动脉的胸腔部分,在第 4 胸椎下缘处接主动脉弓,沿脊柱偏左侧前方下行,穿膈肌主动脉裂孔移行为腹主动脉

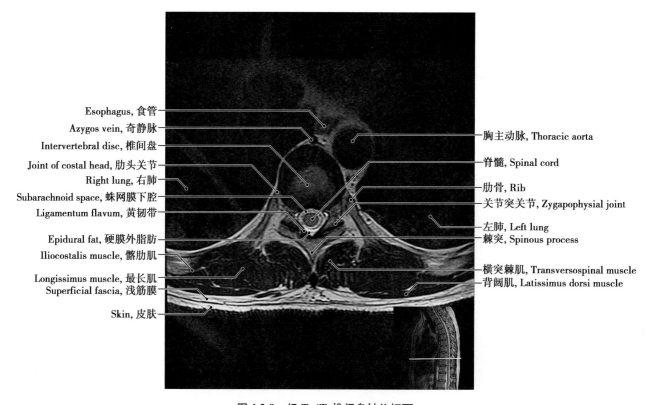

图 4-2-9　经 T_8/T_9 椎间盘轴位切面

Esophagus, 食管　Azygos vein, 奇静脉　Intervertebral disc, 椎间盘　Joint of costal head, 肋头关节　Right lung, 右肺　Subarachnoid space, 蛛网膜下腔　Ligamentum flavum, 黄韧带　Epidural fat, 硬膜外脂肪　Iliocostalis muscle, 髂肋肌　Longissimus muscle, 最长肌　Superficial fascia, 浅筋膜　Skin, 皮肤　胸主动脉, Thoracic aorta　脊髓, Spinal cord　肋骨, Rib　关节突关节, Zygapophysial joint　左肺, Left lung　棘突, Spinous process　横突棘肌, Transversospinal muscle　背阔肌, Latissimus dorsi muscle

蛛网膜下腔　位于蛛网膜与软脊膜之间的腔隙,内含脑脊液,与颅内蛛网膜下腔相通

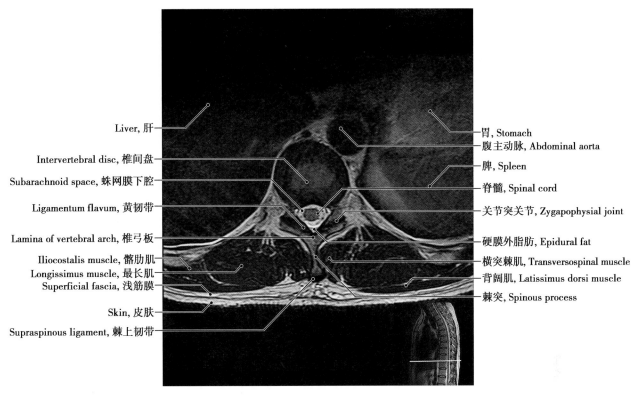

图 4-2-10　经 T_9/T_{10} 椎间盘轴位切面

Liver, 肝
Intervertebral disc, 椎间盘
Subarachnoid space, 蛛网膜下腔
Ligamentum flavum, 黄韧带
Lamina of vertebral arch, 椎弓板
Iliocostalis muscle, 髂肋肌
Longissimus muscle, 最长肌
Superficial fascia, 浅筋膜
Skin, 皮肤
Supraspinous ligament, 棘上韧带

胃, Stomach
腹主动脉, Abdominal aorta
脾, Spleen
脊髓, Spinal cord
关节突关节, Zygapophysial joint
硬膜外脂肪, Epidural fat
横突棘肌, Transversospinal muscle
背阔肌, Latissimus dorsi muscle
棘突, Spinous process

硬膜外隙　位于硬脊膜与椎管内面的骨膜及黄韧带之间的狭窄腔隙,其内有疏松结缔组织、脂肪、淋巴管、椎内静脉丛,并有脊神经根通过

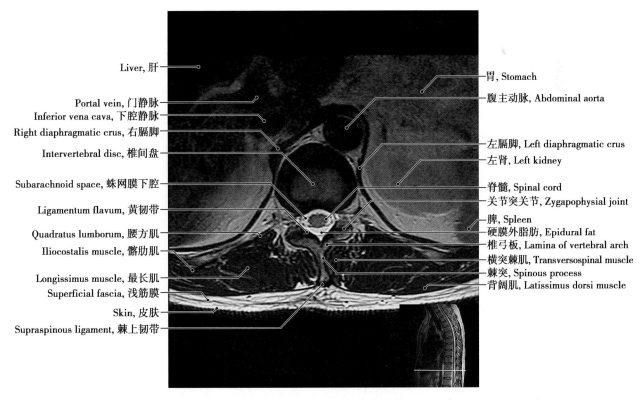

图 4-2-11　经 T_{10}/T_{11} 椎间盘轴位切面

Liver, 肝
Portal vein, 门静脉
Inferior vena cava, 下腔静脉
Right diaphragmatic crus, 右膈脚
Intervertebral disc, 椎间盘
Subarachnoid space, 蛛网膜下腔
Ligamentum flavum, 黄韧带
Quadratus lumborum, 腰方肌
Iliocostalis muscle, 髂肋肌
Longissimus muscle, 最长肌
Superficial fascia, 浅筋膜
Skin, 皮肤
Supraspinous ligament, 棘上韧带

胃, Stomach
腹主动脉, Abdominal aorta
左膈脚, Left diaphragmatic crus
左肾, Left kidney
脊髓, Spinal cord
关节突关节, Zygapophysial joint
脾, Spleen
硬膜外脂肪, Epidural fat
椎弓板, Lamina of vertebral arch
横突棘肌, Transversospinal muscle
棘突, Spinous process
背阔肌, Latissimus dorsi muscle

横突棘肌　由多个斜肌束组成,排列于由骶骨至枕骨的整个脊柱的背面,为竖脊肌所掩盖。肌束起自下位椎骨的横突,斜向内上方,跨越 1~6 个椎骨不等,止于棘突,由浅而深可分为三层:浅层为半棘肌,位于项背部,中层为多裂肌,深层为回旋肌

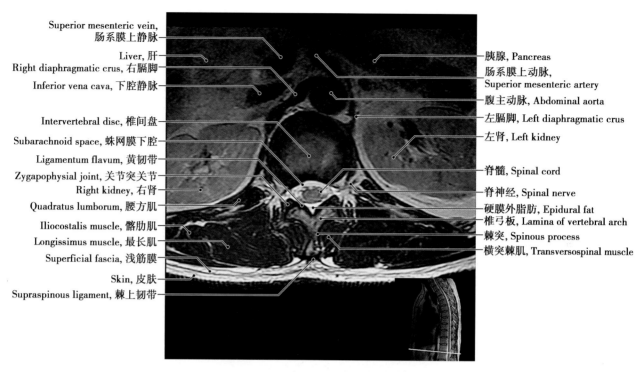

图 4-2-12　经 T₁₁/T₁₂ 椎间盘轴位切面

脊髓　为中枢神经系统的一部分,位于椎管内,上端与延髓相连,下端呈圆锥形,中央有与脑室相通的中央管,成人脊髓终于第 1 腰椎下缘或第 2 腰椎上缘水平,初生儿则平第 3 腰椎水平,脊髓发出多对脊神经分布到全身皮肤、肌肉和内脏器官

（三）T₁WI 矢状位解剖图

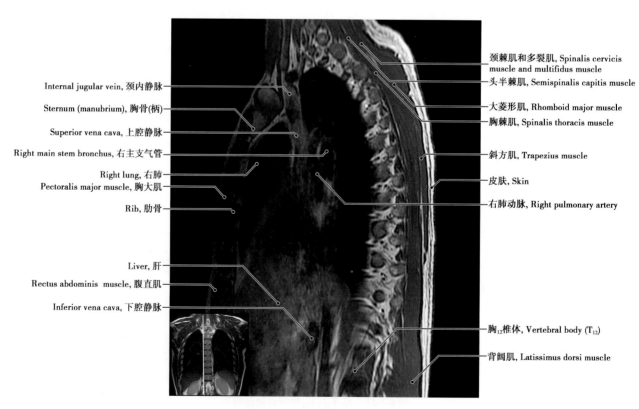

图 4-3-1　经右侧椎旁矢状切面

大菱形肌　起于胸椎 1~4 棘突,止于肩胛骨脊柱缘,为菱形肌的一部分,和小菱形肌共同构成菱形肌。　**背阔肌**　位于胸背区下部和区浅层较宽大的扁肌,起于 7~12 胸肋棘突、胸腰筋膜、髂嵴和下 3~4 肋,止于肱骨小结节嵴

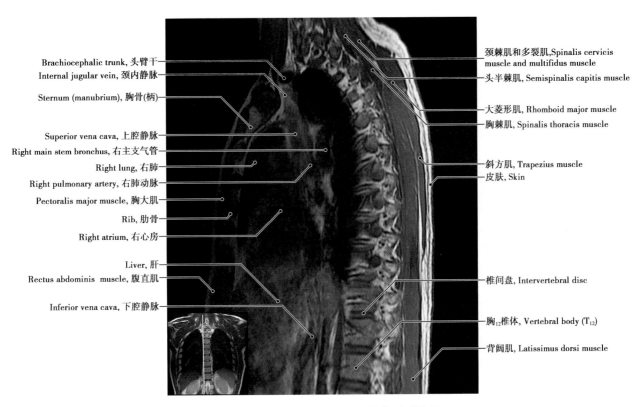

图 4-3-2　经椎体右缘（右侧肋头关节）矢状切面

关节突　椎弓上下各有一对突起,为上关节突和下关节突,相邻椎骨的上、下关节突相对,以关节面组成关节突关节

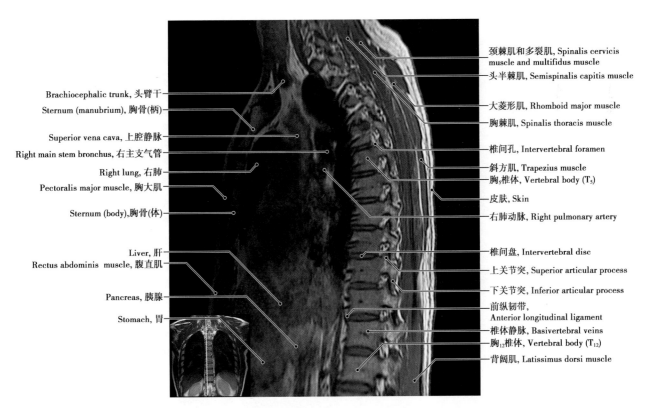

图 4-3-3　经右侧椎间孔矢状切面

椎间孔　是脊神经出椎管和供应椎管内软组织、骨结构血运的血管,以及神经分支进入椎管的孔道。其上下壁是椎弓根的切迹;前方为椎体外侧缘、椎间盘和后纵韧带;后方为小关节的关节囊及部分黄韧带

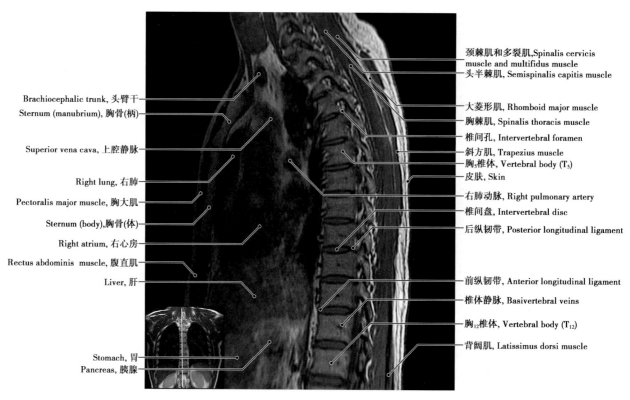

图 4-3-4　经右侧侧隐窝矢状切面

左侧标注（从上到下）：
Brachiocephalic trunk, 头臂干
Sternum (manubrium), 胸骨(柄)
Superior vena cava, 上腔静脉
Right lung, 右肺
Pectoralis major muscle, 胸大肌
Sternum (body), 胸骨(体)
Right atrium, 右心房
Rectus abdominis muscle, 腹直肌
Liver, 肝
Stomach, 胃
Pancreas, 胰腺

右侧标注（从上到下）：
颈棘肌和多裂肌, Spinalis cervicis muscle and multifidus muscle
头半棘肌, Semispinalis capitis muscle
大菱形肌, Rhomboid major muscle
胸棘肌, Spinalis thoracis muscle
椎间孔, Intervertebral foramen
斜方肌, Trapezius muscle
胸₅椎体, Vertebral body (T₅)
皮肤, Skin
右肺动脉, Right pulmonary artery
椎间盘, Intervertebral disc
后纵韧带, Posterior longitudinal ligament
前纵韧带, Anterior longitudinal ligament
椎体静脉, Basivertebral veins
胸₁₂椎体, Vertebral body (T₁₂)
背阔肌, Latissimus dorsi muscle

椎体　为椎骨的主要承重部分,主要由松质骨构成,表面为薄层密质骨,故外伤时易发生骨折,椎体后缘与椎弓围成椎孔,上下椎孔贯通组成椎管,容纳脊髓及神经

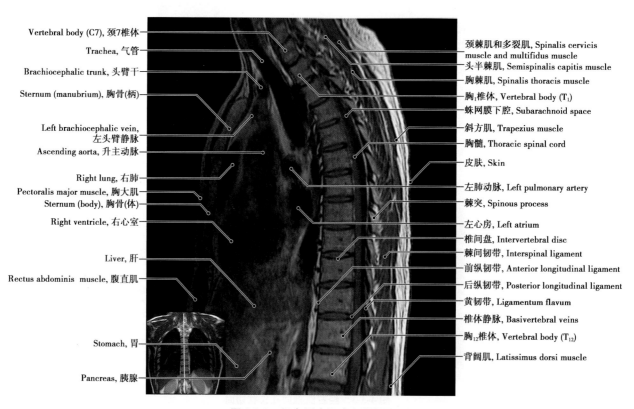

图 4-3-5　经右侧旁正中矢状切面

左侧标注（从上到下）：
Vertebral body (C7), 颈7椎体
Trachea, 气管
Brachiocephalic trunk, 头臂干
Sternum (manubrium), 胸骨(柄)
Left brachiocephalic vein, 左头臂静脉
Ascending aorta, 升主动脉
Right lung, 右肺
Pectoralis major muscle, 胸大肌
Sternum (body), 胸骨(体)
Right ventricle, 右心室
Liver, 肝
Rectus abdominis muscle, 腹直肌
Stomach, 胃
Pancreas, 胰腺

右侧标注（从上到下）：
颈棘肌和多裂肌, Spinalis cervicis muscle and multifidus muscle
头半棘肌, Semispinalis capitis muscle
胸棘肌, Spinalis thoracis muscle
胸₁椎体, Vertebral body (T₁)
蛛网膜下腔, Subarachnoid space
斜方肌, Trapezius muscle
胸髓, Thoracic spinal cord
皮肤, Skin
左肺动脉, Left pulmonary artery
棘突, Spinous process
左心房, Left atrium
椎间盘, Intervertebral disc
棘间韧带, Interspinal ligament
前纵韧带, Anterior longitudinal ligament
后纵韧带, Posterior longitudinal ligament
黄韧带, Ligamentum flavum
椎体静脉, Basivertebral veins
胸₁₂椎体, Vertebral body (T₁₂)
背阔肌, Latissimus dorsi muscle

前纵韧带　位于所有椎体和椎间盘前面的纵长韧带,上起于枕骨大孔前缘,下至第 1 或第 2 骶椎,韧带的宽窄厚薄各部有所不同,前纵韧带内层纤维与椎间盘外层纤维和椎体的骺环相连,有防止脊柱过度后伸的作用

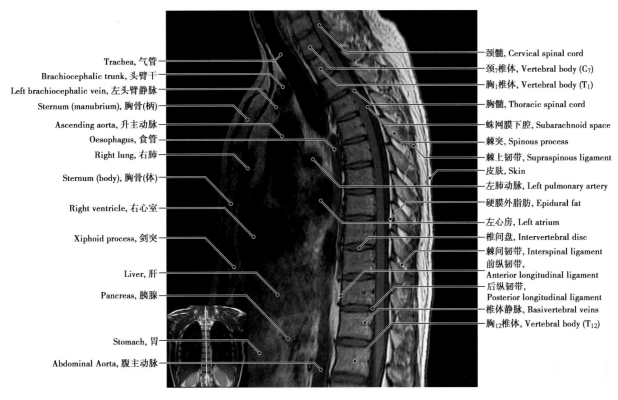

图 4-3-6　经正中矢状切面

棘间韧带　位于相邻两个棘突之间的较深处,其薄而无力,与棘上韧带一起起到限制脊柱过度前屈的作用。**棘上韧带**　是架在各椎骨棘突尖上的索状纤维软骨组织,起自第 7 颈椎棘突,止于骶中嵴

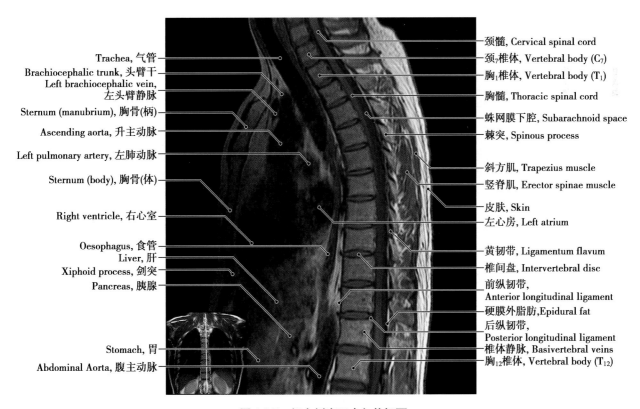

图 4-3-7　经左侧旁正中矢状切面

后纵韧带　位于椎管内椎体的后方的长韧带,起自枢椎并与覆盖枢椎椎体覆膜相续,下达骶骨,与椎体相贴部分比较狭细,但在椎间盘处较宽,可限制脊柱过分前屈,还有防止椎间盘向后脱出的作用

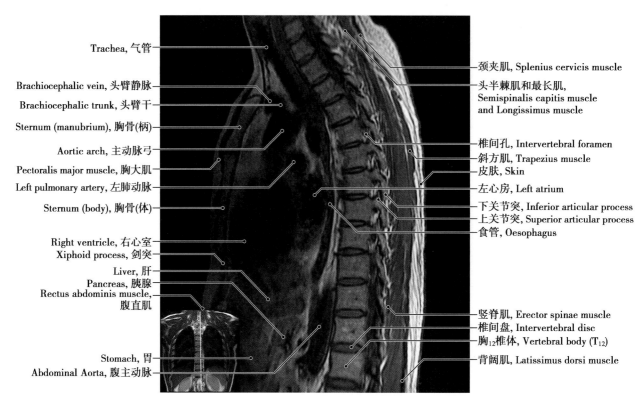

图 4-3-8　经左侧侧隐窝矢状切面

竖脊肌 为脊柱后方的长肌,下起骶骨背面,上达枕骨后方,以总腱起自骶骨背面、腰椎棘突、髂嵴后部和胸腰筋膜,分为三部:外侧为髂肋肌,止于肋角;中间为最长肌,止于横突及其附近肋骨;内侧为棘肌,止于棘突

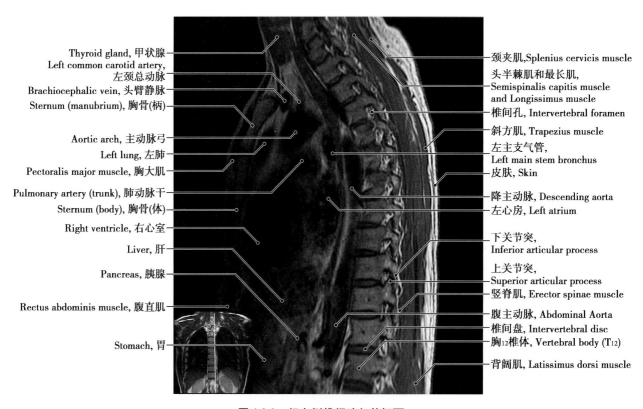

图 4-3-9　经左侧椎间孔矢状切面

斜方肌 为位于中上背部的浅层肌肉,起于枕外隆凸、上项线、项韧带、第 7 颈椎及全部胸椎棘突,纤维分上、中、下三部分,分别止于锁骨外侧 1/3、肩胛冈和肩峰

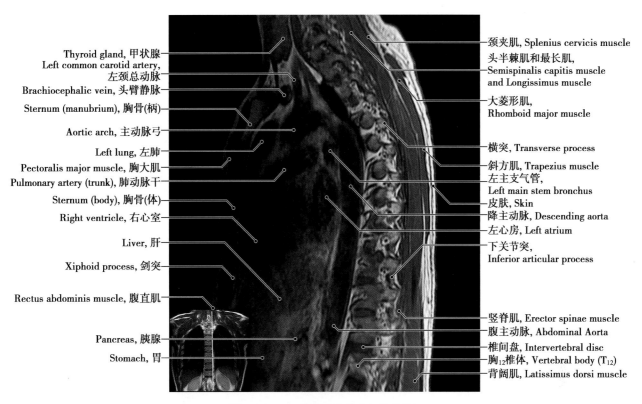

Thyroid gland, 甲状腺
Left common carotid artery, 左颈总动脉
Brachiocephalic vein, 头臂静脉
Sternum (manubrium), 胸骨(柄)
Aortic arch, 主动脉弓
Left lung, 左肺
Pectoralis major muscle, 胸大肌
Pulmonary artery (trunk), 肺动脉干
Sternum (body), 胸骨(体)
Right ventricle, 右心室
Liver, 肝
Xiphoid process, 剑突
Rectus abdominis muscle, 腹直肌
Pancreas, 胰腺
Stomach, 胃

颈夹肌, Splenius cervicis muscle
头半棘肌和最长肌, Semispinalis capitis muscle and Longissimus muscle
大菱形肌, Rhomboid major muscle
横突, Transverse process
斜方肌, Trapezius muscle
左主支气管, Left main stem bronchus
皮肤, Skin
降主动脉, Descending aorta
左心房, Left atrium
下关节突, Inferior articular process
竖脊肌, Erector spinae muscle
腹主动脉, Abdominal Aorta
椎间盘, Intervertebral disc
胸$_{12}$椎体, Vertebral body (T$_{12}$)
背阔肌, Latissimus dorsi muscle

图 4-3-10　经左侧肋头关节矢状切面

横突　椎弓向左右各伸出一个骨性突起即为横突,有韧带和肌肉附着。**腹主动脉**　经膈肌主动脉裂孔直接延续于胸主动脉,沿脊柱左侧下行,主要负责腹腔脏器和腹壁的血液供应

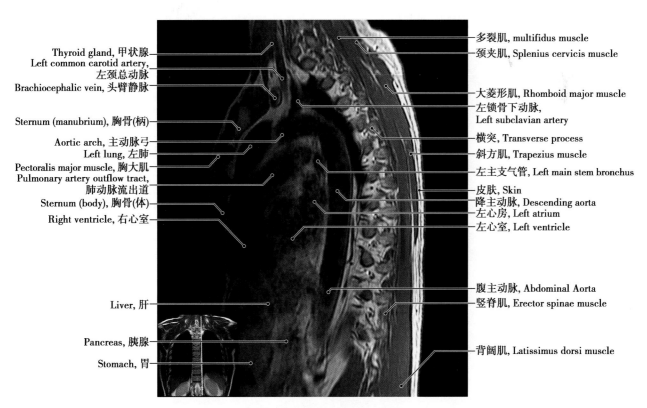

Thyroid gland, 甲状腺
Left common carotid artery, 左颈总动脉
Brachiocephalic vein, 头臂静脉
Sternum (manubrium), 胸骨(柄)
Aortic arch, 主动脉弓
Left lung, 左肺
Pectoralis major muscle, 胸大肌
Pulmonary artery outflow tract, 肺动脉流出道
Sternum (body), 胸骨(体)
Right ventricle, 右心室
Liver, 肝
Pancreas, 胰腺
Stomach, 胃

多裂肌, multifidus muscle
颈夹肌, Splenius cervicis muscle
大菱形肌, Rhomboid major muscle
左锁骨下动脉, Left subclavian artery
横突, Transverse process
斜方肌, Trapezius muscle
左主支气管, Left main stem bronchus
皮肤, Skin
降主动脉, Descending aorta
左心房, Left atrium
左心室, Left ventricle
腹主动脉, Abdominal Aorta
竖脊肌, Erector spinae muscle
背阔肌, Latissimus dorsi muscle

图 4-3-11　经左侧椎旁矢状切面

多裂肌　属于横突棘肌,横突棘肌由多个斜肌束组成,排列于由骶骨至枕骨的整个脊柱的背面,为竖脊肌所掩盖。肌束起自下位椎骨的横突,斜向内上方,跨越 1~6 个椎骨不等,止于棘突,由浅而深可分为三层:浅层为半棘肌,位于项背部,中层为多裂肌,深层为回旋肌

（四）T₂WI 矢状位解剖图

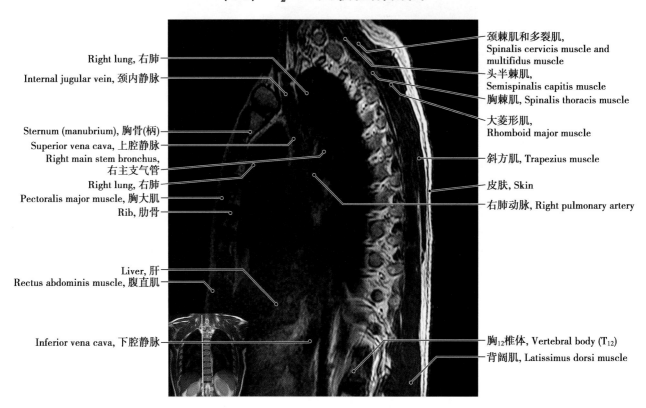

图 4-4-1　经右侧椎旁矢状切面
大菱形肌　起于胸椎 1～4 棘突,止于肩胛骨脊柱缘,为菱形肌的一部分,和小菱形肌共同构成菱形肌。**背阔肌**　位于胸背区下部和腰区浅层较宽大的扁肌,起于 7～12 胸肋棘突、胸腰筋膜、髂嵴和下 3～4 肋,止于肱骨小结节嵴

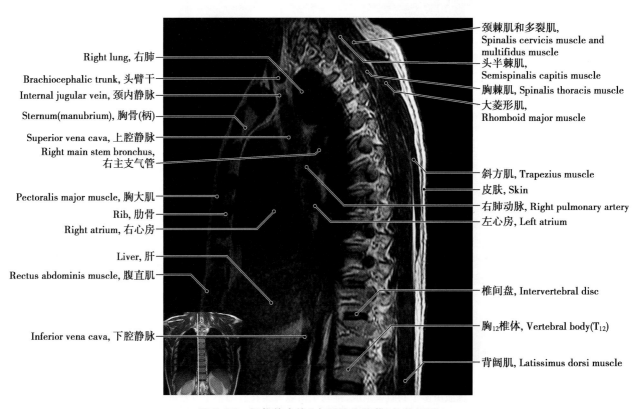

图 4-4-2　经椎体右缘（右侧肋头关节）矢状切面
关节突　椎弓上下各有一对突起,为上关节突和下关节突,相邻椎骨的上、下关节突相对,以关节面组成关节突关节

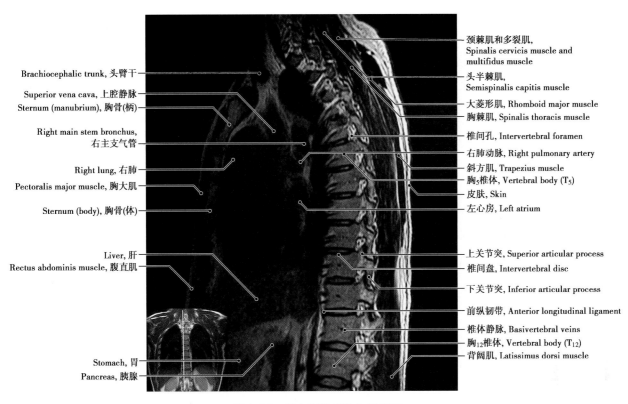

图 4-4-3　经右侧椎间孔矢状切面

椎间孔　是脊神经出椎管和供应椎管内软组织、骨结构血运的血管，以及神经分支进入椎管的孔道。其上下壁是椎弓根的切迹；前方为椎体外侧缘、椎间盘和后纵韧带；后方为小关节的关节囊及部分黄韧带

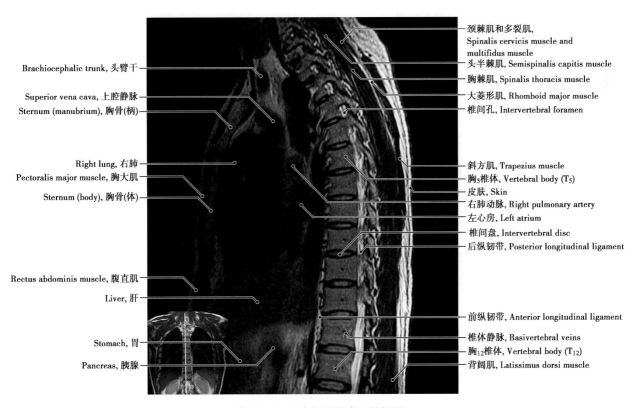

图 4-4-4　经右侧侧隐窝矢状切面

椎体　为椎骨的主要承重部分，主要由松质骨构成，表面为薄层密质骨，故外伤时易发生骨折，椎体后缘与椎弓围成椎孔，上下椎孔贯通组成椎管，容纳脊髓及神经

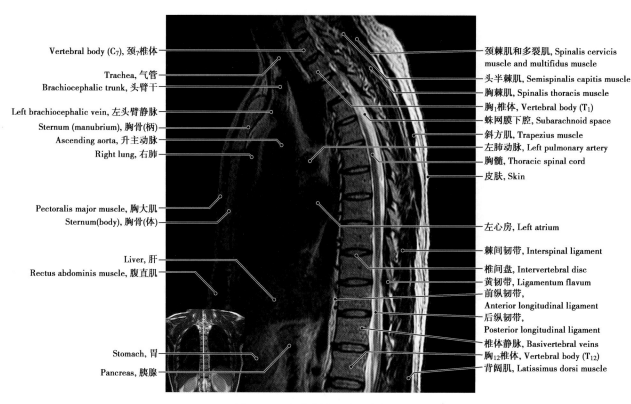

图 4-4-5　经右侧旁正中矢状切面

椎间盘　中央部为髓核,是富有弹性的胶状物质;周围部为纤维环,由多层纤维软骨环按同心圆排列,颈腰部纤维环前厚后薄,髓核易向后外侧脱出,突入椎管或椎间孔,压迫脊髓或脊神经

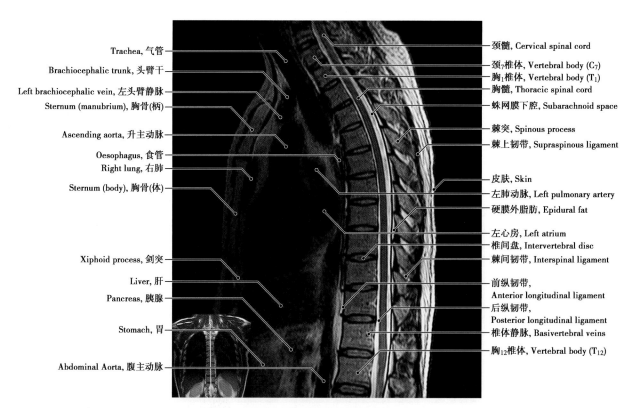

图 4-4-6　经正中矢状切面

脊髓　为中枢神经系统的一部分,位于椎管内,上端与延髓相连,下端呈圆锥形,中央有与脑室相通的中央管,成人脊髓终于第 1 腰椎下缘或第 2 腰椎上缘水平,初生儿则平第 3 腰椎水平,脊髓发出多对脊神经分布到全身皮肤、肌肉和内脏器官

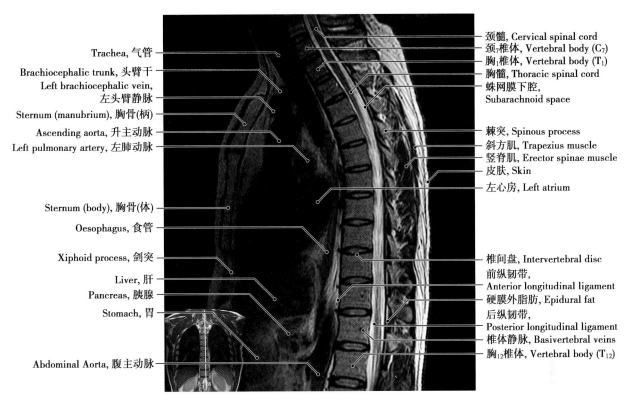

Trachea, 气管
Brachiocephalic trunk, 头臂干
Left brachiocephalic vein, 左头臂静脉
Sternum (manubrium), 胸骨(柄)
Ascending aorta, 升主动脉
Left pulmonary artery, 左肺动脉

Sternum (body), 胸骨(体)
Oesophagus, 食管
Xiphoid process, 剑突
Liver, 肝
Pancreas, 胰腺
Stomach, 胃

Abdominal Aorta, 腹主动脉

颈髓, Cervical spinal cord
颈₇椎体, Vertebral body (C₇)
胸₁椎体, Vertebral body (T₁)
胸髓, Thoracic spinal cord
蛛网膜下腔, Subarachnoid space
棘突, Spinous process
斜方肌, Trapezius muscle
竖脊肌, Erector spinae muscle
皮肤, Skin
左心房, Left atrium
椎间盘, Intervertebral disc
前纵韧带, Anterior longitudinal ligament
硬膜外脂肪, Epidural fat
后纵韧带, Posterior longitudinal ligament
椎体静脉, Basivertebral veins
胸₁₂椎体, Vertebral body (T₁₂)

图 4-4-7　经左侧旁正中矢状切面

后纵韧带　位于椎管内椎体的后方的长韧带,起自枢椎并与覆盖枢椎椎体覆膜相续,下达骶骨,与椎体相贴部分比较狭细,但在椎间盘处较宽,可限制脊柱过分前屈,还有防止椎间盘向后脱出的作用

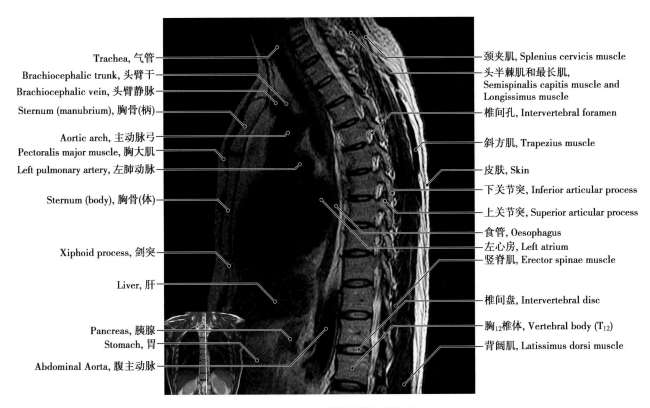

Trachea, 气管
Brachiocephalic trunk, 头臂干
Brachiocephalic vein, 头臂静脉
Sternum (manubrium), 胸骨(柄)
Aortic arch, 主动脉弓
Pectoralis major muscle, 胸大肌
Left pulmonary artery, 左肺动脉
Sternum (body), 胸骨(体)
Xiphoid process, 剑突
Liver, 肝
Pancreas, 胰腺
Stomach, 胃
Abdominal Aorta, 腹主动脉

颈夹肌, Splenius cervicis muscle
头半棘肌和最长肌, Semispinalis capitis muscle and Longissimus muscle
椎间孔, Intervertebral foramen
斜方肌, Trapezius muscle
皮肤, Skin
下关节突, Inferior articular process
上关节突, Superior articular process
食管, Oesophagus
左心房, Left atrium
竖脊肌, Erector spinae muscle
椎间盘, Intervertebral disc
胸₁₂椎体, Vertebral body (T₁₂)
背阔肌, Latissimus dorsi muscle

图 4-4-8　经左侧侧隐窝矢状切面

竖脊肌　为脊柱后方的长肌,下起骶骨背面,上达枕骨后方,以总腱起自骶骨背面、腰椎棘突、髂嵴后部和胸腰筋膜,分为三部:外侧为髂肋肌,止于肋角;中间为最长肌,止于横突及其附近肋骨;内侧为棘肌,止于棘突

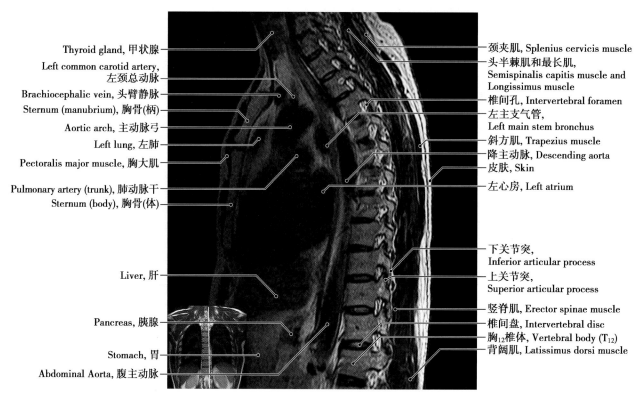

图 4-4-9　经左侧椎间孔矢状切面

斜方肌　为位于中上背部的浅层肌肉,起于枕外隆凸、上项线、项韧带、第 7 颈椎及全部胸椎棘突,纤维分上、中、下三部分,分别止于锁骨外侧 1/3、肩胛冈和肩峰

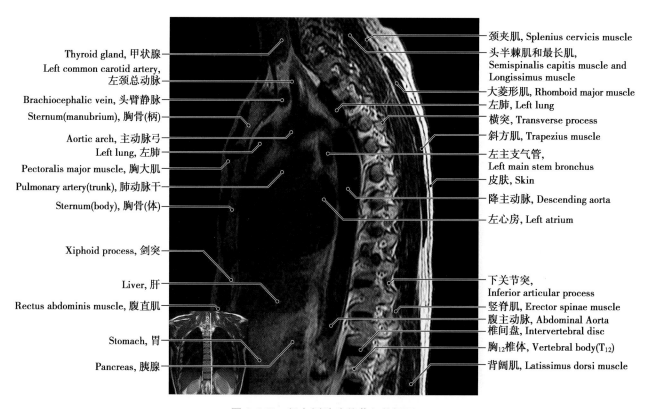

图 4-4-10　经左侧肋头关节矢状切面

横突　椎弓向左右各伸出一个骨性突起即为横突,有韧带和肌肉附着。**腹主动脉**　经膈肌主动脉裂孔直接延续于胸主动脉,沿脊柱左侧下行,主要负责腹腔脏器和腹壁的血液供应

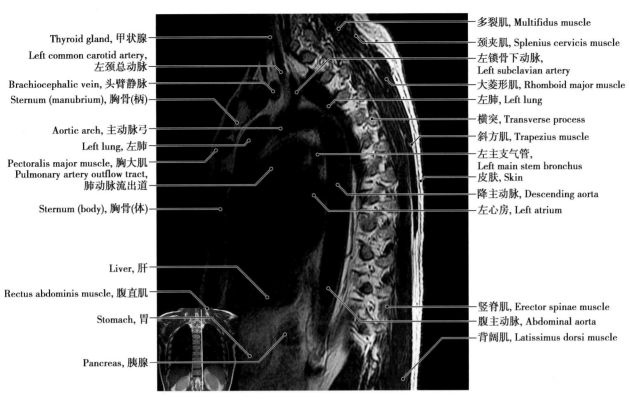

图 4-4-11　经左侧椎旁矢状切面

多裂肌　属于横突棘肌,横突棘肌由多个斜肌束组成,排列于由骶骨至枕骨的整个脊柱的背面,为竖脊肌所掩盖。肌束起自下位椎骨的横突,斜向内上方,跨越1~6个椎骨不等,止于棘突,由浅而深可分为三层:浅层为半棘肌,位于项背部,中层为多裂肌,深层为回旋肌

（五）　T_1WI 冠状位解剖图

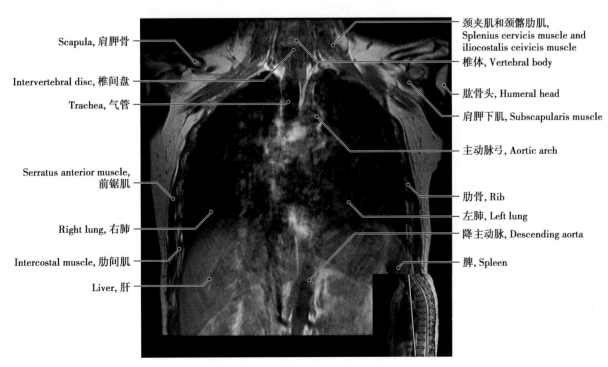

图 4-5-1　经 T_1 椎体前方冠状切面

气管　环状软骨下方喉腔移行为气管,由软骨、肌肉、结缔组织和黏膜构成,软骨为"C"形的软骨环,缺口向后,各软骨环以韧带连接起来,环后方缺口处由平滑肌和致密结缔组织连接,保持了持续张开状态。管腔衬以黏膜,表面覆盖纤毛上皮,黏膜分泌的黏液可黏附吸入空气中的灰尘颗粒,纤毛不断向咽部摆动将黏液与灰尘排出,以净化吸入的气体

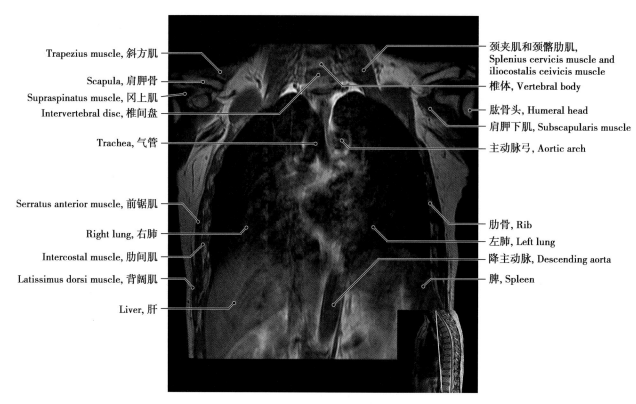

图 4-5-2　经 T₁ 椎体前部冠状切面

主动脉弓　平右第 2 胸肋关节后方接升主动脉,呈弓形向左后行,至脊柱左侧 T₄ 椎体下缘续为胸主动脉,上缘平胸骨柄中部或稍上方,下缘平胸骨角,小儿主动脉弓位置略高

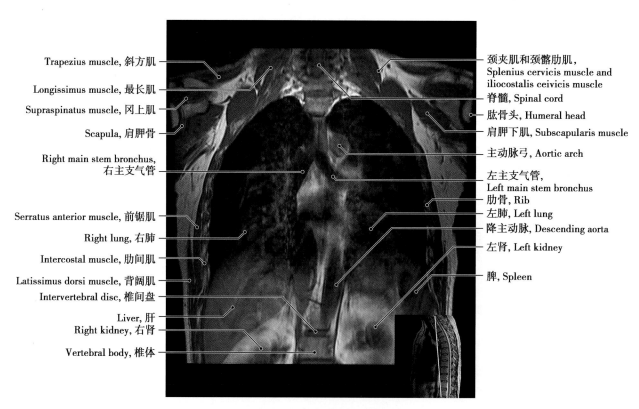

图 4-5-3　经 T₁ 椎体冠状切面

脊髓　为中枢神经系统的一部分,位于椎管内,上端与延髓相连,下端呈圆锥形,中央有与脑室相通的中央管,成人脊髓终于第 1 腰椎下缘或第 2 腰椎上缘水平,初生儿则平第 3 腰椎水平,脊髓发出多对脊神经分布到全身皮肤、肌肉和内脏器官

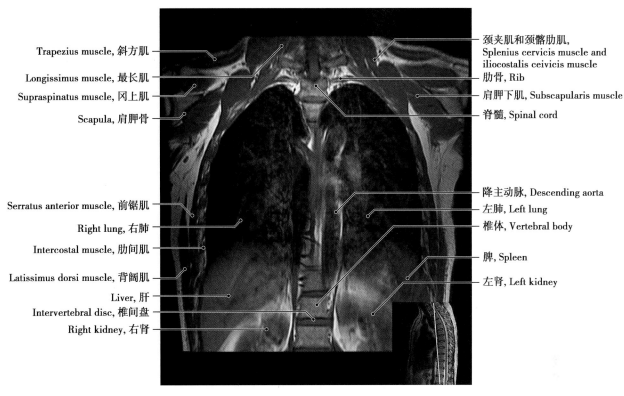

图 4-5-4　经 T₃椎体前缘冠状切面

椎间盘　中央部为髓核,是富有弹性的胶状物质;周围部为纤维环,由多层纤维软骨环按同心圆排列,颈腰部纤维环前厚后薄,髓核易向后外侧脱出,突入椎管或椎间孔,压迫脊髓或脊神经

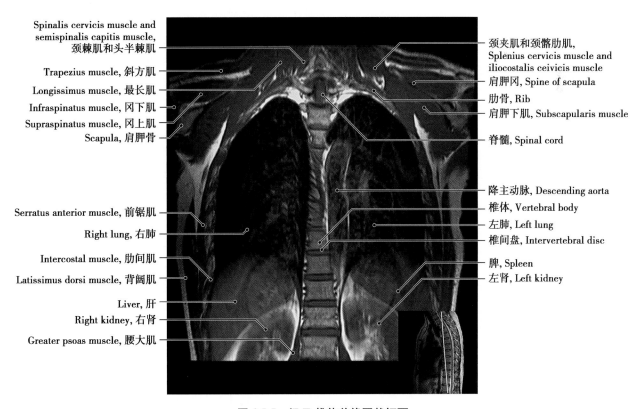

图 4-5-5　经 T₄椎体前缘冠状切面

降主动脉　主动脉弓自 T₄椎体下缘移行为降主动脉沿脊柱左侧下行,分为胸主动脉与腹主动脉,胸主动脉在 T₁₂椎体高度穿膈肌的主动脉裂孔移行为腹主动脉,至 L₄椎体下缘分为左、右髂总动脉

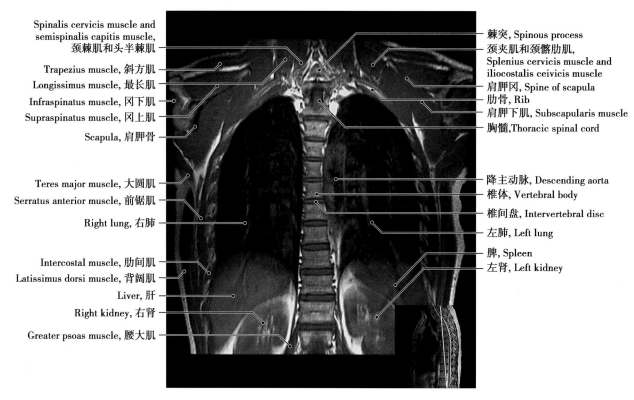

图 4-5-6 经 T₅椎体前缘冠状切面

椎体 为椎骨的主要承重部分,主要由松质骨构成,表面为薄层密质骨,故外伤时易发生骨折,椎体后缘与椎弓围成椎孔,上下椎孔贯通组成椎管,容纳脊髓及神经

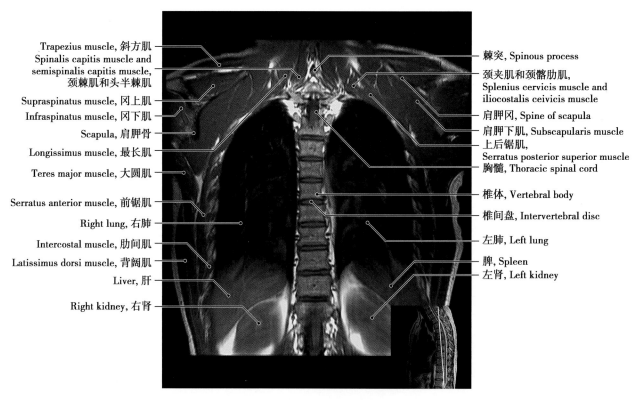

图 4-5-7 经 T₅椎体冠状切面

椎间盘 中央部为髓核,是富有弹性的胶状物质;周围部为纤维环,由多层纤维软骨环按同心圆排列,颈腰部纤维环前厚后薄,髓核易向后外侧脱出,突入椎管或椎间孔,压迫脊髓或脊神经

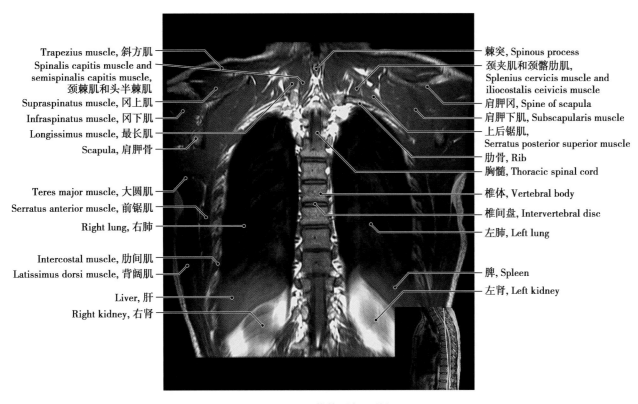

图 4-5-8　经 T₅椎体后部冠状切面

棘突　椎弓上有 7 个骨性突起,正中向后方伸出的为棘突,多数可在背部正中线摸到,可作为体表定位标记。**肩胛下肌**　位于肩胛骨下前方,呈三角形,起自肩胛下窝,肌束向上经肩胛关节的前方,止于肱骨小结节

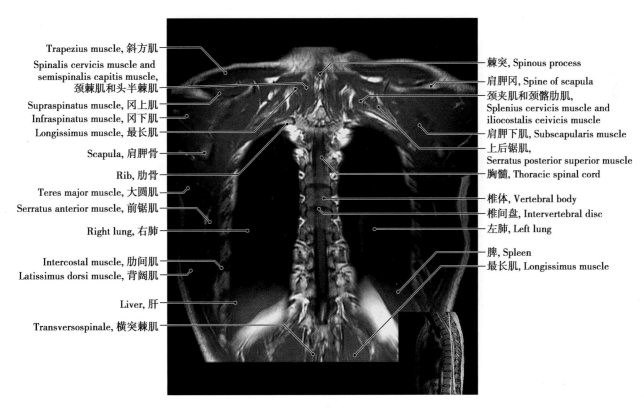

图 4-5-9　经胸椎椎管冠状切面

冈上肌　位于斜方肌和三角肌深面,起于肩胛骨冈上窝,肌腱在喙肩韧带及肩峰下滑液囊下、肩关节囊之上通过,止于肱骨大结节,其肌腱与冈下肌、肩胛下肌、小圆肌共同组成肩袖。**冈下肌**　起自冈下窝,肌束向外经肩关节后面,止于肱骨大结节的中部

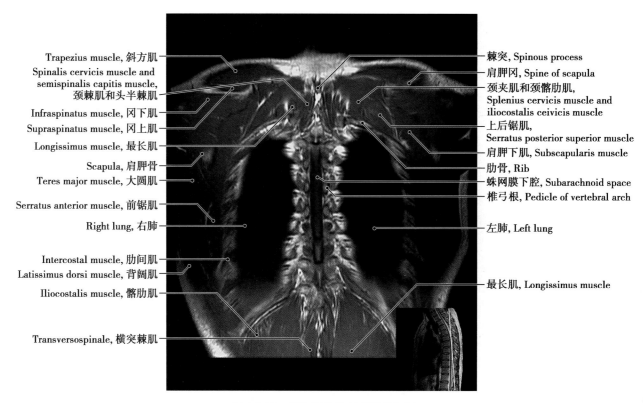

图 4-5-10 经胸椎椎管后部冠状切面

椎弓根 椎弓与椎体相连的部分叫为椎弓根,稍细,上下各有一切迹,称椎上切迹和椎下切迹,椎下切迹较明显,邻近椎骨的椎上、下切迹共同围成椎间孔

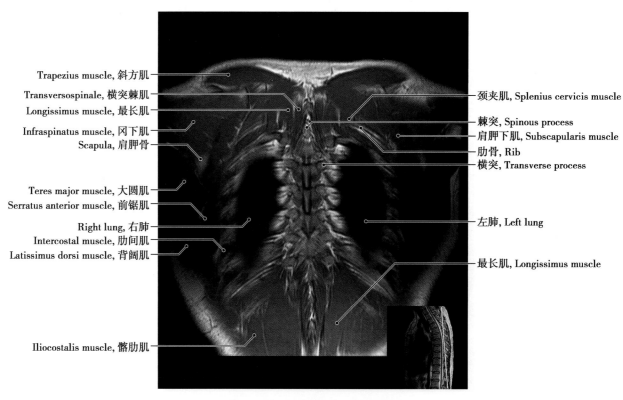

图 4-5-11 经硬膜外脂肪冠状切面

大圆肌 位于小圆肌的下侧,其下缘为背阔肌上缘所遮盖,起于肩胛骨下角背面,肌束向外上方集中,呈柱状,止于肱骨小结节嵴。**竖脊肌** 为脊柱后方的长肌,下起骶骨背面,上达枕骨后方,以总腱起自骶骨背面、腰椎棘突、髂嵴后部和胸腰筋膜,分为三部:外侧为髂肋肌,止于肋角;中间为最长肌,止于横突及其附近肋骨;内侧为棘肌,止于棘突

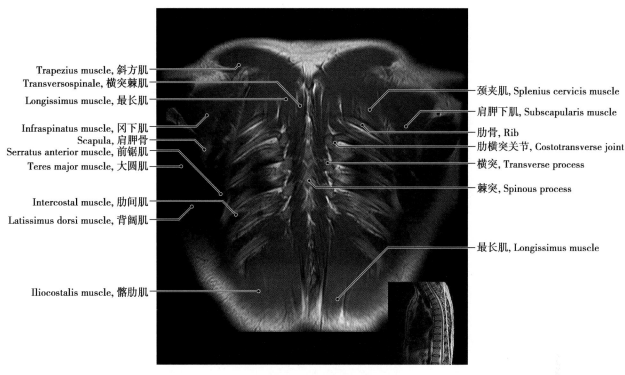

图 4-5-12　经胸椎棘突冠状切面

肋骨　12 对,左右对称,后端与胸椎相关节,前端仅第 1~7 肋借软骨与胸骨相连接,称为真肋;第 8~12 肋称为假肋,其中第 8~10 肋借肋软骨与上一肋的软骨相连,形成肋弓,第 11、12 肋前端游离,又称浮肋。**肋间肌**　相邻肋骨之间的肋间内肌与肋间外肌合成肋间肌,主要作用为辅助呼吸运动

（六）T₂WI 冠状位解剖图

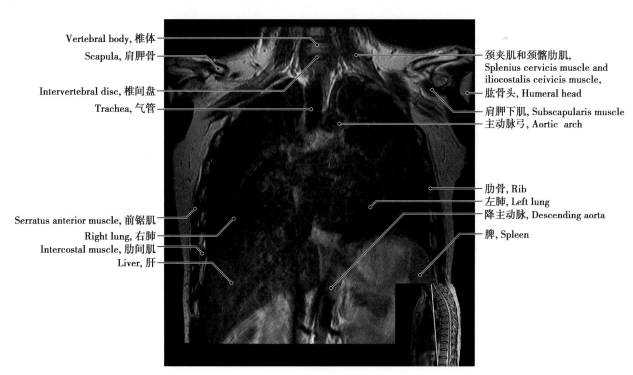

图 4-6-1　经 T₁ 椎体前方冠状切面

气管　环状软骨下方喉腔移行为气管,由软骨、肌肉、结缔组织和黏膜构成,软骨为"C"形的软骨环,缺口向后,各软骨环以韧带连接起来,环后方缺口处由平滑肌和致密结缔组织连接,保持了持续张开状态。管腔衬以黏膜,表面覆盖纤毛上皮,黏膜分泌的黏液可黏附吸入空气中的灰尘颗粒,纤毛不断向咽部摆动将黏液与灰尘排出,以净化吸入的气体

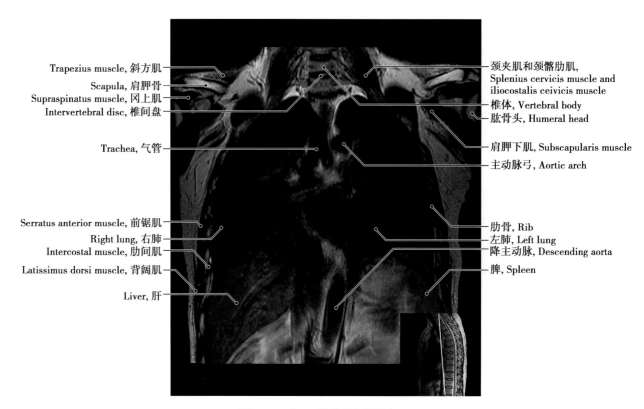

图 4-6-2　经 T₁椎体前部冠状切面

主动脉弓　平右第 2 胸肋关节后方接升主动脉,呈弓形向左后行,至脊柱左侧 T₄椎体下缘续为胸主动脉,上缘平胸骨柄中部或稍上方,下缘平胸骨角,小儿主动脉弓位置略高

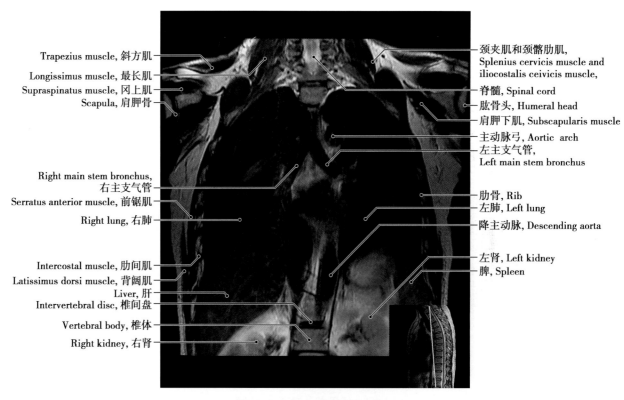

图 4-6-3　经 T₁椎体冠状切面

脊髓　为中枢神经系统的一部分,位于椎管内,上端与延髓相连,下端呈圆锥形,中央有与脑室相通的中央管,成人脊髓终于第 1 腰椎下缘或第 2 腰椎上缘水平,初生儿则平第 3 腰椎水平,脊髓发出多对脊神经分布到全身皮肤、肌肉和内脏器官

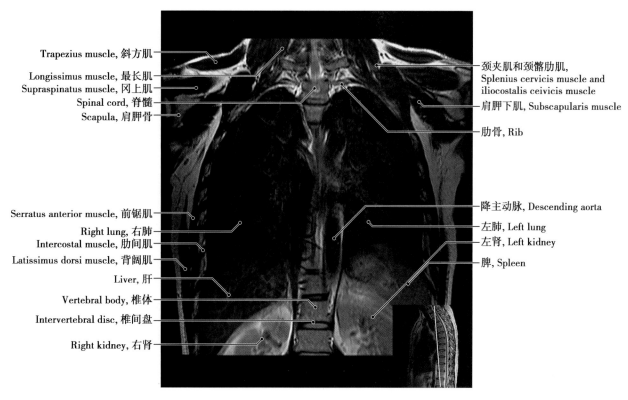

图 4-6-4　经 T_3 椎体前缘冠状切面

椎间盘　中央部为髓核,是富有弹性的胶状物质;周围部为纤维环,由多层纤维软骨环按同心圆排列,颈腰部纤维环前厚后薄,髓核易向后外侧脱出,突入椎管或椎间孔,压迫脊髓或脊神经

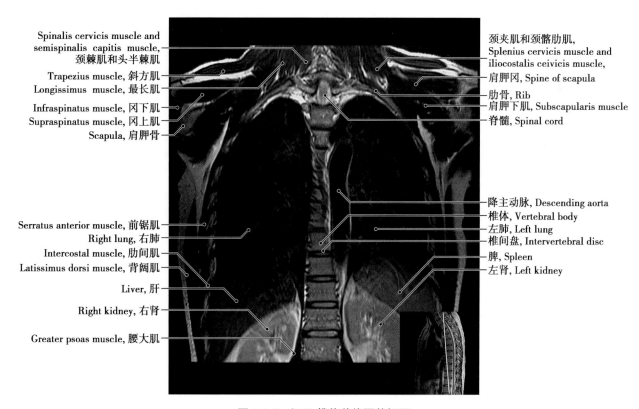

图 4-6-5　经 T_4 椎体前缘冠状切面

降主动脉　主动脉弓自 T_4 椎体下缘移行为降主动脉沿脊柱左侧下行,分为胸主动脉与腹主动脉,胸主动脉在 T_{12} 椎体高度穿膈肌的主动脉裂孔移行为腹主动脉,至 L_4 椎体下缘分为左、右髂总动脉

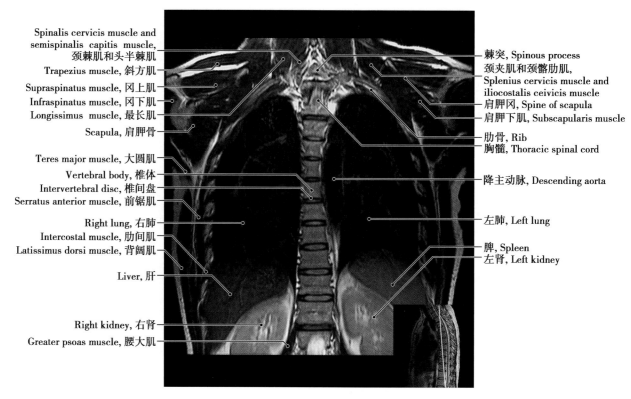

Spinalis cervicis muscle and semispinalis capitis muscle, 颈棘肌和头半棘肌
Trapezius muscle, 斜方肌
Supraspinatus muscle, 冈上肌
Infraspinatus muscle, 冈下肌
Longissimus muscle, 最长肌
Scapula, 肩胛骨
Teres major muscle, 大圆肌
Vertebral body, 椎体
Intervertebral disc, 椎间盘
Serratus anterior muscle, 前锯肌
Right lung, 右肺
Intercostal muscle, 肋间肌
Latissimus dorsi muscle, 背阔肌
Liver, 肝
Right kidney, 右肾
Greater psoas muscle, 腰大肌

棘突, Spinous process
颈夹肌和颈髂肋肌, Splenius cervicis muscle and iliocostalis ceivicis muscle
肩胛冈, Spine of scapula
肩胛下肌, Subscapularis muscle
肋骨, Rib
胸髓, Thoracic spinal cord
降主动脉, Descending aorta
左肺, Left lung
脾, Spleen
左肾, Left kidney

图 4-6-6　经 T₅椎体前缘冠状切面

椎体　为椎骨的主要承重部分,主要由松质骨构成,表面为薄层密质骨,故外伤时易发生骨折,椎体后缘与椎弓围成椎孔,上下椎孔贯通组成椎管,容纳脊髓及神经

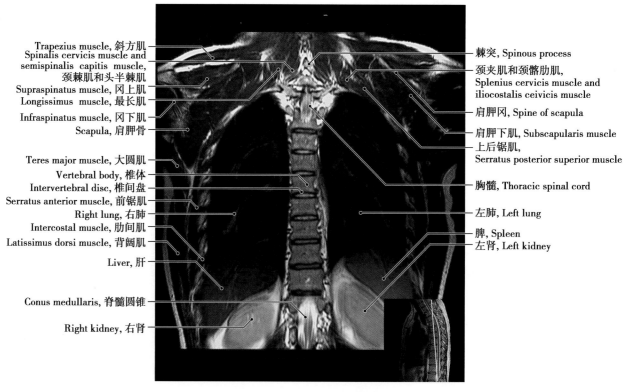

Trapezius muscle, 斜方肌
Spinalis cervicis muscle and semispinalis capitis muscle, 颈棘肌和头半棘肌
Supraspinatus muscle, 冈上肌
Longissimus muscle, 最长肌
Infraspinatus muscle, 冈下肌
Scapula, 肩胛骨
Teres major muscle, 大圆肌
Vertebral body, 椎体
Intervertebral disc, 椎间盘
Serratus anterior muscle, 前锯肌
Right lung, 右肺
Intercostal muscle, 肋间肌
Latissimus dorsi muscle, 背阔肌
Liver, 肝
Conus medullaris, 脊髓圆锥
Right kidney, 右肾

棘突, Spinous process
颈夹肌和颈髂肋肌, Splenius cervicis muscle and iliocostalis ceivicis muscle
肩胛冈, Spine of scapula
肩胛下肌, Subscapularis muscle
上后锯肌, Serratus posterior superior muscle
胸髓, Thoracic spinal cord
左肺, Left lung
脾, Spleen
左肾, Left kidney

图 4-6-7　经 T₅椎体冠状切面

椎间盘　中央部为髓核,是富有弹性的胶状物质;周围部为纤维环,由多层纤维软骨环按同心圆排列,颈腰部纤维环前厚后薄,髓核易向后外侧脱出,突入椎管或椎间孔,压迫脊髓或脊神经

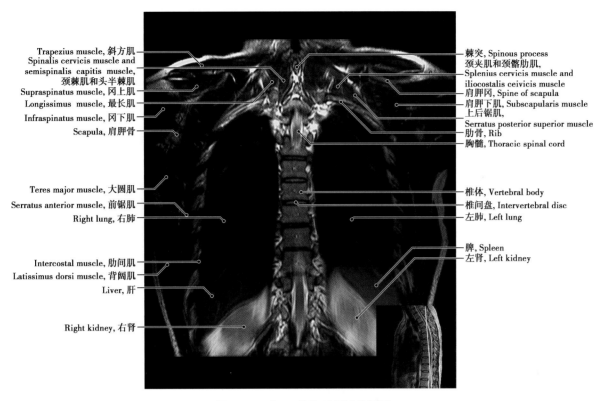

图 4-6-8　经 T₅ 椎体后部冠状切面

棘突　椎弓上有 7 个骨性突起,正中向后方伸出的为棘突,多数可在背部正中线摸到,可作为体表定位标记。**肩胛下肌**　位于肩胛骨下前方,呈三角形,起自肩胛下窝,肌束向上经肩胛关节的前方,止于肱骨小结节

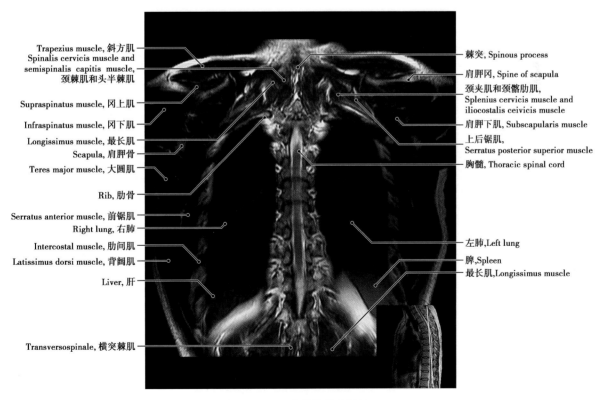

图 4-6-9　经胸椎椎管冠状切面

冈上肌　位于斜方肌和三角肌深面,起于肩胛骨冈上窝,肌腱在喙肩韧带及肩峰下滑液囊下、肩关节囊之上通过,止于肱骨大结节,其肌腱与冈下肌、肩胛下肌、小圆肌共同组成肩袖。**冈下肌**　起自冈下窝,肌束向外经肩关节后面,止于肱骨大结节的中部

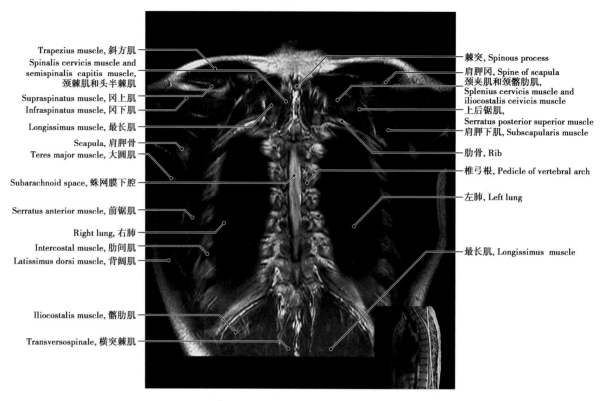

Trapezius muscle, 斜方肌
Spinalis cervicis muscle and semispinalis capitis muscle, 颈棘肌和头半棘肌
Supraspinatus muscle, 冈上肌
Infraspinatus muscle, 冈下肌
Longissimus muscle, 最长肌
Scapula, 肩胛骨
Teres major muscle, 大圆肌
Subarachnoid space, 蛛网膜下腔
Serratus anterior muscle, 前锯肌
Right lung, 右肺
Intercostal muscle, 肋间肌
Latissimus dorsi muscle, 背阔肌
Iliocostalis muscle, 髂肋肌
Transversospinale, 横突棘肌

棘突, Spinous process
肩胛冈, Spine of scapula
颈夹肌和颈髂肋肌, Splenius cervicis muscle and iliocostalis ceivicis muscle
上后锯肌, Serratus posterior superior muscle
肩胛下肌, Subscapularis muscle
肋骨, Rib
椎弓根, Pedicle of vertebral arch
左肺, Left lung
最长肌, Longissimus muscle

图 4-6-10　经胸椎椎管后部冠状切面

椎弓根　椎弓与椎体相连的部分叫为椎弓根,稍细,上下各有一切迹,称椎上切迹和椎下切迹,椎下切迹较明显,邻近椎骨的椎上、下切迹共同围成椎间孔

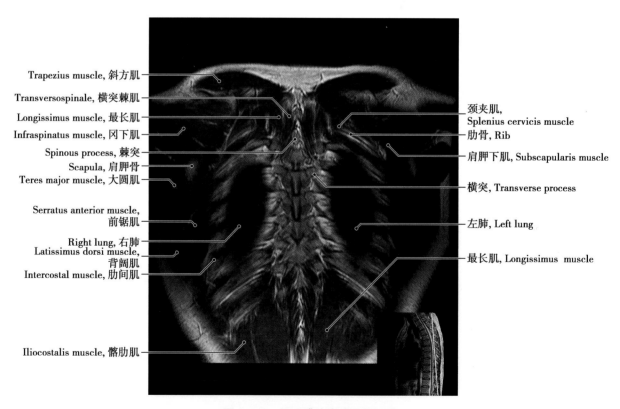

Trapezius muscle, 斜方肌
Transversospinale, 横突棘肌
Longissimus muscle, 最长肌
Infraspinatus muscle, 冈下肌
Spinous process, 棘突
Scapula, 肩胛骨
Teres major muscle, 大圆肌
Serratus anterior muscle, 前锯肌
Right lung, 右肺
Latissimus dorsi muscle, 背阔肌
Intercostal muscle, 肋间肌
Iliocostalis muscle, 髂肋肌

颈夹肌, Splenius cervicis muscle
肋骨, Rib
肩胛下肌, Subscapularis muscle
横突, Transverse process
左肺, Left lung
最长肌, Longissimus muscle

图 4-6-11　经硬膜外脂肪冠状切面

大圆肌　位于小圆肌的下侧,其下缘为背阔肌上缘所遮盖,起于肩胛骨下角背面,肌束向外上方集中,呈柱状,止于肱骨小结节嵴。**竖脊肌**　为脊柱后方的长肌,下起骶骨背面,上达枕骨后方,以总腱起自骶骨背面、腰椎棘突、髂嵴后部和胸腰筋膜,分为三部:外侧为髂肋肌,止于肋角;中间为最长肌,止于横突及其附近肋骨;内侧为棘肌,止于棘突

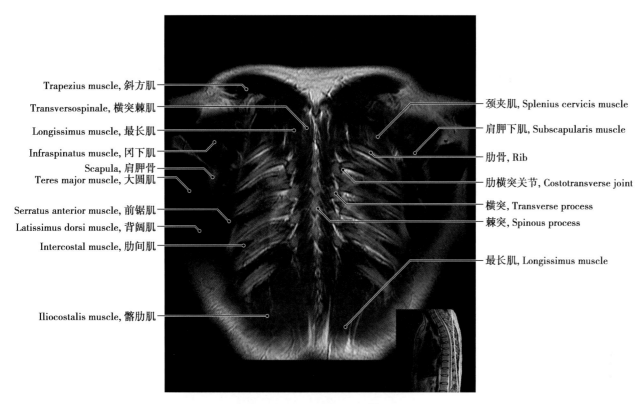

图 4-6-12　经胸椎棘突冠状切面

肋骨　12 对,左右对称,后端与胸椎相关节,前端仅第 1~7 肋借软骨与胸骨相连接,称为真肋;第 8~12 肋称为假肋,其中第 8~10 肋借肋软骨与上一肋的软骨相连,形成肋弓,第 11、12 肋前端游离,又称浮肋。**肋间肌**　相邻肋骨之间的肋间内肌与肋间外肌合成肋间肌,主要作用为辅助呼吸运动

五、腰椎 MRI

概论

第五部分腰椎 MRI,包括 T_1WI 轴位、T_2WI 轴位各 19 个切面,T_1WI 矢状位、T_2WI 矢状位各 11 个切面,T_1WI 冠状位、T_2WI 冠状位各 11 个切面,共 82 幅影像图像,每幅图附有参考图及定位线,以及重要解剖部位的解释说明,以便广大读者学习、理解。

(一) T_1WI 轴位解剖图

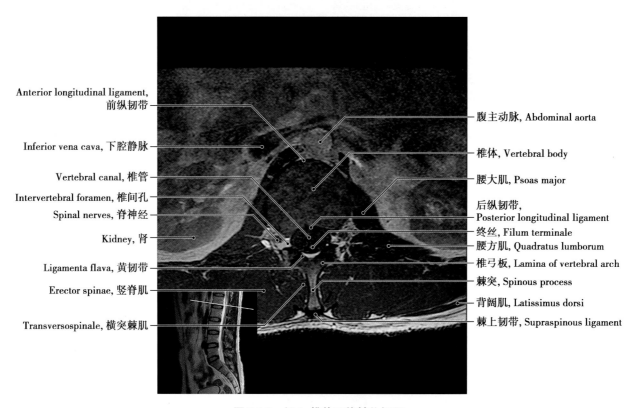

Anterior longitudinal ligament,
前纵韧带

Inferior vena cava, 下腔静脉

Vertebral canal, 椎管

Intervertebral foramen, 椎间孔

Spinal nerves, 脊神经

Kidney, 肾

Ligamenta flava, 黄韧带

Erector spinae, 竖脊肌

Transversospinale, 横突棘肌

腹主动脉, Abdominal aorta

椎体, Vertebral body

腰大肌, Psoas major

后纵韧带,
Posterior longitudinal ligament

终丝, Filum terminale

腰方肌, Quadratus lumborum

椎弓板, Lamina of vertebral arch

棘突, Spinous process

背阔肌, Latissimus dorsi

棘上韧带, Supraspinous ligament

图 5-1-1　经 L_1 椎体下缘轴位切面

椎体　椎体为椎骨的主要承重部分,主要由松质骨构成,表面为薄层密质骨,故外伤时易发生骨折,椎体后缘与椎弓围成椎孔,上下椎孔贯通组成椎管,容纳脊髓及神经。**终丝**　即软脊膜在脊髓末端移行后形成的一根无神经组织的膜性结构,约在第 2 骶骨水平以下硬脊膜包裹而终止于尾骨的背面,有固定脊髓的作用

178

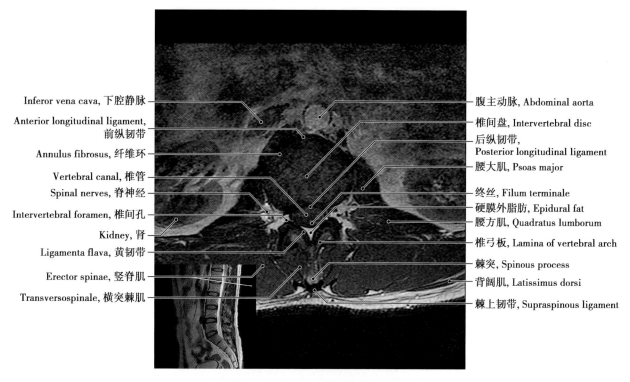

Inferor vena cava, 下腔静脉
Anterior longitudinal ligament, 前纵韧带
Annulus fibrosus, 纤维环
Vertebral canal, 椎管
Spinal nerves, 脊神经
Intervertebral foramen, 椎间孔
Kidney, 肾
Ligamenta flava, 黄韧带
Erector spinae, 竖脊肌
Transversospinale, 横突棘肌

腹主动脉, Abdominal aorta
椎间盘, Intervertebral disc
后纵韧带, Posterior longitudinal ligament
腰大肌, Psoas major
终丝, Filum terminale
硬膜外脂肪, Epidural fat
腰方肌, Quadratus lumborum
椎弓板, Lamina of vertebral arch
棘突, Spinous process
背阔肌, Latissimus dorsi
棘上韧带, Supraspinous ligament

图 5-1-2　经 L_1/L_2 椎间盘轴位切面

椎间盘　中央部为髓核,是富有弹性的胶状物质;周围部为纤维环,由多层纤维软骨环按同心圆排列,颈腰部纤维环前厚后薄,髓核易向后外侧脱出,突入椎管或椎间孔,压迫脊髓或脊神经。**椎管**　由游离椎骨的椎孔和骶骨的骶管连成,上接枕骨大孔与颅腔相通,下达骶管裂孔而终,其内容有脊髓、脊髓被膜、脊神经根、血管及少量结缔组织等

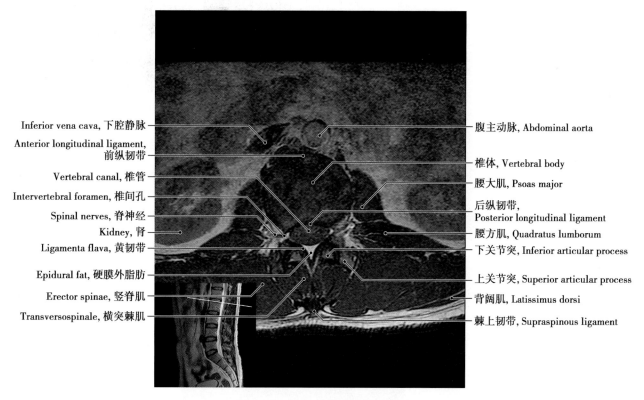

Inferior vena cava, 下腔静脉
Anterior longitudinal ligament, 前纵韧带
Vertebral canal, 椎管
Intervertebral foramen, 椎间孔
Spinal nerves, 脊神经
Kidney, 肾
Ligamenta flava, 黄韧带
Epidural fat, 硬膜外脂肪
Erector spinae, 竖脊肌
Transversospinale, 横突棘肌

腹主动脉, Abdominal aorta
椎体, Vertebral body
腰大肌, Psoas major
后纵韧带, Posterior longitudinal ligament
腰方肌, Quadratus lumborum
下关节突, Inferior articular process
上关节突, Superior articular process
背阔肌, Latissimus dorsi
棘上韧带, Supraspinous ligament

图 5-1-3　经 L_2 椎体上缘轴位切面

前纵韧带　位于椎体和椎间盘前面的纵长韧带,起于枕骨大孔前缘,下至第 1 或第 2 骶椎,韧带的宽窄厚薄各部有所不同,内层纤维与椎间盘外层纤维和椎体的骺环相连,有防止脊柱过度后伸的作用。**后纵韧带**　位于椎管内椎体的后方,起自枢椎并与覆盖枢椎椎体覆膜相续,下达骶骨,与椎体相贴部分比较狭细,在椎间盘处较宽,可限制脊柱过分前屈及防止椎间盘向后脱出

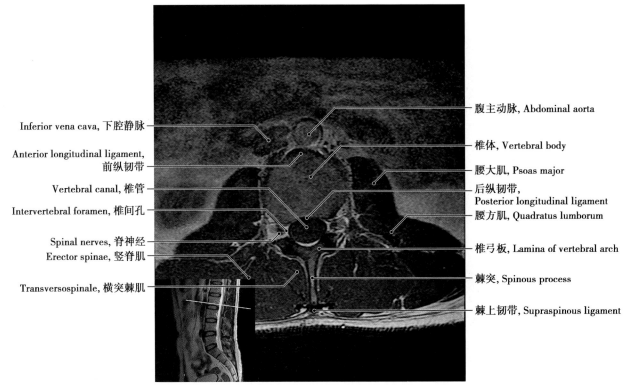

图 5-1-4　经 L₂ 椎体轴位切面

椎间孔　是脊神经出椎管和供应椎管内软组织、骨结构血运的血管,以及神经分支进入椎管的孔道。其上下壁是椎弓根的切迹;前方为椎体外侧缘、椎间盘和后纵韧带;后方为小关节的关节囊及部分黄韧带。**脊神经**　共 31 对,经由脊神经前根和后根连接于脊髓,分布在躯干、腹侧面和四肢的肌肉中,主管颈部以下的感觉和运动

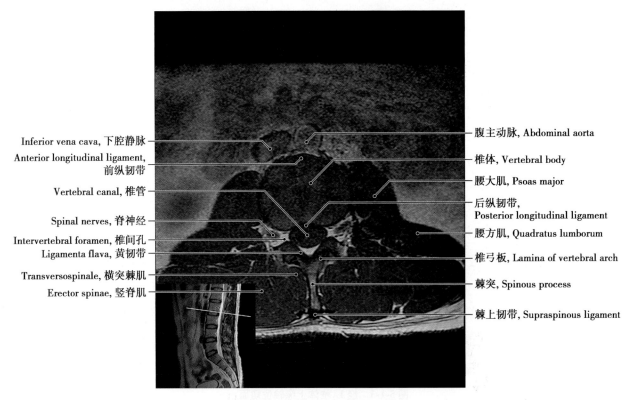

图 5-1-5　经 L₂ 椎体下缘轴位切面

腰方肌　位于腹后壁,在脊柱两侧,起自第 12 肋骨下缘内侧和第 1~4 腰椎横突,止于髂嵴上缘及髂腰韧带,主要作用为下降和固定第 12 肋,并使脊柱侧屈和后伸。**腰大肌**　为一长梭形肌肉,起自腰椎两旁,与髂肌共同终点于股骨小转子,合称髂腰肌

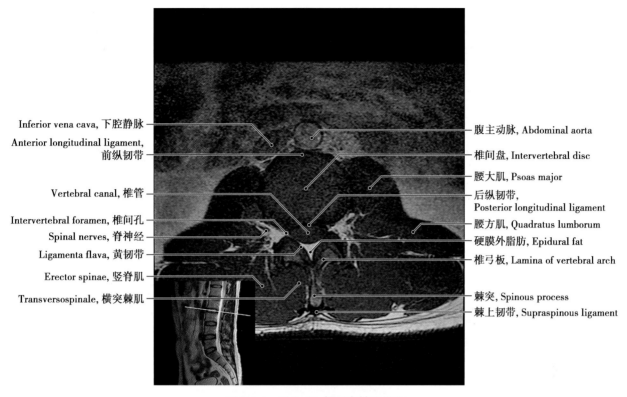

图 5-1-6　经 L₂/L₃ 椎间盘轴位切面

硬膜外脂肪　位于硬膜外隙,硬脊膜与椎管内面的骨膜及黄韧带之间的狭窄腔隙称硬膜外隙,其内有疏松结缔组织、脂肪组织、淋巴管、椎内静脉丛,有脊神经根通过

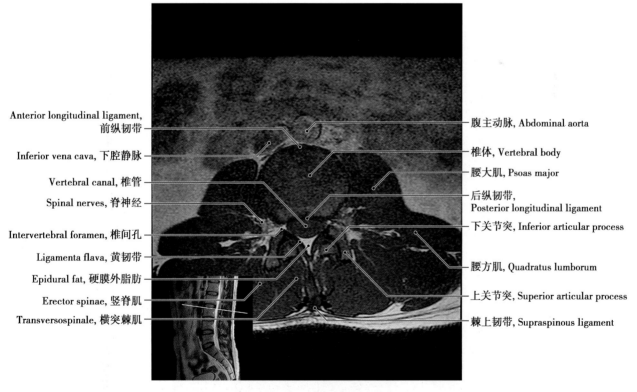

图 5-1-7　经 L₃ 椎体上缘轴位切面

多裂肌　属于横突棘肌,横突棘肌由多个斜肌束组成,排列于由骶骨至枕骨的整个脊柱的背面,为竖脊肌所掩盖。肌束起自下位椎骨的横突,斜向内上方,跨越 1～6 个椎骨不等,止于棘突,由浅而深可分为三层:浅层为半棘肌,位于项背部,中层为多裂肌,深层为回旋肌

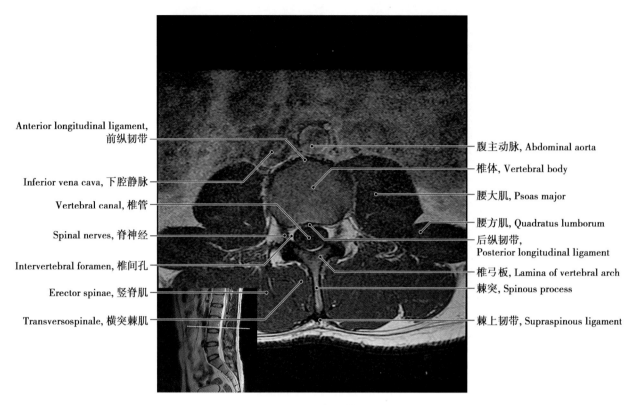

Anterior longitudinal ligament, 前纵韧带

Inferior vena cava, 下腔静脉

Vertebral canal, 椎管

Spinal nerves, 脊神经

Intervertebral foramen, 椎间孔

Erector spinae, 竖脊肌

Transversospinale, 横突棘肌

腹主动脉, Abdominal aorta

椎体, Vertebral body

腰大肌, Psoas major

腰方肌, Quadratus lumborum

后纵韧带, Posterior longitudinal ligament

椎弓板, Lamina of vertebral arch

棘突, Spinous process

棘上韧带, Supraspinous ligament

图 5-1-8 经 L₃ 椎体轴位切面

竖脊肌 为脊柱后方的长肌,下起骶骨背面,上达枕骨后方,以总腱起自骶骨背面、腰椎棘突、髂嵴后部和胸腰筋膜,分为三部:外侧为髂肋肌,止于肋角;中间为最长肌,止于横突及其附近肋骨;内侧为棘肌,止于棘突

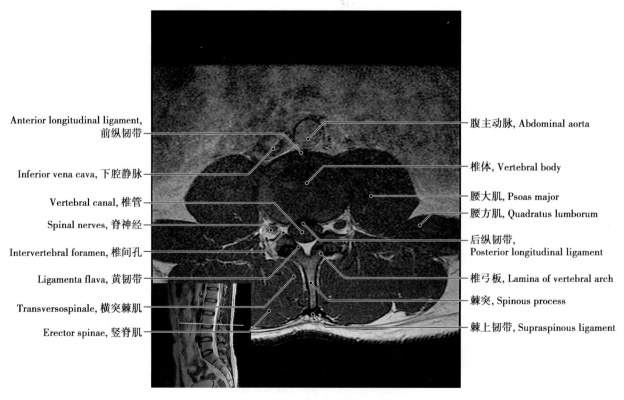

Anterior longitudinal ligament, 前纵韧带

Inferior vena cava, 下腔静脉

Vertebral canal, 椎管

Spinal nerves, 脊神经

Intervertebral foramen, 椎间孔

Ligamenta flava, 黄韧带

Transversospinale, 横突棘肌

Erector spinae, 竖脊肌

腹主动脉, Abdominal aorta

椎体, Vertebral body

腰大肌, Psoas major

腰方肌, Quadratus lumborum

后纵韧带, Posterior longitudinal ligament

椎弓板, Lamina of vertebral arch

棘突, Spinous process

棘上韧带, Supraspinous ligament

图 5-1-9 经 L₃ 椎体下缘轴位切面

黄韧带 分左右两半从上位椎弓板的下缘和内面,连至下位椎弓板的上缘和外缘,参与围成椎管的后壁和后外侧壁,韧带内侧缘在中线上留有小孔,有静脉通过,限制脊柱过度前屈

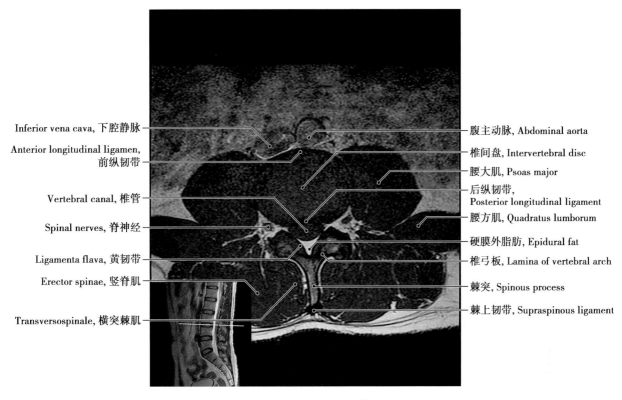

图 5-1-10　经 L₃/L₄ 椎间盘轴位切面

棘上韧带　是架在各椎骨棘突尖上的索状纤维软骨组织,起自第 7 颈椎棘突,止于骶中嵴,于颈部特别发达,构成颈部两侧肌肉之间的中隔,称项韧带

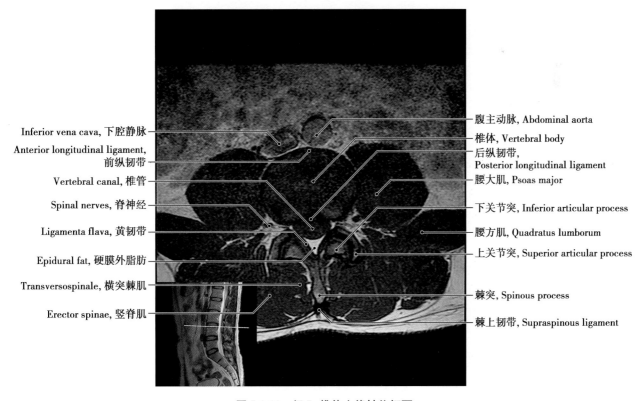

图 5-1-11　经 L₄ 椎体上缘轴位切面

关节突　椎弓上下各有一对突起,为上关节突和下关节突,相邻椎骨的上、下关节突相对,以关节面组成关节突关节

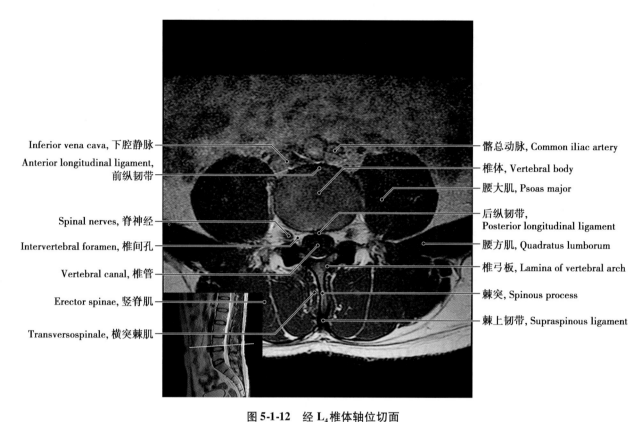

图 5-1-12　经 L₄ 椎体轴位切面

Inferior vena cava, 下腔静脉
Anterior longitudinal ligament, 前纵韧带
Spinal nerves, 脊神经
Intervertebral foramen, 椎间孔
Vertebral canal, 椎管
Erector spinae, 竖脊肌
Transversospinale, 横突棘肌

髂总动脉, Common iliac artery
椎体, Vertebral body
腰大肌, Psoas major
后纵韧带, Posterior longitudinal ligament
腰方肌, Quadratus lumborum
椎弓板, Lamina of vertebral arch
棘突, Spinous process
棘上韧带, Supraspinous ligament

髂总动脉　由腹主动脉分出后,沿腰大肌内侧下至骶髂关节处分为髂内动脉和髂外动脉

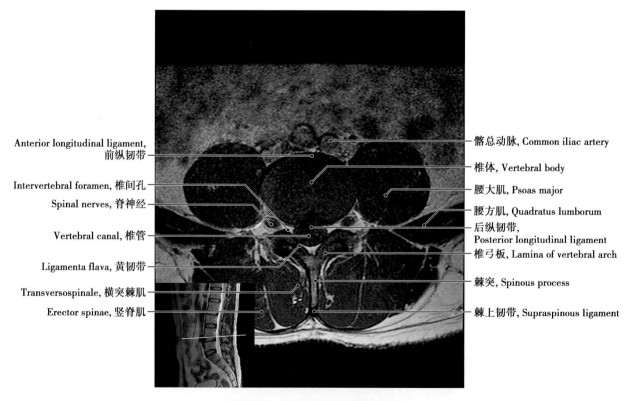

图 5-1-13　经 L₄ 椎体下缘轴位切面

Anterior longitudinal ligament, 前纵韧带
Intervertebral foramen, 椎间孔
Spinal nerves, 脊神经
Vertebral canal, 椎管
Ligamenta flava, 黄韧带
Transversospinale, 横突棘肌
Erector spinae, 竖脊肌

髂总动脉, Common iliac artery
椎体, Vertebral body
腰大肌, Psoas major
腰方肌, Quadratus lumborum
后纵韧带, Posterior longitudinal ligament
椎弓板, Lamina of vertebral arch
棘突, Spinous process
棘上韧带, Supraspinous ligament

椎弓板　椎弓位于椎体后方,与椎体相连的部分称椎弓根,椎弓的后部呈板状,称椎弓板,左右椎弓板相连形成完整的椎弓,椎体和椎弓共同围成椎孔

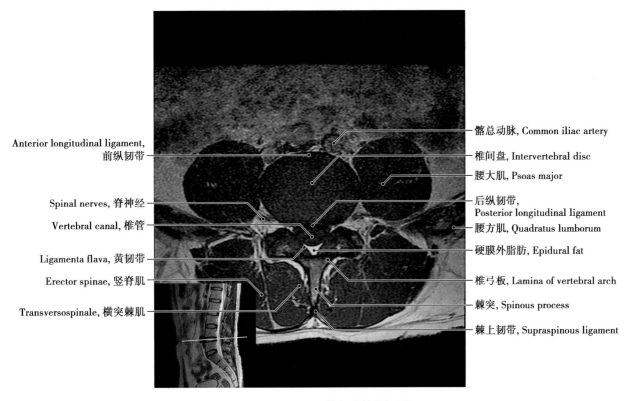

图 5-1-14　经 L₄/L₅ 椎间盘轴位切面

Anterior longitudinal ligament, 前纵韧带

Spinal nerves, 脊神经

Vertebral canal, 椎管

Ligamenta flava, 黄韧带

Erector spinae, 竖脊肌

Transversospinale, 横突棘肌

髂总动脉, Common iliac artery

椎间盘, Intervertebral disc

腰大肌, Psoas major

后纵韧带, Posterior longitudinal ligament

腰方肌, Quadratus lumborum

硬膜外脂肪, Epidural fat

椎弓板, Lamina of vertebral arch

棘突, Spinous process

棘上韧带, Supraspinous ligament

棘突　椎弓上有 7 个骨性突起,正中向后方伸出的为棘突,多数可在背部正中线摸到,可作为体表定位标记

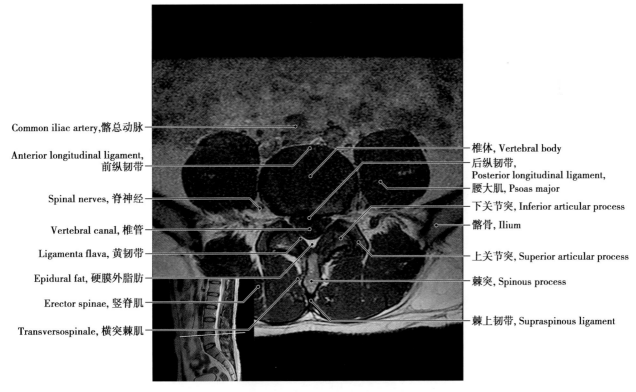

图 5-1-15　经 L₅ 椎体上缘轴位切面

Common iliac artery, 髂总动脉

Anterior longitudinal ligament, 前纵韧带

Spinal nerves, 脊神经

Vertebral canal, 椎管

Ligamenta flava, 黄韧带

Epidural fat, 硬膜外脂肪

Erector spinae, 竖脊肌

Transversospinale, 横突棘肌

椎体, Vertebral body

后纵韧带, Posterior longitudinal ligament,

腰大肌, Psoas major

下关节突, Inferior articular process

髂骨, Ilium

上关节突, Superior articular process

棘突, Spinous process

棘上韧带, Supraspinous ligament

髂骨　为髋骨的组成之一,构成髋骨的后上部,分髂骨体和髂骨翼两部分,前部宽大的为髂骨翼,后部窄小的为髂骨体,髂骨翼在体的上方,其上缘肥厚称髂嵴,髂嵴前端是髂前上棘,髂前上棘后方 5～7cm 处,髂嵴的前、中 1/3 交界处向外侧突出称髂结节,髂前上棘和髂结节都是重要的骨性标志

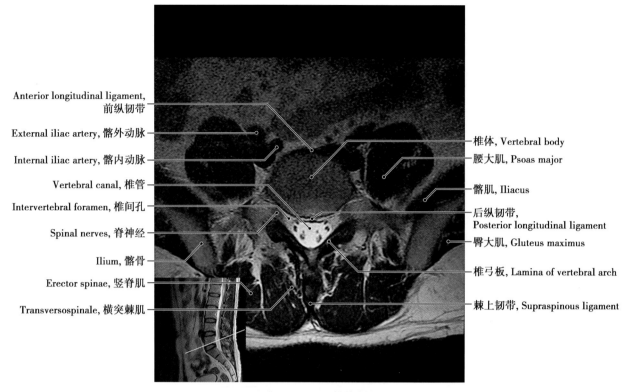

图 5-1-16　经 L₅ 椎体切面

髂骨　为髋骨的组成之一,构成髋骨的后上部,分髂骨体和髂骨翼两部分,前部宽大的为髂骨翼,后部窄小的为髂骨体,髂骨翼在体的上方,其上缘肥厚称髂嵴,髂嵴前端是髂前上棘,髂前上棘后方 5~7cm 处,髂嵴的前、中 1/3 交界处向外侧突出称髂结节,髂前上棘和髂结节都是重要的骨性标志

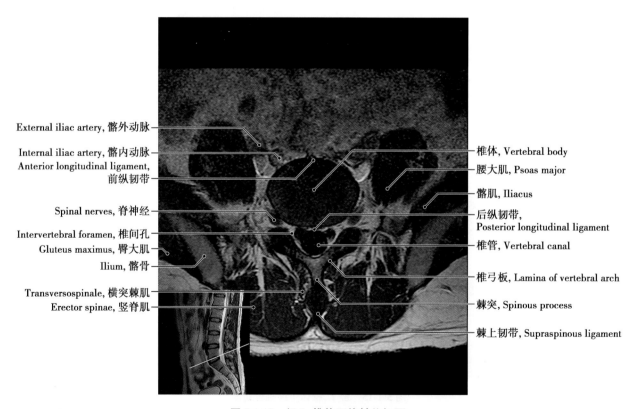

图 5-1-17　经 L₅ 椎体下缘轴位切面

髂内动脉　为一短干,于骶髂关节前方由髂总动脉分出后,斜向内下进入盆腔,其前外侧有输尿管越过,后方邻近腰骶干,髂内静脉和闭孔神经行于其内侧,主干行至坐骨大孔上缘处一般分为前、后两干,前干分支多至脏器,后干分支多至盆壁

186

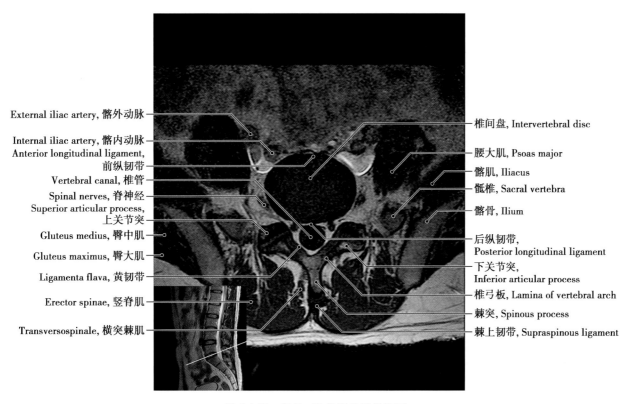

External iliac artery, 髂外动脉
Internal iliac artery, 髂内动脉
Anterior longitudinal ligament, 前纵韧带
Vertebral canal, 椎管
Spinal nerves, 脊神经
Superior articular process, 上关节突
Gluteus medius, 臀中肌
Gluteus maximus, 臀大肌
Ligamenta flava, 黄韧带
Erector spinae, 竖脊肌
Transversospinale, 横突棘肌

椎间盘, Intervertebral disc
腰大肌, Psoas major
髂肌, Iliacus
骶椎, Sacral vertebra
髂骨, Ilium
后纵韧带, Posterior longitudinal ligament
下关节突, Inferior articular process
椎弓板, Lamina of vertebral arch
棘突, Spinous process
棘上韧带, Supraspinous ligament

图 5-1-18　经 L_5/S_1 椎间盘轴位切面

髂外动脉　沿腰大肌内侧缘下降,经腹股沟韧带中点深面至股部移行为股动脉,髂外动脉起始部的前方有输尿管跨过,其外侧在男性有睾丸动、静脉及股神经与之伴行,至其末段的前方有输精管越过,在女性,髂外动脉起始部的前方有卵巢动、静脉越过,其末段的前上方有子宫圆韧带斜向越过

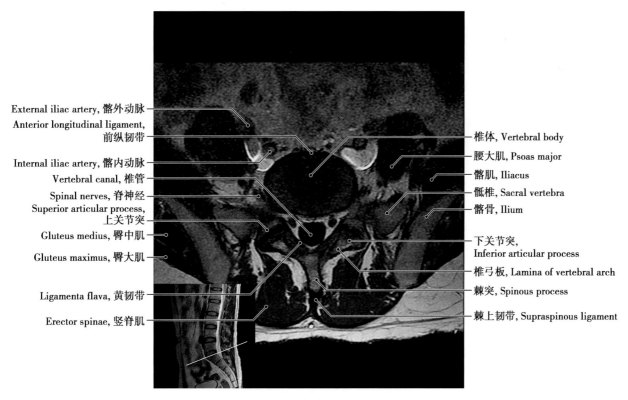

External iliac artery, 髂外动脉
Anterior longitudinal ligament, 前纵韧带
Internal iliac artery, 髂内动脉
Vertebral canal, 椎管
Spinal nerves, 脊神经
Superior articular process, 上关节突
Gluteus medius, 臀中肌
Gluteus maximus, 臀大肌
Ligamenta flava, 黄韧带
Erector spinae, 竖脊肌

椎体, Vertebral body
腰大肌, Psoas major
髂肌, Iliacus
骶椎, Sacral vertebra
髂骨, Ilium
下关节突, Inferior articular process
椎弓板, Lamina of vertebral arch
棘突, Spinous process
棘上韧带, Supraspinous ligament

图 5-1-19　经 S_1 椎体上缘轴位切面

髂肌　呈扇形,起自髂窝,经腹股沟韧带深面,与腰大肌共同止于股骨小转子,两者合成髂腰肌

（二）T₂WI 轴位解剖图

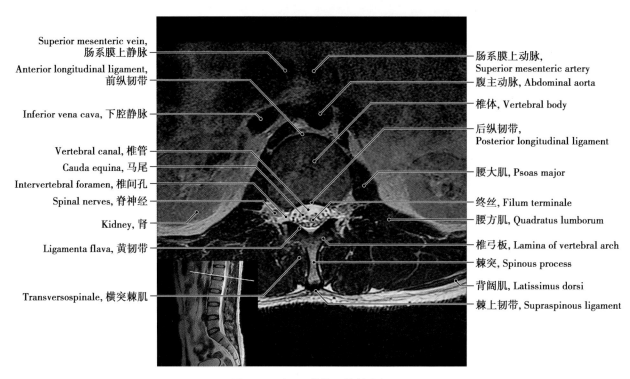

图 5-2-1　经 L₁ 椎体下缘轴位切面

椎体　椎体为椎骨的主要承重部分,主要由松质骨构成,表面为薄层密质骨,故外伤时易发生骨折,椎体后缘与椎弓围成椎孔,上下椎孔贯通组成椎管,容纳脊髓及神经。**终丝**　即软脊膜在脊髓末端移行后形成的一根无神经组织的膜性结构,约在第 2 骶骨水平以下硬脊膜包裹而终止于尾骨的背面,有固定脊髓的作用

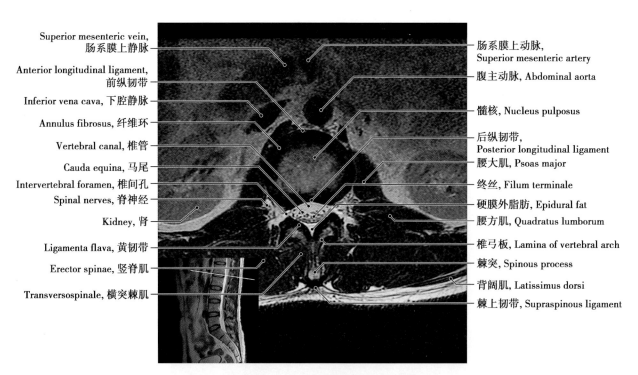

图 5-2-2　经 L₁/L₂ 椎间盘轴位切面

椎间盘　中央部为髓核,是富有弹性的胶状物质;周围部为纤维环,由多层纤维软骨环按同心圆排列,颈腰部纤维环前厚后薄,髓核易向后外侧脱出,突入椎管或椎间孔,压迫脊髓或脊神经。**椎管**　由游离椎骨的椎孔和骶骨的骶管连成,上接枕骨大孔与颅腔相通,下达骶管裂孔而终,其内容有脊髓、脊髓被膜、脊神经根、血管及少量结缔组织等

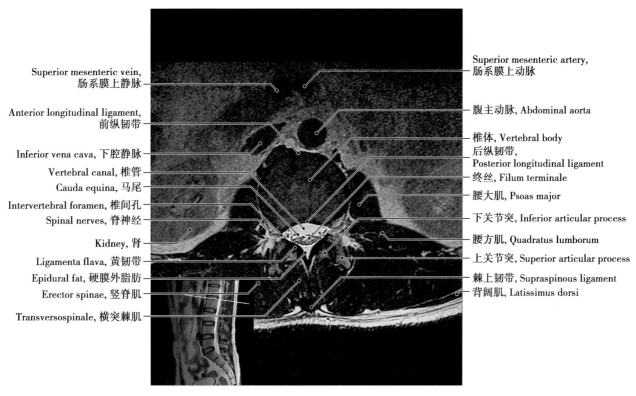

图 5-2-3　经 L₂ 椎体上缘轴位切面

前纵韧带　位于椎体和椎间盘前面的纵长韧带,起于枕骨大孔前缘,下至第1或第2骶椎,韧带的宽窄厚薄各部有所不同,内层纤维与椎间盘外层纤维和椎体的骺环相连,有防止脊柱过度后伸的作用。**后纵韧带**　位于椎管内椎体的后方,起自枢椎并与覆盖枢椎椎体覆膜相续,下达骶骨,与椎体相贴部分比较狭细,在椎间盘处较宽,可限制脊柱过分前屈及防止椎间盘向后脱出

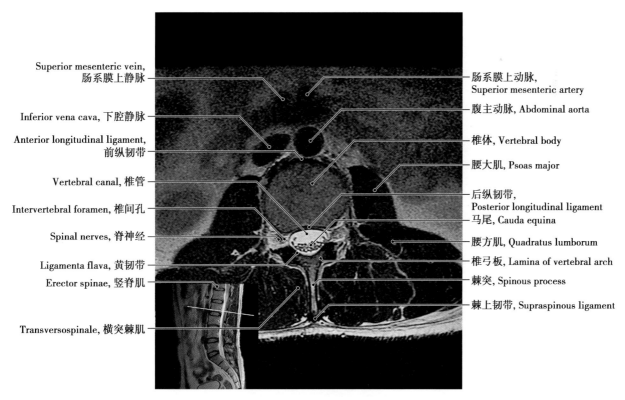

图 5-2-4　经 L₂ 椎体轴位切面

椎间孔　是脊神经出椎管和供应椎管内软组织、骨结构血运的血管,以及神经分支进入椎管的孔道。其上下壁是椎弓根的切迹;前方为椎体外侧缘、椎间盘和后纵韧带;后方为小关节的关节囊及部分黄韧带。**脊神经**　共31对,经由脊神经前根和后根连接于脊髓,分布在躯干、腹侧面和四肢的肌肉中,主管颈部以下的感觉和运动

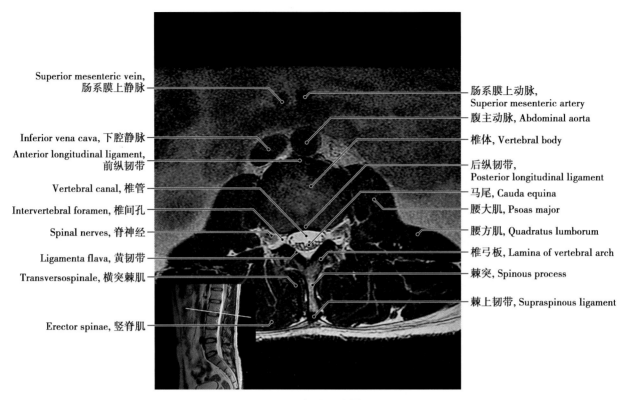

图 5-2-5　经 L₂椎体下缘轴位切面

腰方肌　位于腹后壁,在脊柱两侧,起自第 12 肋骨下缘内侧和第 1~4 腰椎横突,止于髂嵴上缘及髂腰韧带,主要作用为下降和固定第 12 肋,并使脊柱侧屈和后伸。**腰大肌**　为一长梭形肌肉,起自腰椎两旁,与髂肌共同终点于股骨小转子,合称髂腰肌

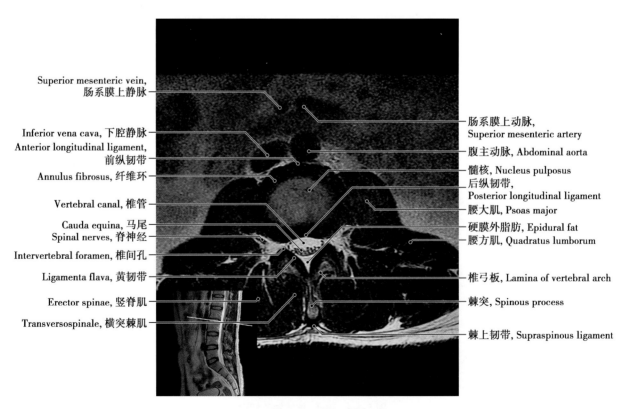

图 5-2-6　经 L₂/L₃椎间盘轴位切面

硬膜外脂肪　位于硬膜外隙,硬脊膜与椎管内面的骨膜及黄韧带之间的狭窄腔隙称硬膜外隙,其内有疏松结缔组织、脂肪组织、淋巴管、椎内静脉丛,有脊神经根通过

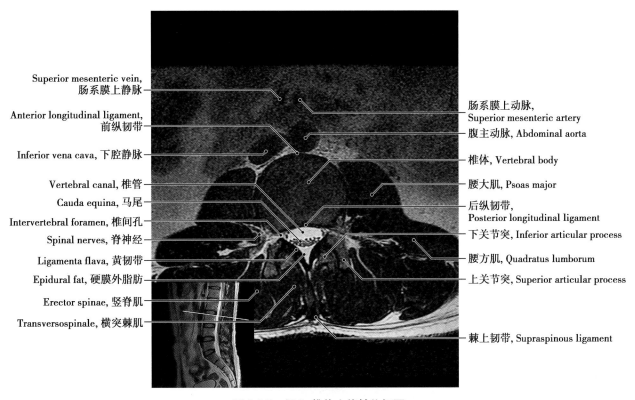

图 5-2-7　经 L₃ 椎体上缘轴位切面

多裂肌　属于横突棘肌,横突棘肌由多个斜肌束组成,排列于由骶骨至枕骨的整个脊柱的背面,为竖脊肌所掩盖。肌束起自下位椎骨的横突,斜向内上方,跨越 1~6 个椎骨不等,止于棘突,由浅而深可分为三层:浅层为半棘肌,位于项背部,中层为多裂肌,深层为回旋肌

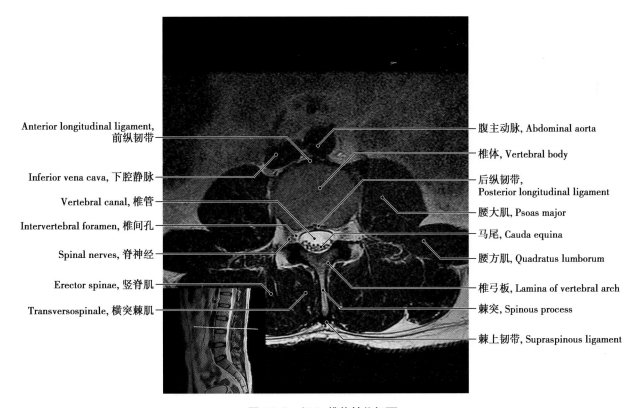

图 5-2-8　经 L₃ 椎体轴位切面

竖脊肌　为脊柱后方的长肌,下起骶骨背面,上达枕骨后方,以总腱起自骶骨背面、腰椎棘突、髂嵴后部和胸腰筋膜,分为三部:外侧为髂肋肌,止于肋角;中间为最长肌,止于横突及其附近肋骨;内侧为棘肌,止于棘突

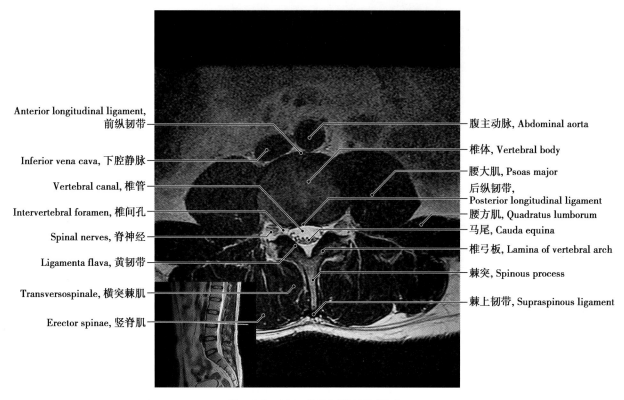

Anterior longitudinal ligament, 前纵韧带

Inferior vena cava, 下腔静脉

Vertebral canal, 椎管

Intervertebral foramen, 椎间孔

Spinal nerves, 脊神经

Ligamenta flava, 黄韧带

Transversospinale, 横突棘肌

Erector spinae, 竖脊肌

腹主动脉, Abdominal aorta

椎体, Vertebral body

腰大肌, Psoas major

后纵韧带, Posterior longitudinal ligament

腰方肌, Quadratus lumborum

马尾, Cauda equina

椎弓板, Lamina of vertebral arch

棘突, Spinous process

棘上韧带, Supraspinous ligament

图 5-2-9　经 L₃ 椎体下缘轴位切面

黄韧带　分左右两半从上位椎弓板的下缘和内面,连至下位椎弓板的上缘和外缘,参与围成椎管的后壁和后外侧壁,韧带内侧缘在中线上留有小孔,有静脉通过,限制脊柱过度前屈

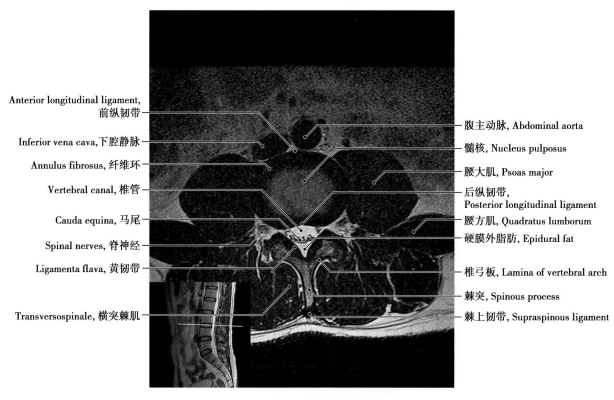

Anterior longitudinal ligament, 前纵韧带

Inferior vena cava, 下腔静脉

Annulus fibrosus, 纤维环

Vertebral canal, 椎管

Cauda equina, 马尾

Spinal nerves, 脊神经

Ligamenta flava, 黄韧带

Transversospinale, 横突棘肌

腹主动脉, Abdominal aorta

髓核, Nucleus pulposus

腰大肌, Psoas major

后纵韧带, Posterior longitudinal ligament

腰方肌, Quadratus lumborum

硬膜外脂肪, Epidural fat

椎弓板, Lamina of vertebral arch

棘突, Spinous process

棘上韧带, Supraspinous ligament

图 5-2-10　经 L₃/L₄ 椎间盘轴位切面

棘上韧带　是架在各椎骨棘突尖上的索状纤维软骨组织,起自第 7 颈椎棘突,止于骶中嵴,于颈部特别发达,构成颈部两侧肌肉之间的中隔,称项韧带

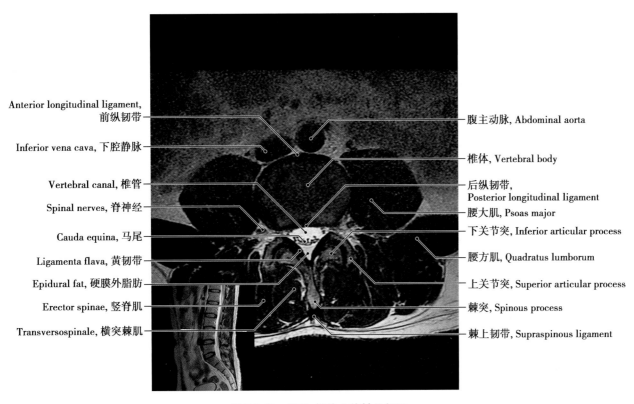

图 5-2-11　经 L₄椎体上缘轴位切面

关节突　椎弓上下各有一对突起,为上关节突和下关节突,相邻椎骨的上、下关节突相对,以关节面组成关节突关节

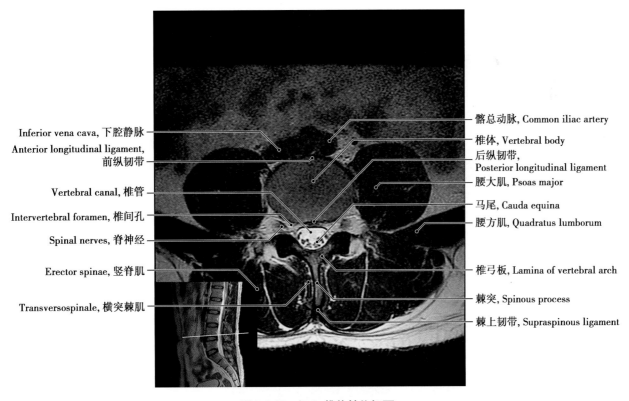

图 5-2-12　经 L₄椎体轴位切面

髂总动脉　由腹主动脉分出后,沿腰大肌内侧下至骶髂关节处分为髂内动脉和髂外动脉

193

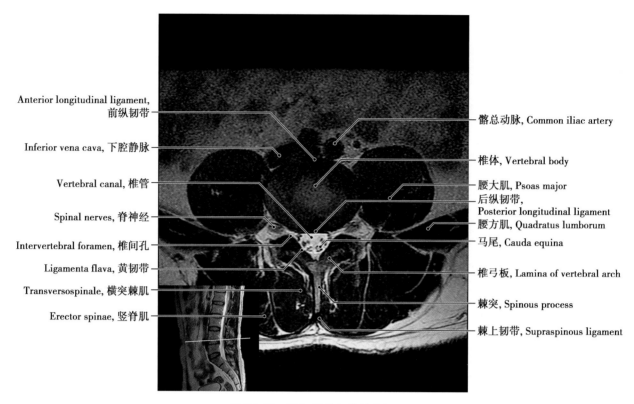

Anterior longitudinal ligament, 前纵韧带

Inferior vena cava, 下腔静脉

Vertebral canal, 椎管

Spinal nerves, 脊神经

Intervertebral foramen, 椎间孔

Ligamenta flava, 黄韧带

Transversospinale, 横突棘肌

Erector spinae, 竖脊肌

髂总动脉, Common iliac artery

椎体, Vertebral body

腰大肌, Psoas major

后纵韧带, Posterior longitudinal ligament

腰方肌, Quadratus lumborum

马尾, Cauda equina

椎弓板, Lamina of vertebral arch

棘突, Spinous process

棘上韧带, Supraspinous ligament

图 5-2-13　经 L₄椎体下缘轴位切面

椎弓板　椎弓位于椎体后方,与椎体相连的部分称椎弓根,椎弓的后部呈板状,称椎弓板,左右椎弓板相连形成完整的椎弓,椎体和椎弓共同围成椎孔

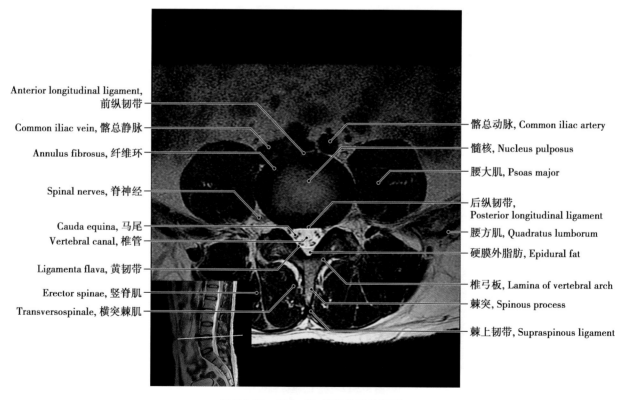

Anterior longitudinal ligament, 前纵韧带

Common iliac vein, 髂总静脉

Annulus fibrosus, 纤维环

Spinal nerves, 脊神经

Cauda equina, 马尾

Vertebral canal, 椎管

Ligamenta flava, 黄韧带

Erector spinae, 竖脊肌

Transversospinale, 横突棘肌

髂总动脉, Common iliac artery

髓核, Nucleus pulposus

腰大肌, Psoas major

后纵韧带, Posterior longitudinal ligament

腰方肌, Quadratus lumborum

硬膜外脂肪, Epidural fat

椎弓板, Lamina of vertebral arch

棘突, Spinous process

棘上韧带, Supraspinous ligament

图 5-2-14　经 L₄/L₅椎间盘轴位切面

棘突　椎弓上有 7 个骨性突起,正中向后方伸出的为棘突,多数可在背部正中线摸到,可作为体表定位标记

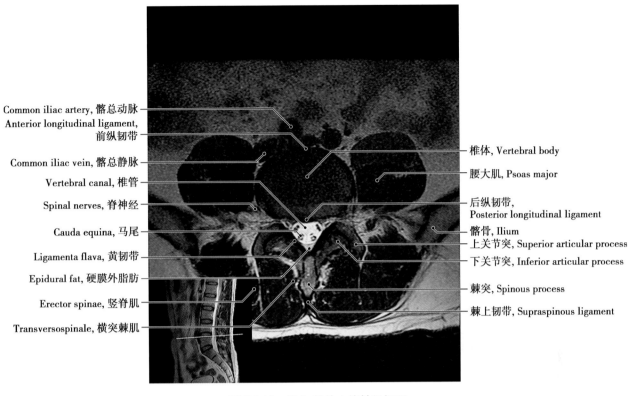

图 5-2-15 经 L₅ 椎体上缘轴位切面

Common iliac artery, 髂总动脉
Anterior longitudinal ligament, 前纵韧带
Common iliac vein, 髂总静脉
Vertebral canal, 椎管
Spinal nerves, 脊神经
Cauda equina, 马尾
Ligamenta flava, 黄韧带
Epidural fat, 硬膜外脂肪
Erector spinae, 竖脊肌
Transversospinale, 横突棘肌

椎体, Vertebral body
腰大肌, Psoas major
后纵韧带, Posterior longitudinal ligament
髂骨, Ilium
上关节突, Superior articular process
下关节突, Inferior articular process
棘突, Spinous process
棘上韧带, Supraspinous ligament

髂骨　为髋骨的组成之一,构成髋骨的后上部,分髂骨体和髂骨翼两部分,前部宽大的为髂骨翼,后部窄小的为髂骨体,髂骨翼在体的上方,其上缘肥厚称髂嵴,髂嵴前端是髂前上棘,髂前上棘后方 5~7cm 处,髂嵴的前、中 1/3 交界处向外侧突出称髂结节,髂前上棘和髂结节都是重要的骨性标志

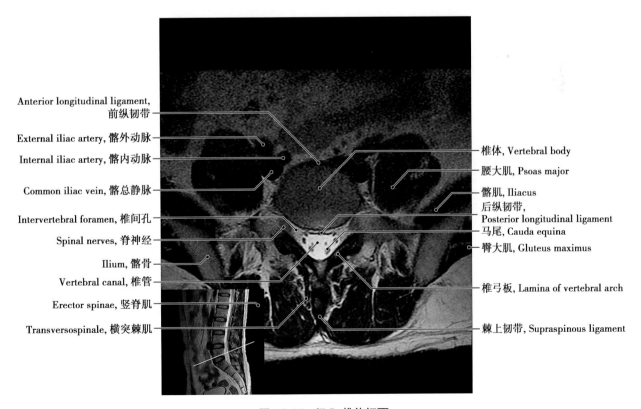

图 5-2-16 经 L₅ 椎体切面

Anterior longitudinal ligament, 前纵韧带
External iliac artery, 髂外动脉
Internal iliac artery, 髂内动脉
Common iliac vein, 髂总静脉
Intervertebral foramen, 椎间孔
Spinal nerves, 脊神经
Ilium, 髂骨
Vertebral canal, 椎管
Erector spinae, 竖脊肌
Transversospinale, 横突棘肌

椎体, Vertebral body
腰大肌, Psoas major
髂肌, Iliacus
后纵韧带, Posterior longitudinal ligament
马尾, Cauda equina
臀大肌, Gluteus maximus
椎弓板, Lamina of vertebral arch
棘上韧带, Supraspinous ligament

马尾　脊髓圆锥以下的腰骶尾部的神经根几乎垂直向下走行,于终池的脑脊液内终丝周围形成马尾,由 L₂~L₅、S₁~S₅ 及尾节发出的共 10 对神经根组成

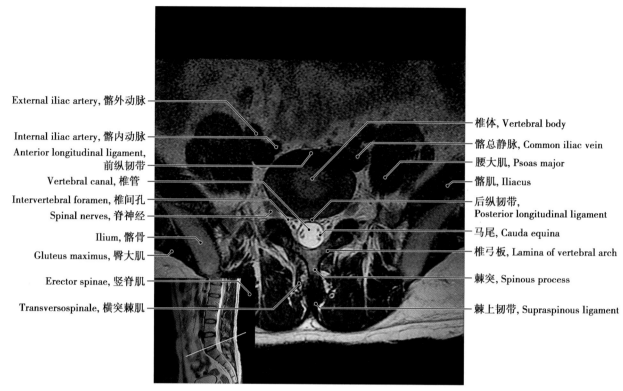

External iliac artery, 髂外动脉
Internal iliac artery, 髂内动脉
Anterior longitudinal ligament, 前纵韧带
Vertebral canal, 椎管
Intervertebral foramen, 椎间孔
Spinal nerves, 脊神经
Ilium, 髂骨
Gluteus maximus, 臀大肌
Erector spinae, 竖脊肌
Transversospinale, 横突棘肌

椎体, Vertebral body
髂总静脉, Common iliac vein
腰大肌, Psoas major
髂肌, Iliacus
后纵韧带, Posterior longitudinal ligament
马尾, Cauda equina
椎弓板, Lamina of vertebral arch
棘突, Spinous process
棘上韧带, Supraspinous ligament

图 5-2-17　经 L₅ 椎体下缘轴位切面

髂内动脉　为一短干,于骶髂关节前方由髂总动脉分出后,斜向内下进入盆腔,其前外侧有输尿管越过,后方邻近腰骶干,髂内静脉和闭孔神经行于其内侧,主干行至坐骨大孔上缘处一般分为前、后两干,前干分支多至脏器,后干分支多至盆壁

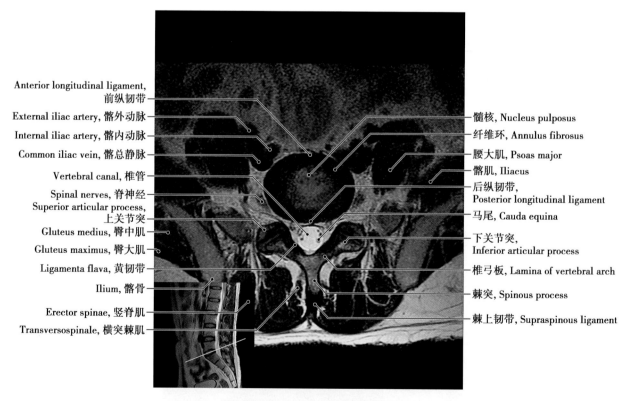

Anterior longitudinal ligament, 前纵韧带
External iliac artery, 髂外动脉
Internal iliac artery, 髂内动脉
Common iliac vein, 髂总静脉
Vertebral canal, 椎管
Spinal nerves, 脊神经
Superior articular process, 上关节突
Gluteus medius, 臀中肌
Gluteus maximus, 臀大肌
Ligamenta flava, 黄韧带
Ilium, 髂骨
Erector spinae, 竖脊肌
Transversospinale, 横突棘肌

髓核, Nucleus pulposus
纤维环, Annulus fibrosus
腰大肌, Psoas major
髂肌, Iliacus
后纵韧带, Posterior longitudinal ligament
马尾, Cauda equina
下关节突, Inferior articular process
椎弓板, Lamina of vertebral arch
棘突, Spinous process
棘上韧带, Supraspinous ligament

图 5-2-18　经 L₅/S₁ 椎间盘轴位切面

髂外动脉　沿腰大肌内侧缘下降,经腹股沟韧带中点深面至股部移行为股动脉,髂外动脉起始部的前方有输尿管跨过,其外侧在男性有睾丸动、静脉及股神经与之伴行,至其末段的前方有输精管越过,在女性,髂外动脉起始部的前方有卵巢动、静脉越过,其末段的前上方有子宫圆韧带斜向越过

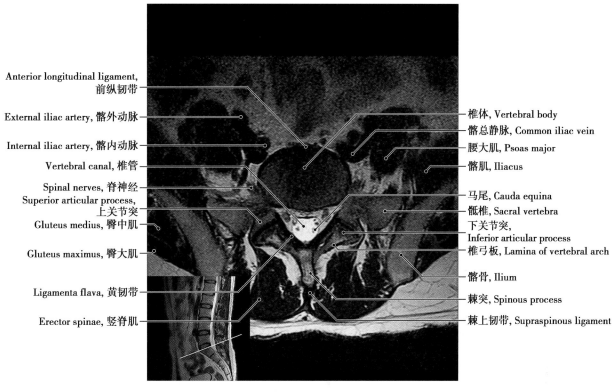

图 5-2-19 经 S₁椎体上缘轴位切面
髂肌 呈扇形,起自髂窝,经腹股沟韧带深面,与腰大肌共同止于股骨小转子,两者合成髂腰肌

(三) T₁WI 矢状位解剖图

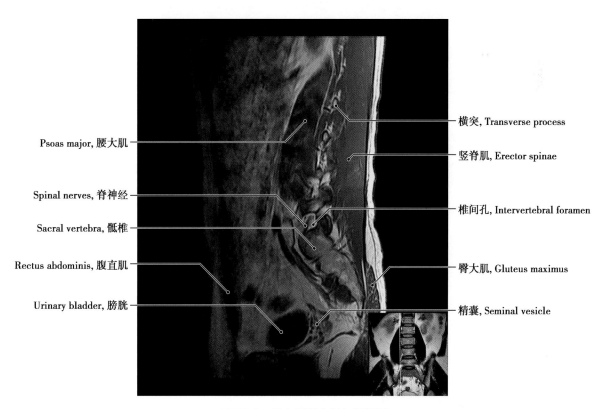

图 5-3-1 经右侧腰大肌矢状切面
腰大肌 为一长梭形肌肉,起自腰椎两旁,与髂肌共同终点于股骨小转子,合称髂腰肌。**横突** 椎弓向左右各伸出一个骨性突起即为横突,有韧带和肌肉附着

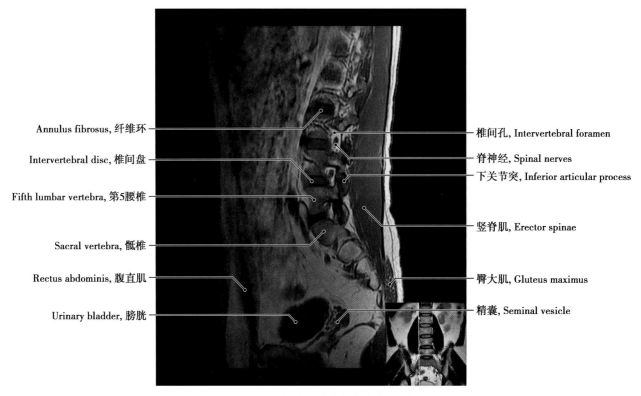

Annulus fibrosus, 纤维环
Intervertebral disc, 椎间盘
Fifth lumbar vertebra, 第5腰椎
Sacral vertebra, 骶椎
Rectus abdominis, 腹直肌
Urinary bladder, 膀胱

椎间孔, Intervertebral foramen
脊神经, Spinal nerves
下关节突, Inferior articular process
竖脊肌, Erector spinae
臀大肌, Gluteus maximus
精囊, Seminal vesicle

图 5-3-2　经右侧椎小关节矢状切面

关节突　椎弓上下各有一对突起,为上关节突和下关节突,相邻椎骨的上、下关节突相对,以关节面组成关节突关节。**竖脊肌**　为脊柱后方的长肌,下起骶骨背面,上达枕骨后方,以总腱起自骶骨背面、腰椎棘突、髂嵴后部和胸腰筋膜,分为三部:外侧为髂肋肌,止于肋角;中间为最长肌,止于横突及其附近肋骨;内侧为棘肌,止于棘突

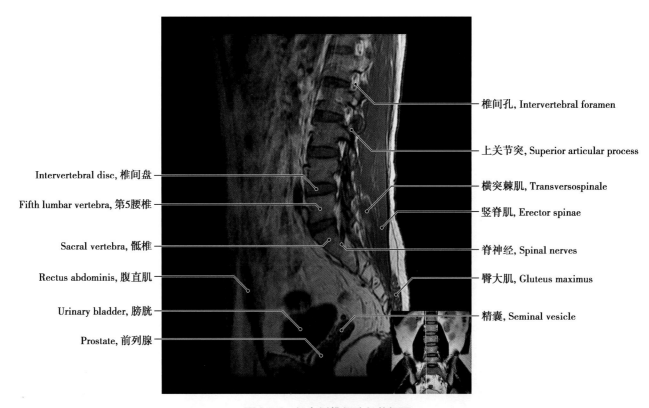

Intervertebral disc, 椎间盘
Fifth lumbar vertebra, 第5腰椎
Sacral vertebra, 骶椎
Rectus abdominis, 腹直肌
Urinary bladder, 膀胱
Prostate, 前列腺

椎间孔, Intervertebral foramen
上关节突, Superior articular process
横突棘肌, Transversospinale
竖脊肌, Erector spinae
脊神经, Spinal nerves
臀大肌, Gluteus maximus
精囊, Seminal vesicle

图 5-3-3　经右侧椎间孔矢状切面

椎间孔　是脊神经出椎管和供应椎管内软组织、骨结构血运的血管,以及神经分支进入椎管的孔道。其上下壁是椎弓根的切迹;前方为椎体外侧缘、椎间盘和后纵韧带;后方为小关节的关节囊及部分黄韧带。**脊神经**　共31对,经由脊神经前根和后根连接于脊髓,分布在躯干、腹侧面和四肢的肌肉中,主管颈部以下的感觉和运动

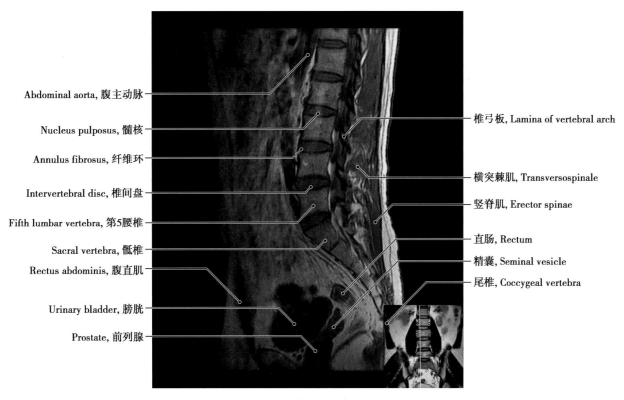

图 5-3-4　经右侧侧隐窝矢状切面

左侧标注（从上到下）：
Abdominal aorta, 腹主动脉
Nucleus pulposus, 髓核
Annulus fibrosus, 纤维环
Intervertebral disc, 椎间盘
Fifth lumbar vertebra, 第5腰椎
Sacral vertebra, 骶椎
Rectus abdominis, 腹直肌
Urinary bladder, 膀胱
Prostate, 前列腺

右侧标注（从上到下）：
椎弓板, Lamina of vertebral arch
横突棘肌, Transversospinale
竖脊肌, Erector spinae
直肠, Rectum
精囊, Seminal vesicle
尾椎, Coccygeal vertebra

多裂肌　属于横突棘肌,横突棘肌由多个斜肌束组成,排列于由骶骨至枕骨的整个脊柱的背面,为竖脊肌所掩盖。肌束起自下位椎骨的横突,斜向内上方,跨越1~6个椎骨不等,止于棘突,由浅而深可分为三层:浅层为半棘肌,位于项背部,中层为多裂肌,深层为回旋肌

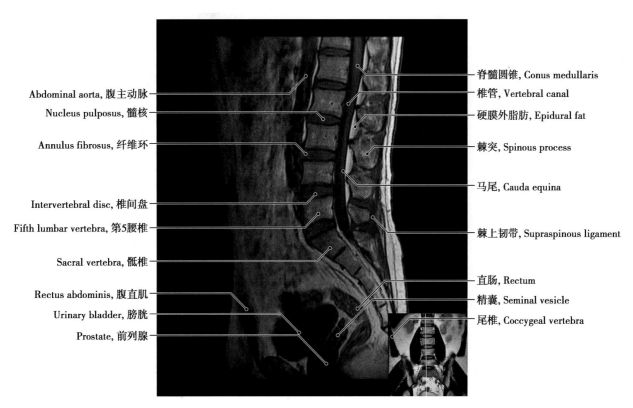

图 5-3-5　经正中矢状切面

左侧标注（从上到下）：
Abdominal aorta, 腹主动脉
Nucleus pulposus, 髓核
Annulus fibrosus, 纤维环
Intervertebral disc, 椎间盘
Fifth lumbar vertebra, 第5腰椎
Sacral vertebra, 骶椎
Rectus abdominis, 腹直肌
Urinary bladder, 膀胱
Prostate, 前列腺

右侧标注（从上到下）：
脊髓圆锥, Conus medullaris
椎管, Vertebral canal
硬膜外脂肪, Epidural fat
棘突, Spinous process
马尾, Cauda equina
棘上韧带, Supraspinous ligament
直肠, Rectum
精囊, Seminal vesicle
尾椎, Coccygeal vertebra

脊髓圆锥　脊髓末端变细呈圆锥状,称为脊髓圆锥,主要包括骶$_{3-5}$和尾节。**硬膜外脂肪**　位于硬膜外隙,硬脊膜与椎管内面的骨膜及黄韧带之间的狭窄腔隙称硬膜外隙,其内有疏松结缔组织、脂肪组织、淋巴管、椎内静脉丛,有脊神经根通过

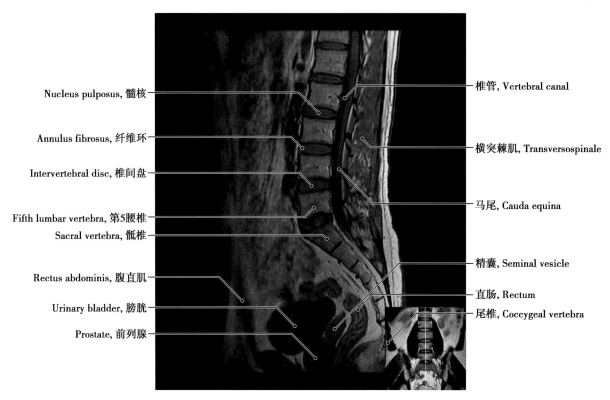

图 5-3-6　经旁正中矢状切面

椎管　由游离椎骨的椎孔和骶骨的骶管连成,上接枕骨大孔与颅腔相通,下达骶管裂孔而终,其内容有脊髓、脊髓被膜、脊神经根、血管及少量结缔组织等。**马尾**　脊髓圆锥以下的腰骶尾部的神经根几乎垂直向下走行,于终池的脑脊液内终丝周围形成马尾,由 $L_2 \sim L_5$、$S_1 \sim S_5$ 及尾节发出的共 10 对神经根组成

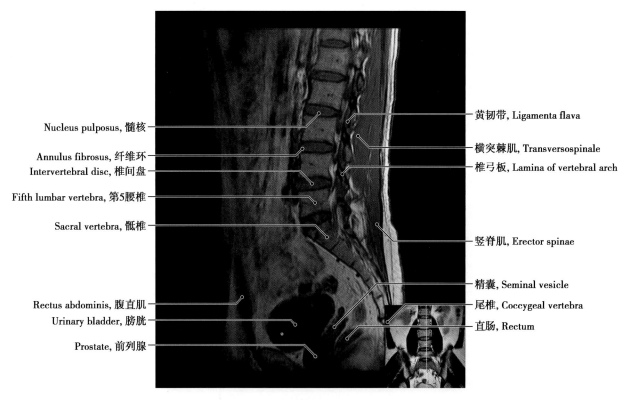

图 5-3-7　经左侧侧隐窝矢状切面

黄韧带　分左右两半从上位椎弓板的下缘和内面,连至下位椎弓板的上缘和外缘,参与围成椎管的后壁和后外侧壁,韧带内侧缘在中线上留有小孔,有静脉通过,限制脊柱过度前屈。**骶椎**　骶椎共 5 节,融合成为一块倒三角形的骶骨。**尾骨**　呈三角形,由 3 ~ 5 块尾椎接合而成,与骶骨形成关节

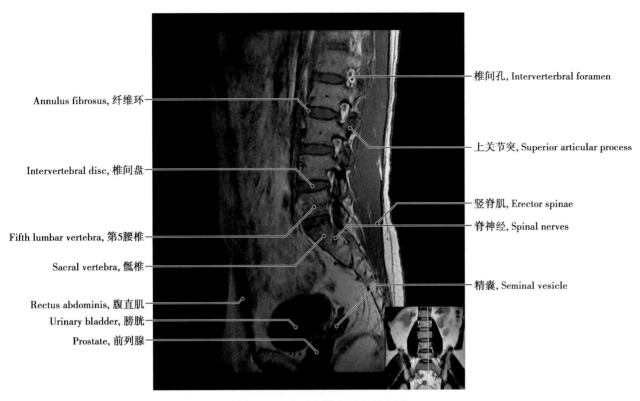

图 5-3-8　经左侧椎间孔矢状切面

椎间盘　中央部为髓核,是富有弹性的胶状物质;周围部为纤维环,由多层纤维软骨环按同心圆排列,颈腰部纤维环前厚后薄,髓核易向后外侧脱出,突入椎管或椎间孔,压迫脊髓或脊神经

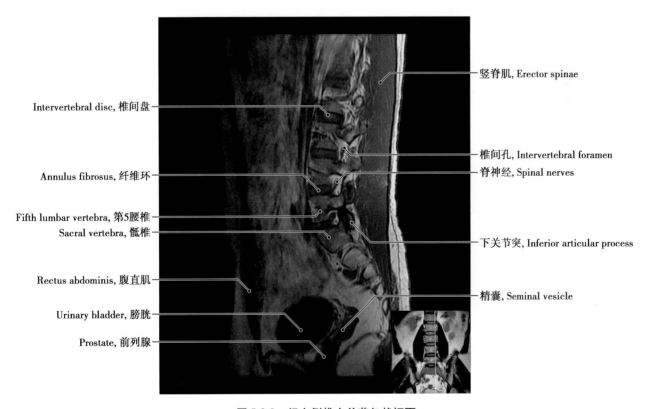

图 5-3-9　经左侧椎小关节矢状切面

椎体　椎体为椎骨的主要承重部分,主要由松质骨构成,表面为薄层密质骨,故外伤时易发生骨折,椎体后缘与椎弓围成椎孔,上下椎孔贯通组成椎管,容纳脊髓及神经。**关节突**　椎弓上下各有一对突起,为上关节突和下关节突,相邻椎骨的上、下关节突相对,以关节面组成关节突关节

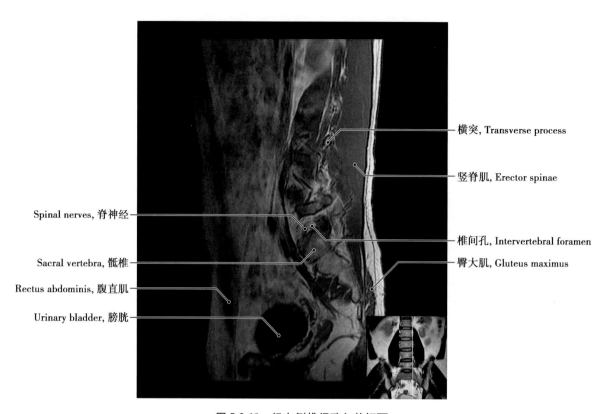

图 5-3-10　经左侧椎间孔矢状切面

横突　椎弓向左右各伸出一个骨性突起即为横突,有韧带和肌肉附着

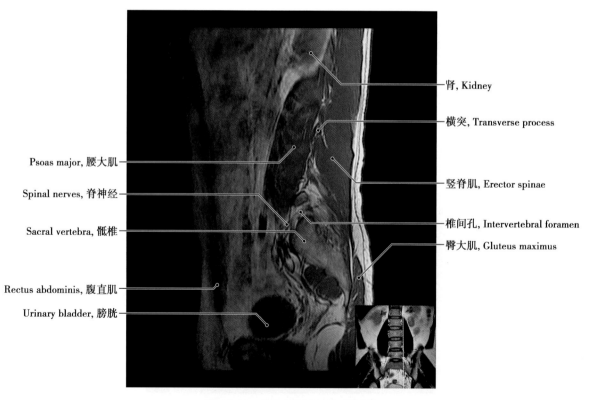

图 5-3-11　经左侧腰大肌矢状切面

臀大肌　略呈四边形,起自髂骨、骶、尾骨及骶结节韧带的背面,肌束斜向下外方,以一厚腱板越过髋关节的后方,止于臀肌粗隆和髂胫束

（四）T₂WI 矢状位解剖图

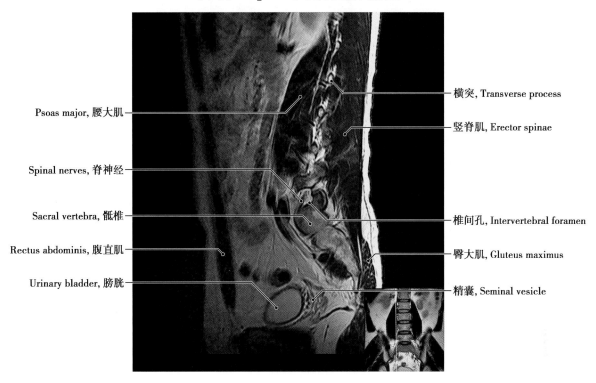

图 5-4-1 经右侧腰大肌矢状切面

腰大肌 为一长梭形肌肉,起自腰椎两旁,与髂肌共同终点于股骨小转子,合称髂腰肌。**横突** 椎弓向左右各伸出一个骨性突起即为横突,有韧带和肌肉附着

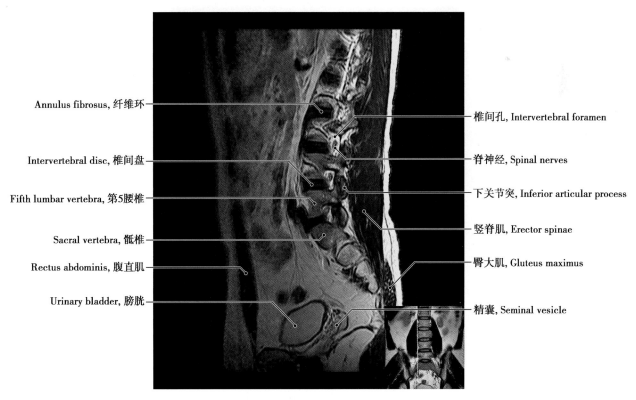

图 5-4-2 经右侧椎小关节矢状切面

关节突 椎弓上下各有一对突起,为上关节突和下关节突,相邻椎骨的上、下关节突相对,以关节面组成关节突关节。**竖脊肌** 为脊柱后方的长肌,下起骶骨背面,上达枕骨后方,以总腱起自骶骨背面、腰椎棘突、髂嵴后部和胸腰筋膜,分为三部:外侧为髂肋肌,止于肋角;中间为最长肌,止于横突及其附近肋骨;内侧为棘肌,止于棘突

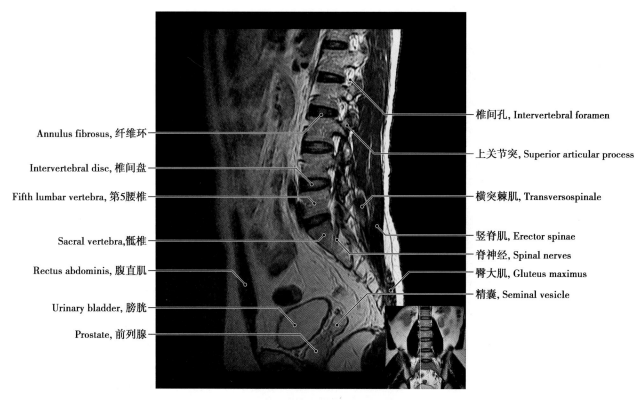

图 5-4-3　经右侧椎间孔矢状切面

椎间孔　是脊神经出椎管和供应椎管内软组织、骨结构血运的血管,以及神经分支进入椎管的孔道。其上下壁是椎弓根的切迹;前方为椎体外侧缘、椎间盘和后纵韧带;后方为小关节的关节囊及部分黄韧带。**脊神经**　共 31 对,经由脊神经前根和后根连接于脊髓,分布在躯干、腹侧面和四肢的肌肉中,主管颈部以下的感觉和运动

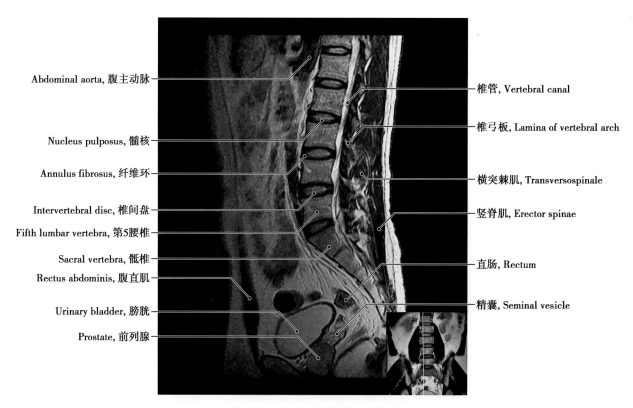

图 5-4-4　经右侧侧隐窝矢状切面

多裂肌　属于横突棘肌,横突棘肌由多个斜肌束组成,排列于由骶骨至枕骨的整个脊柱的背面,为竖脊肌所掩盖。肌束起自下位椎骨的横突,斜向内上方,跨越 1~6 个椎骨不等,止于棘突,由浅而深可分为三层:浅层为半棘肌,位于项背部,中层为多裂肌,深层为回旋肌

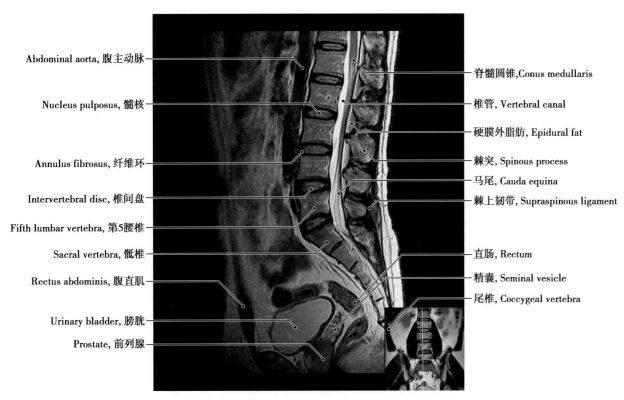

图 5-4-5 经正中矢状切面

硬膜外脂肪 位于硬膜外隙,硬脊膜与椎管内面的骨膜及黄韧带之间的狭窄腔隙称硬膜外隙,其内有疏松结缔组织、脂肪组织、淋巴管、椎内静脉丛,有脊神经根通过。**马尾** 脊髓圆锥以下的腰骶尾部的神经根几乎垂直向下走行,于终池的脑脊液内终丝周围形成马尾,由 $L_2 \sim L_5$、$S_1 \sim S_5$ 及尾节发出的共 10 对神经根组成

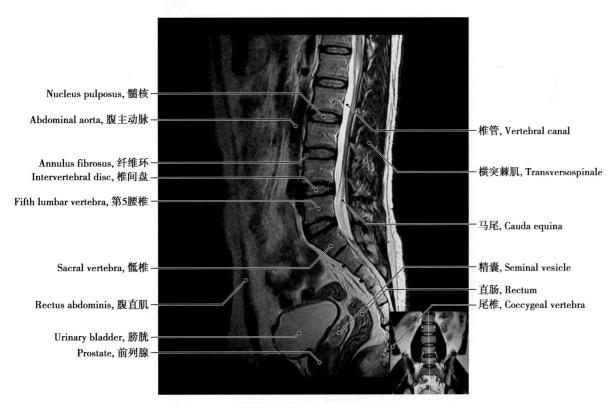

图 5-4-6 经旁正中矢状切面

椎管 由游离椎骨的椎孔和骶骨的骶管连成,上接枕骨大孔与颅腔相通,下达骶管裂孔而终,其内容有脊髓、脊髓被膜、脊神经根、血管及少量结缔组织等。**马尾** 脊髓圆锥以下的腰骶尾部的神经根几乎垂直向下走行,于终池的脑脊液内终丝周围形成马尾,由 $L_2 \sim L_5$、$S_1 \sim S_5$ 及尾节发出的共 10 对神经根组成

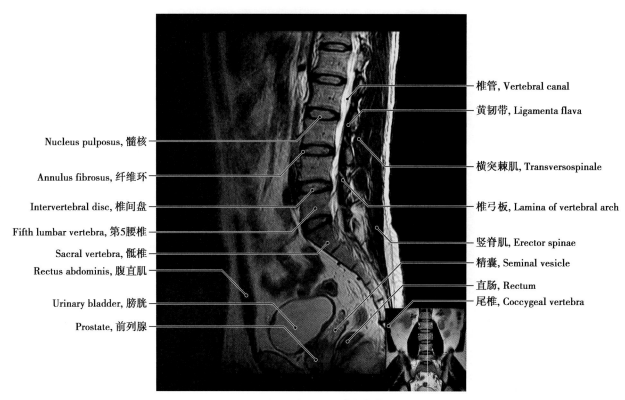

图 5-4-7 经左侧侧隐窝矢状切面

黄韧带 分左右两半从上位椎弓板的下缘和内面,连至下位椎弓板的上缘和外缘,参与围成椎管的后壁和后外侧壁,韧带内侧缘在中线上留有小孔,有静脉通过,限制脊柱过度前屈。**骶椎** 骶椎共 5 节,融合成为一块倒三角形的骶骨。**尾骨** 呈三角形,由 3～5 块尾椎接合而成,与骶骨形成关节

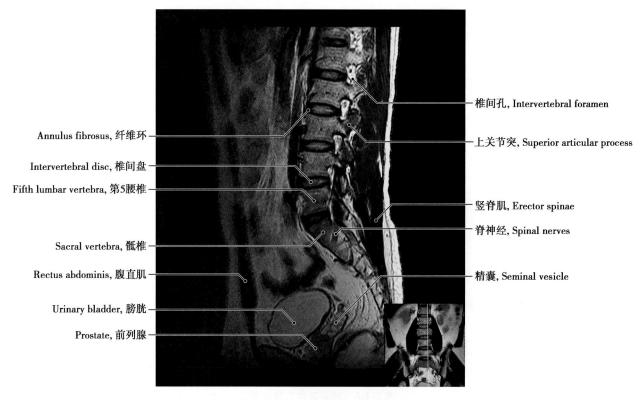

图 5-4-8 经左侧椎间孔矢状切面

椎间盘 中央部为髓核,是富有弹性的胶状物质;周围部为纤维环,由多层纤维软骨环按同心圆排列,颈腰部纤维环前厚后薄,髓核易向后外侧脱出,突入椎管或椎间孔,压迫脊髓或脊神经

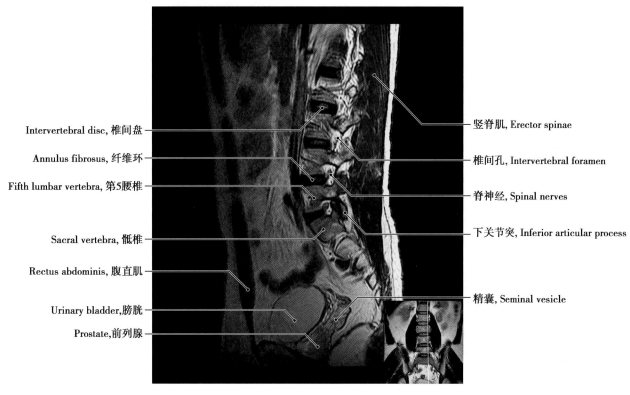

Intervertebral disc, 椎间盘

Annulus fibrosus, 纤维环

Fifth lumbar vertebra, 第5腰椎

Sacral vertebra, 骶椎

Rectus abdominis, 腹直肌

Urinary bladder, 膀胱

Prostate, 前列腺

竖脊肌, Erector spinae

椎间孔, Intervertebral foramen

脊神经, Spinal nerves

下关节突, Inferior articular process

精囊, Seminal vesicle

图5-4-9 经左侧椎小关节矢状切面

椎体 椎体为椎骨的主要承重部分,主要由松质骨构成,表面为薄层密质骨,故外伤时易发生骨折,椎体后缘与椎弓围成椎孔,上下椎孔贯通组成椎管,容纳脊髓及神经。**关节突** 椎弓上下各有一对突起,为上关节突和下关节突,相邻椎骨的上、下关节突相对,以关节面组成关节突关节

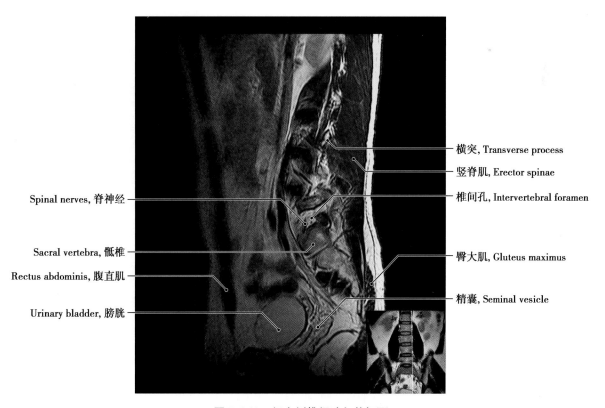

Spinal nerves, 脊神经

Sacral vertebra, 骶椎

Rectus abdominis, 腹直肌

Urinary bladder, 膀胱

横突, Transverse process

竖脊肌, Erector spinae

椎间孔, Intervertebral foramen

臀大肌, Gluteus maximus

精囊, Seminal vesicle

图5-4-10 经左侧椎间孔矢状切面

横突 椎弓向左右各伸出一个骨性突起即为横突,有韧带和肌肉附着

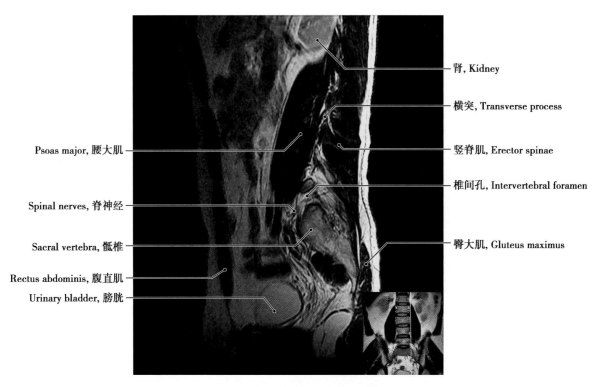

图 5-4-11　经左侧腰大肌矢状切面

臀大肌　略呈四边形,起自髂骨、骶、尾骨及骶结节韧带的背面,肌束斜向下外方,以一厚腱板越过髋关节的后方,止于**臀肌粗隆**和**髂胫束**

（五）T₁WI 冠状位解剖图

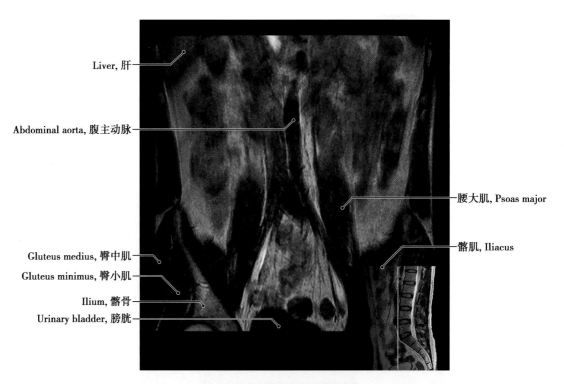

图 5-5-1　经腹主动脉冠状切面

腹主动脉　经膈肌主动脉裂孔直接延续于胸主动脉,沿脊柱左侧下行,主要负责腹腔脏器和腹壁的血液供应。
髂骨　为髋骨的组成之一,构成髋骨的后上部,分髂骨体和髂骨翼两部分,前部宽大的为髂骨翼,后部窄小的为髂骨体,髂骨翼在体的上方,其上缘肥厚称髂嵴,髂嵴前端是髂前上棘,髂前上棘后方 5～7cm 处,髂嵴的前、中 1/3 交界处向外侧突出称髂结节,髂前上棘和髂结节都是重要的骨性标志

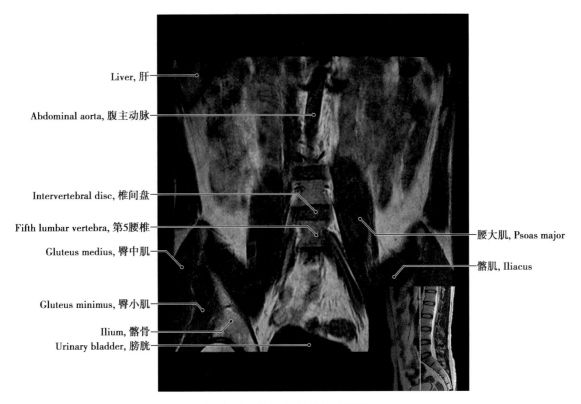

图 5-5-2　经 L₅ 椎体前缘冠状切面

髂肌　呈扇形,起自髂窝,经腹股沟韧带深面,与腰大肌共同止于股骨小转子,两者合成髂腰肌。**腰大肌**　为一长梭形肌肉,起自腰椎两旁,与髂肌共同终点于股骨小转子,合称髂腰肌

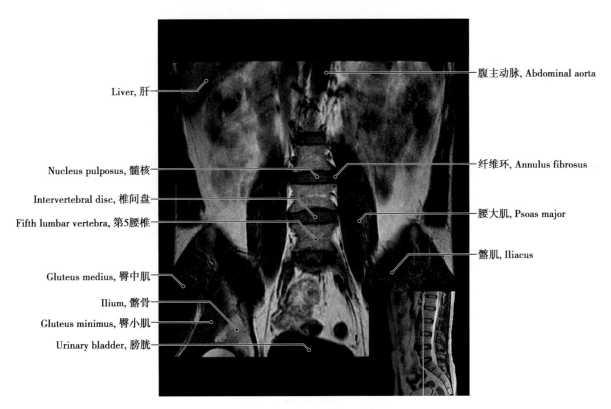

图 5-5-3　经 L₅ 椎体前部冠状切面

椎间盘　中央部为髓核,是富有弹性的胶状物质;周围部为纤维环,由多层纤维软骨环按同心圆排列,颈腰部纤维环前厚后薄,髓核易向后外侧脱出,突入椎管或椎间孔,压迫脊髓或脊神经

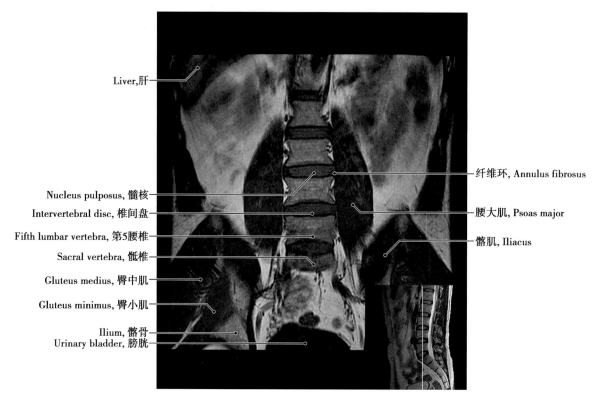

图 5-5-4　经 L$_5$椎体中央冠状切面

骶椎　骶椎共 5 节,融合成为一块倒三角形的骶骨

Liver,肝

Nucleus pulposus, 髓核
Intervertebral disc, 椎间盘
Fifth lumbar vertebra, 第5腰椎
Sacral vertebra, 骶椎
Gluteus medius, 臀中肌
Gluteus minimus, 臀小肌
Ilium, 髂骨
Urinary bladder, 膀胱

纤维环, Annulus fibrosus
腰大肌, Psoas major
髂肌, Iliacus

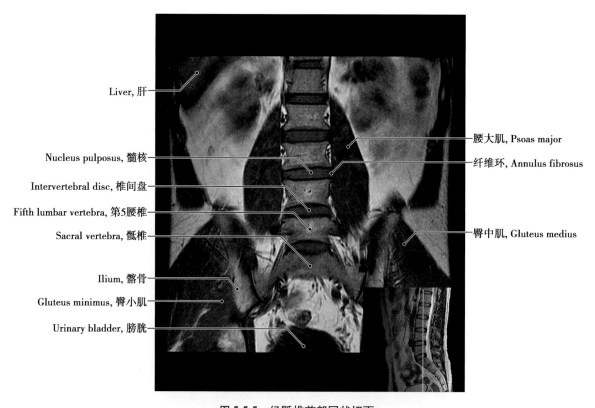

图 5-5-5　经骶椎前部冠状切面

Liver,肝

Nucleus pulposus, 髓核
Intervertebral disc, 椎间盘
Fifth lumbar vertebra, 第5腰椎
Sacral vertebra, 骶椎
Ilium, 髂骨
Gluteus minimus, 臀小肌
Urinary bladder, 膀胱

腰大肌, Psoas major
纤维环, Annulus fibrosus
臀中肌, Gluteus medius

椎体　椎体为椎骨的主要承重部分,主要由松质骨构成,表面为薄层密质骨,故外伤时易发生骨折,椎体后缘与椎弓围成椎孔,上下椎孔贯通组成椎管,容纳脊髓及神经

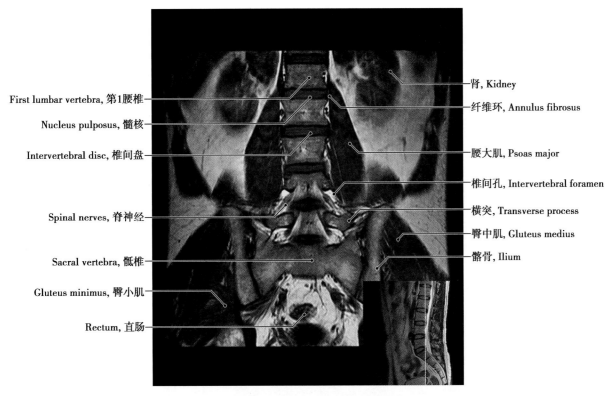

First lumbar vertebra, 第1腰椎
Nucleus pulposus, 髓核
Intervertebral disc, 椎间盘

Spinal nerves, 脊神经

Sacral vertebra, 骶椎
Gluteus minimus, 臀小肌
Rectum, 直肠

肾, Kidney
纤维环, Annulus fibrosus
腰大肌, Psoas major
椎间孔, Intervertebral foramen
横突, Transverse process
臀中肌, Gluteus medius
髂骨, Ilium

图 5-5-6　经 L₅ 椎间孔冠状切面

椎间孔　是脊神经出椎管和供应椎管内软组织、骨结构血运的血管,以及神经分支进入椎管的孔道。其上下壁是椎弓根的切迹;前方为椎体外侧缘、椎间盘和后纵韧带;后方为小关节的关节囊及部分黄韧带。**脊神经**　共 31 对,经由脊神经前根和后根连接于脊髓,分布在躯干、腹侧面和四肢的肌肉中,主管颈部以下的感觉和运动

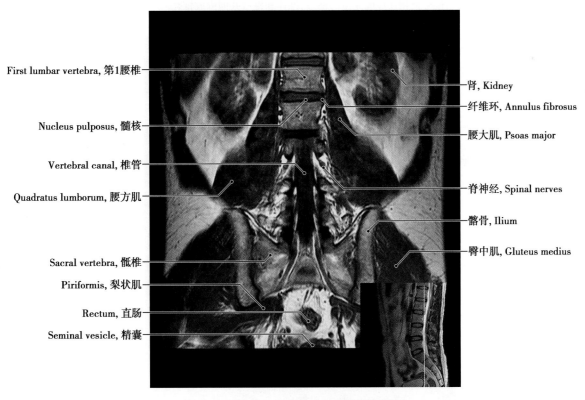

First lumbar vertebra, 第1腰椎

Nucleus pulposus, 髓核

Vertebral canal, 椎管
Quadratus lumborum, 腰方肌

Sacral vertebra, 骶椎
Piriformis, 梨状肌
Rectum, 直肠
Seminal vesicle, 精囊

肾, Kidney
纤维环, Annulus fibrosus
腰大肌, Psoas major
脊神经, Spinal nerves
髂骨, Ilium
臀中肌, Gluteus medius

图 5-5-7　经 L₃ ~ L₅ 椎体水平椎管冠状切面

髂骨　为髋骨的组成之一,构成髋骨的后上部,分髂骨体和髂骨翼两部分,前部宽大的为髂骨翼,后部窄小的为髂骨体,髂骨翼在体的上方,其上缘肥厚称髂嵴,髂嵴前端是髂前上棘,髂前上棘后方 5 ~ 7cm 处,髂嵴的前、中 1/3 交界处向外侧突出称髂结节,髂前上棘和髂结节都是重要的骨性标志

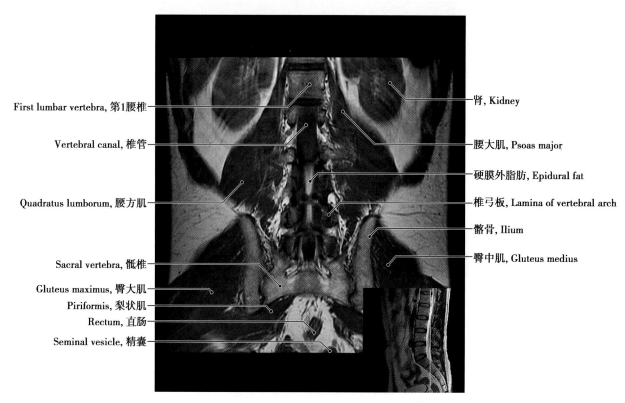

First lumbar vertebra, 第1腰椎

Vertebral canal, 椎管

Quadratus lumborum, 腰方肌

Sacral vertebra, 骶椎

Gluteus maximus, 臀大肌

Piriformis, 梨状肌

Rectum, 直肠

Seminal vesicle, 精囊

肾, Kidney

腰大肌, Psoas major

硬膜外脂肪, Epidural fat

椎弓板, Lamina of vertebral arch

髂骨, Ilium

臀中肌, Gluteus medius

图 5-5-8　经 $L_3 \sim L_4$ 椎体水平硬膜外脂肪冠状切面

硬膜外脂肪　位于硬膜外隙,硬脊膜与椎管内面的骨膜及黄韧带之间的狭窄腔隙称硬膜外隙,其内有疏松结缔组织、脂肪组织、淋巴管、椎内静脉丛,有脊神经根通过。**椎弓板**　椎弓位于椎体后方,与椎体相连的部分称椎弓根,椎弓的后部呈板状,称椎弓板,左右椎弓板相连形成完整的椎弓,椎体和椎弓共同围成椎孔

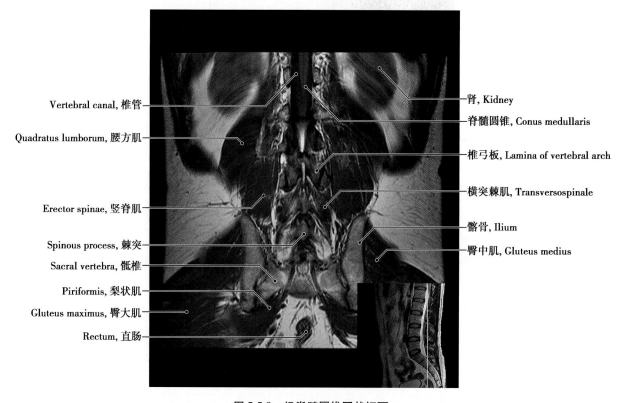

Vertebral canal, 椎管

Quadratus lumborum, 腰方肌

Erector spinae, 竖脊肌

Spinous process, 棘突

Sacral vertebra, 骶椎

Piriformis, 梨状肌

Gluteus maximus, 臀大肌

Rectum, 直肠

肾, Kidney

脊髓圆锥, Conus medullaris

椎弓板, Lamina of vertebral arch

横突棘肌, Transversospinale

髂骨, Ilium

臀中肌, Gluteus medius

图 5-5-9　经脊髓圆锥冠状切面

脊髓圆锥　脊髓末端变细呈圆锥状,称为脊髓圆锥,主要包括骶$_{3 \sim 5}$和尾节

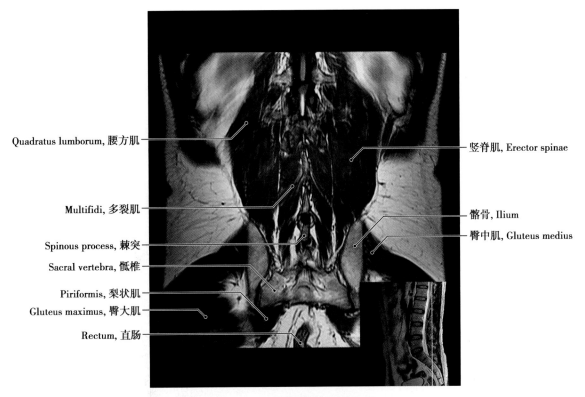

图 5-5-10　经腰椎棘突冠状切面

Quadratus lumborum, 腰方肌
竖脊肌, Erector spinae
Multifidi, 多裂肌
髂骨, Ilium
臀中肌, Gluteus medius
Spinous process, 棘突
Sacral vertebra, 骶椎
Piriformis, 梨状肌
Gluteus maximus, 臀大肌
Rectum, 直肠

多裂肌　属于横突棘肌,横突棘肌由多个斜肌束组成,排列于由骶骨至枕骨的整个脊柱的背面,为竖脊肌所掩盖。肌束起自下位椎骨的横突,斜向内上方,跨越 1~6 个椎骨不等,止于棘突,由浅而深可分为三层:浅层为半棘肌,位于项背部,中层为多裂肌,深层为回旋肌

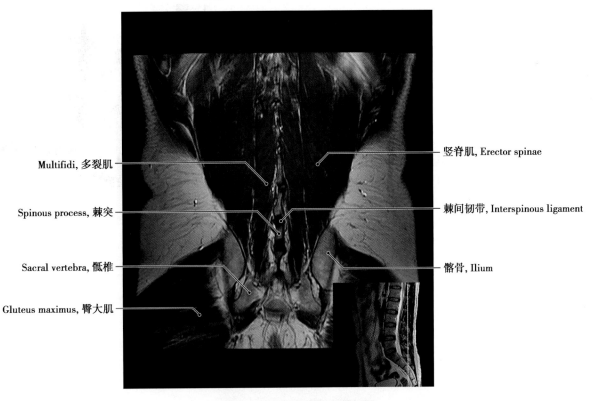

图 5-5-11　经竖脊肌冠状切面

Multifidi, 多裂肌
竖脊肌, Erector spinae
Spinous process, 棘突
棘间韧带, Interspinous ligament
Sacral vertebra, 骶椎
髂骨, Ilium
Gluteus maximus, 臀大肌

臀大肌　略呈四边形,起自髂骨、骶、尾骨及骶结节韧带的背面,肌束斜向下外方,以一厚腱板越过髋关节的后方,止于臀肌粗隆和髂胫束。**棘间韧带**　位于相邻两个棘突之间的较深处,其薄而无力,与棘上韧带一起起到限制脊柱过度前屈的作用

（六）T₂WI 冠状位解剖图

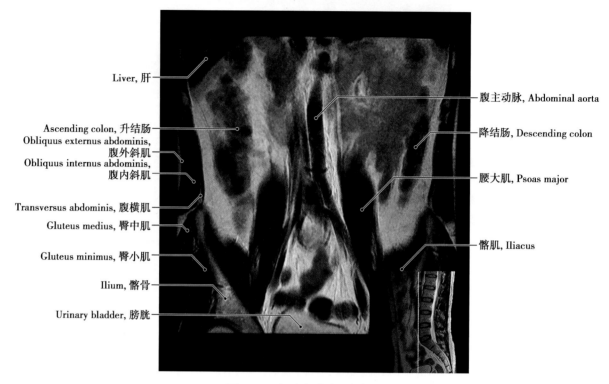

图 5-6-1　经腹主动脉冠状切面

髂骨　为髋骨的组成之一,构成髋骨的后上部,分髂骨体和髂骨翼两部分,前部宽大的为髂骨翼,后部窄小的为髂骨体,髂骨翼在体的上方,其上缘肥厚称髂嵴,髂嵴前端是髂前上棘,髂前上棘后方 5～7cm 处,髂嵴的前、中 1/3 交界处向外侧突出称髂结节,髂前上棘和髂结节都是重要的骨性标志

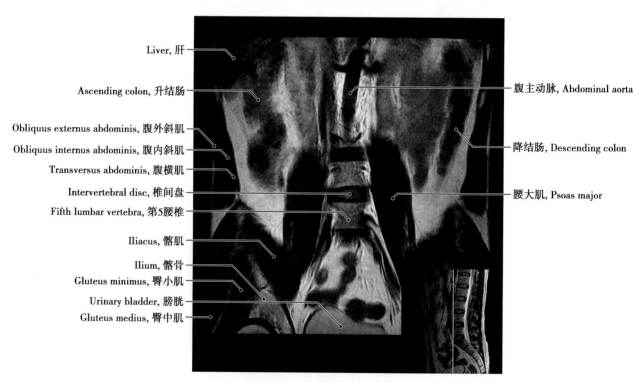

图 5-6-2　经 L₅ 椎体前缘冠状切面

髂肌　呈扇形,起自髂窝,经腹股沟韧带深面,与腰大肌共同止于股骨小转子,两者合成髂腰肌。**腰大肌**　为一长梭形肌肉,起自腰椎两旁,与髂肌共同终点于股骨小转子,合称髂腰肌

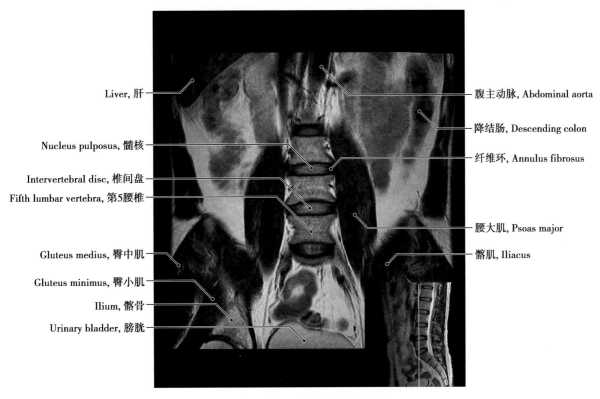

图 5-6-3　经 L₅椎体前部冠状切面

椎间盘　中央部为髓核,是富有弹性的胶状物质;周围部为纤维环,由多层纤维软骨环按同心圆排列,颈腰部纤维环前厚后薄,髓核易向后外侧脱出,突入椎管或椎间孔,压迫脊髓或脊神经

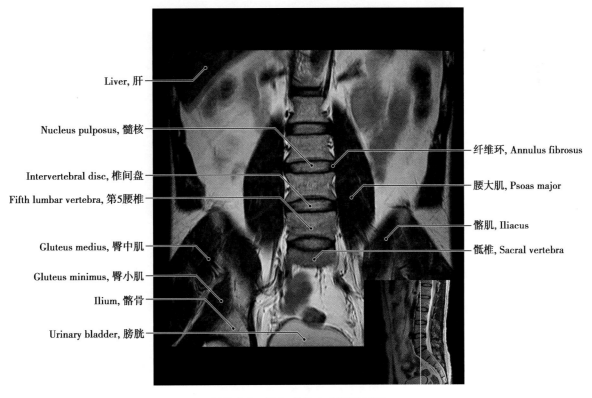

图 5-6-4　经 L₅椎体中央冠状切面

骶椎　骶椎共 5 节,融合成为一块倒三角形的骶骨

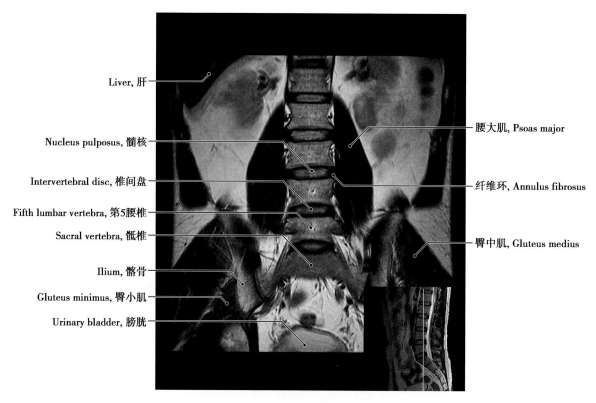

图 5-6-5 经骶椎前部冠状切面

椎体 椎体为椎骨的主要承重部分,主要由松质骨构成,表面为薄层密质骨,故外伤时易发生骨折,椎体后缘与椎弓围成椎孔,上下椎孔贯通组成椎管,容纳脊髓及神经

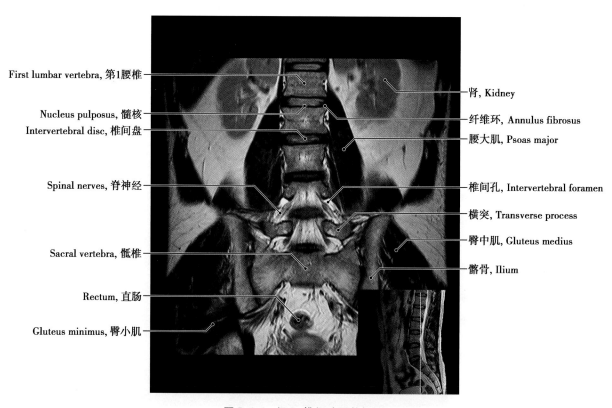

图 5-6-6 经 L₅ 椎间孔冠状切面

椎间孔 是脊神经出椎管和供应椎管内软组织、骨结构血运的血管,以及神经分支进入椎管的孔道。其上下壁是椎弓根的切迹;前方为椎体外侧缘、椎间盘和后纵韧带;后方为小关节的关节囊及部分黄韧带。**脊神经** 共 31 对,经由脊神经前根和后根连接于脊髓,分布在躯干、腹侧面和四肢的肌肉中,主管颈部以下的感觉和运动

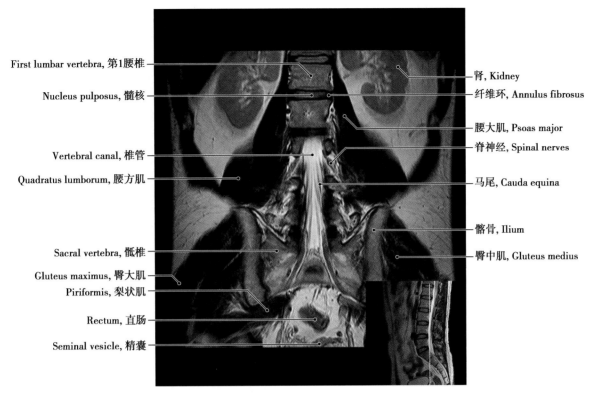

图 5-6-7　经 L₃ ~ L₅ 椎体水平椎管冠状切面

椎管　由游离椎骨的椎孔和骶骨的骶管连成,上接枕骨大孔与颅腔相通,下达骶管裂孔而终,其内容有脊髓、脊髓被膜、脊神经根、血管及少量结缔组织等。**马尾**　脊髓圆锥以下的腰骶尾部的神经根几乎垂直向下走行,于终池的脑脊液内终丝周围形成马尾,由 L₂ ~ L₅、S₁ ~ S₅ 及尾节发出的共 10 对神经根组成

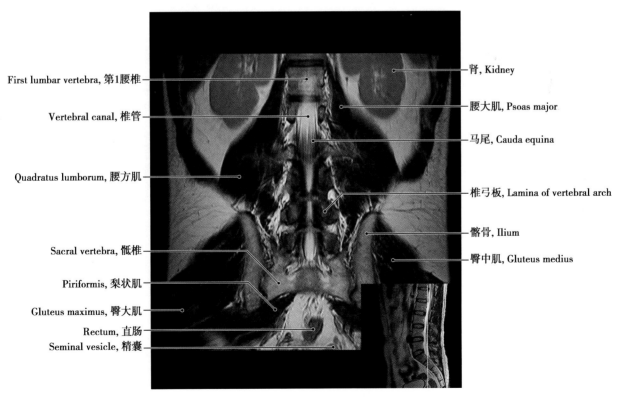

图 5-6-8　经 L₃ ~ L₄ 椎体水平硬膜外脂肪冠状切面

硬膜外脂肪　位于硬膜外隙,硬脊膜与椎管内面的骨膜及黄韧带之间的狭窄腔隙称硬膜外隙,其内有疏松结缔组织、脂肪组织、淋巴管、椎内静脉丛,有脊神经根通过。**椎弓板**　椎弓位于椎体后方,与椎体相连的部分称椎弓根,椎弓的后部呈板状,称椎弓板,左右椎弓板相连形成完整的椎弓,椎体和椎弓共同围成椎孔

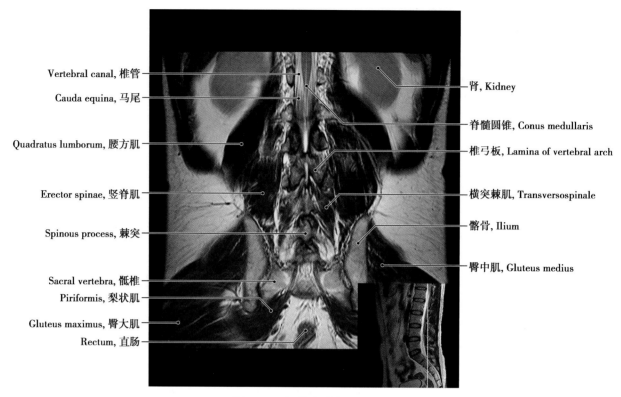

图 5-6-9　经脊髓圆锥冠状切面

脊髓圆锥　脊髓末端变细呈圆锥状,称脊髓圆锥,主要包括骶$_{3\sim5}$和尾节。**髂骨**　为髋骨组成之一,构成髋骨后上部,分髂骨体和髂骨翼两部分,前部宽大的为髂骨翼,后部窄小的为髂骨体,髂骨翼在体的上方,其上缘肥厚称髂嵴,髂嵴前端是髂前上棘,髂前上棘后方5～7cm处,髂嵴的前、中1/3交界处向外侧突出称髂结节,髂前上棘和髂结节都是重要的骨性标志

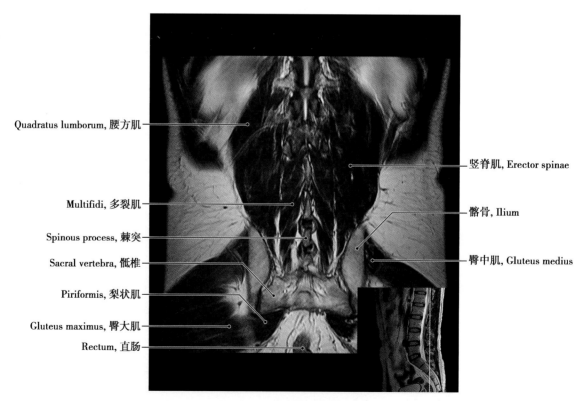

图 5-6-10　经腰椎棘突冠状切面

多裂肌　属于横突棘肌,横突棘肌由多个斜肌束组成,排列于由骶骨至枕骨的整个脊柱的背面,为竖脊肌所掩盖。肌束起自下位椎骨的横突,斜向内上方,跨越1～6个椎骨不等,止于棘突,由浅而深可分为三层:浅层为半棘肌,位于项背部,中层为多裂肌,深层为回旋肌

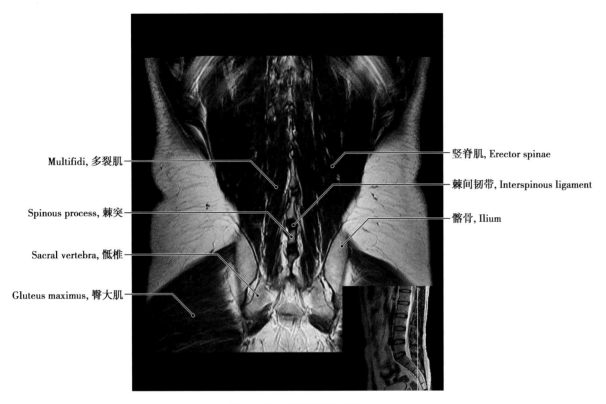

Multifidi, 多裂肌

Spinous process, 棘突

Sacral vertebra, 骶椎

Gluteus maximus, 臀大肌

竖脊肌, Erector spinae

棘间韧带, Interspinous ligament

髂骨, Ilium

图 5-6-11　经竖脊肌冠状切面

竖脊肌　为脊柱后方的长肌,下起骶骨背面,上达枕骨后方,以总腱起自骶骨背面、腰椎棘突、髂嵴后部和胸腰筋膜,分为三部:外侧为髂肋肌,止于肋角;中间为最长肌,止于横突及其附近肋骨;内侧为棘肌,止于棘突。**棘间韧带**　位于相邻两个棘突之间的较深处,其薄而无力,与棘上韧带一起起到限制脊柱过度前屈的作用